初期診療 Review

著 — **安田聖栄** 四谷メディカルキューブ
東海大学客員教授

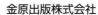

はじめに

　専門領域の診療に長く携わると，非専門領域の初期診療に疎くなるのは一般的です。例えばアナフィラキシーショックの初期治療で，アドレナリン（ボスミン®）を 1/3～1/2 アンプル注射（筋注）することを知らない医師は少なくありません。以前に勉強したり経験したりしたのですが，忘れたのです。私自身がそうでした。大学病院で長く消化器外科に従事し，一般診療の機会が乏しくなり，日常遭遇する頻度の高い common diseases の診療に不慣れになりました。腹痛は得意ですが頭痛，胸痛，めまい，不整脈，その他，数多くの初期診療が苦手になりました。大学病院では専門診療科に依頼すれば済むことで，差し迫った必要がなかったためです。

　ところが一般の医療施設で診療に携わることになりました。外来初診に幅広く対応するには，いろんなことを知っておかねばなりません。テキストはあるのですが，共著のため項目により内容が不均一で，希望にかなう書籍を見つけることはできませんでした。そこで自分自身でまとめ出版することを思いつきました。

　自分のための勉強と，出版のための執筆には，引用文献を含め正確に記載する必要があり，大きな隔たりがあります。40年近い臨床経験を振り返りながら，知りたいことは何か，自問自答しながら執筆を進めました。そのことは知的好奇心を満たすことの繰り返しにもなりました。

　本書は歩行で外来受診する患者の初期対応を想定しています。家庭医または総合診療医が念頭にありますが，患者さんの診療に従事する臨床研修医，看護師，他の医療従事者の方々の参考にもなればと思います。

　一般初期診療で必要と思われる項目を網羅しましたが，その多くでそれぞれの専門書，研究会・学会がある程，各疾患の内容には奥深いものがあります。本書はその初期対応で必要な知識をまとめた総説です。そしてその知識の多くは，私たちが以前に勉強し，耳にし，実際に経験したりしたもので，本書が復習教材にもなればと思います。タイトルの Review に総説と復習の意味を込めました。

2018年3月

四谷メディカルキューブ理事長
東海大学客員教授
安田聖栄

Contents

① 症　状

1 発　熱 ·· 2
- 1 体温調節と発熱 ··· 2
- 2 正常体温 ·· 3
- 3 細菌感染による好中球増多 ························· 3
- 4 発熱の原因と機序 ·· 4
- 5 解熱剤の利益，不利益 ·································· 6

2 めまい ·· 8
- 1 良性発作性頭位めまい症 ···························· 11
- 2 メニエール病 ·· 12
- 3 前庭神経炎 ·· 12
- 4 迷路炎 ·· 12
- 5 前失神 ·· 13
- 6 その他 ·· 13

3 咽喉頭異常感 ·· 16

4 失　神 ·· 20
- 1 起立性低血圧による失神 ···························· 20
- 2 反射性（神経調節性）失神 ························ 23
- 3 心原性（心血管性）失神 ···························· 24

Contents

5 痙　攣（成人） ………………………………………… 28

6 頭　痛 ……………………………………………………… 32
  1 一次性頭痛 ……………………………………………… 33
  2 二次性頭痛 ……………………………………………… 38
  3 頭部神経痛など（特に後頭神経痛）………………… 40

7 胸　痛 ……………………………………………………… 42
  1 筋骨格，胸壁の病変 …………………………………… 42
  2 心血管疾患 ……………………………………………… 42
  3 呼吸器疾患 ……………………………………………… 46
  4 消化器疾患 ……………………………………………… 46
  5 精神疾患 ………………………………………………… 47

8 咳 …………………………………………………………… 48
  1 急性気管支炎 …………………………………………… 51
  2 百日咳（成人）…………………………………………… 51

9 腹　痛 ……………………………………………………… 54

10 悪心，嘔吐 ……………………………………………… 60

11 吐血，下血 ……………………………………………… 66

12 便　秘 …………………………………………………… 70

13 下　痢 …………………………………………………… 80
  1 感染性腸疾患 …………………………………………… 80
  2 器質的腸疾患 …………………………………………… 81

Contents

  3 機能的腸疾患 …………………………………………… 81
  4 消化吸収障害 …………………………………………… 82
  5 薬　剤 …………………………………………………… 82

14 血　尿 ………………………………………………………… 86
  1 無症候性顕微鏡的血尿の取り扱い ………………… 87
  2 肉眼的血尿の取り扱い ……………………………… 88

15 手指・足趾のしびれ ……………………………………… 90

② 疾　患

1 消 化 器 ………………………………………………………… 94
  ❶ 食道カンジダ症 ……………………………………… 94
  ❷ 胃食道逆流症 ………………………………………… 95
  ❸ 消化性潰瘍 …………………………………………… 97
  ❹ 機能性ディスペプシア ……………………………… 99
  ❺ 過敏性腸症候群 ………………………………………100
  ❻ 腸閉塞，イレウス ……………………………………102
  ❼ 胆石症 …………………………………………………104
  ❽ 肝炎，肝障害 …………………………………………106
  ❾ 急性膵炎 ………………………………………………117
  ❿ 食中毒 …………………………………………………121
  ⓫ アニサキス症 …………………………………………123
  ⓬ 口内炎，口唇炎，口角炎 ……………………………126

Contents

2 呼吸器 ……………………………………………… 130

- ❶ 感　冒 ……………………………………………… 130
- ❷ インフルエンザ …………………………………… 137
- ❸ 細菌性上気道炎 …………………………………… 143
- ❹ 伝染性単核球症 …………………………………… 145
- ❺ 急性喉頭炎 ………………………………………… 147
- ❻ 喉頭蓋炎 …………………………………………… 149
- ❼ 咽頭痛を特徴とする他の疾患 …………………… 149
- ❽ 肺炎，市中肺炎 …………………………………… 151
- ❾ 肺結核 ……………………………………………… 154
- ❿ 非結核性抗酸菌症 ………………………………… 156
- ⓫ 気管支喘息（成人）……………………………… 157
- ⓬ COPD（慢性閉塞性肺疾患）…………………… 160
- ⓭ 間質性肺炎 ………………………………………… 162
- ⓮ 睡眠時無呼吸症候群 ……………………………… 164

3 循環器 ……………………………………………… 168

- ❶ 高血圧 ……………………………………………… 168
- ❷ 不整脈 ……………………………………………… 175
- ❸ 狭心症 ……………………………………………… 188
- ❹ 心不全 ……………………………………………… 194

4 脳神経 ……………………………………………… 200

- ❶ 脳卒中，脳血管障害 ……………………………… 200
- ❷ てんかん（成人）………………………………… 206

5 内分泌 ……………………………………………… 210

- ❶ 糖尿病 ……………………………………………… 210
- ❷ 甲状腺機能異常症 ………………………………… 213
- ❸ 副腎疾患 …………………………………………… 216

Contents

6 血液 ... 226
- ❶ 貧血 ... 226
- ❷ 赤血球増多症 ... 232
- ❸ 出血性疾患 ... 234

7 脂質・代謝・電解質・ビタミン ... 242
- ❶ 脂質異常症 ... 242
- ❷ 痛風 ... 249
- ❸ 高カリウム血症，低カリウム血症 ... 252
- ❹ 高ナトリウム血症，低ナトリウム血症 ... 254
- ❺ 高カルシウム血症，低カルシウム血症 ... 256
- ❻ ビタミン欠乏，ビタミン過剰 ... 259

8 アレルギー ... 268
- ❶ アナフィラキシー ... 268
- ❷ 蕁麻疹 ... 270
- ❸ 薬剤アレルギー ... 274
- ❹ 食物アレルギー ... 276

9 感染症 ... 280
- ❶ 風疹 ... 280
- ❷ 麻疹（はしか） ... 281
- ❸ 破傷風 ... 282
- ❹ 梅毒 ... 284
- ❺ HIV感染症 ... 287

10 精神・神経 ... 290
- ❶ うつ病 ... 290
- ❷ 不眠症 ... 291
- ❸ 認知症 ... 300

Contents

11 眼　科 ……………………………………………… 304

- ❶ 緑内障 ……………………………………… 304
- ❷ アレルギー性結膜炎 ……………………… 306
- ❸ 感染性結膜炎 ……………………………… 307
- ❹ 結膜下出血 ………………………………… 309

12 歯科・口腔 ………………………………………… 310

- ❶ 口　臭 ……………………………………… 310
- ❷ 顎関節症 …………………………………… 311

13 耳鼻咽喉 …………………………………………… 314

- ❶ 急性中耳炎（成人）……………………… 314
- ❷ 突発性難聴 ………………………………… 315
- ❸ メニエール病 ……………………………… 316
- ❹ 鼻副鼻腔炎 ………………………………… 318
- ❺ 扁桃（腺）炎 ……………………………… 321
- ❻ アレルギー性鼻炎 ………………………… 322
- ❼ 非アレルギー性鼻炎 ……………………… 323

14 皮　膚 ……………………………………………… 328

- ❶ 接触性皮膚炎 ……………………………… 328
- ❷ 帯状疱疹 …………………………………… 331
- ❸ 単純疱疹 …………………………………… 333
- ❹ 皮膚真菌症 ………………………………… 333
- ❺ 昆虫刺症 …………………………………… 336

15 泌尿器 ……………………………………………… 338

- ❶ 尿路感染症 ………………………………… 338
- ❷ 尿路結石 …………………………………… 339
- ❸ 前立腺肥大症 ……………………………… 341

Contents

16 整形外科 ······ 342
- ❶ 急性腰痛 ······ 342
- ❷ 神経痛 ······ 345
- ❸ 骨粗鬆症 ······ 350

17 婦人科 ······ 356
- ❶ 子宮筋腫 ······ 356
- ❷ 子宮内膜症 ······ 357
- ❸ 骨盤内炎症性疾患 ······ 358
- ❹ 更年期障害 ······ 359

18 中毒・その他 ······ 364
- ❶ 一酸化炭素中毒 ······ 364
- ❷ フグ中毒 ······ 365
- ❸ 熱中症 ······ 366
- ❹ 乗り物酔い ······ 368
- ❺ 航空機内急病 ······ 369

[付] NSAIDs と鎮痛剤 ······ 374
- ❶ 鎮痛剤 ······ 374
- ❷ NSAIDs の作用機序 ······ 374
- ❸ NSAIDs の副作用 ······ 377
- ❹ 低用量アスピリン ······ 378
- ❺ NSAIDs による喘息発作 ······ 379
- ❻ 妊娠,授乳と NSAIDs ······ 379
- ❼ アセトアミノフェン ······ 380
- ❽ ピリン系薬剤 ······ 380

図表一覧 ······ 382
索引 ······ 387
coffee break ······ 15, 53, 59, 65, 79, 167, 225, 313, 327, 355

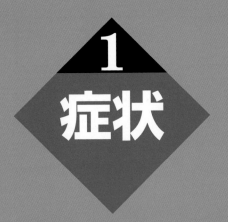

1 症状

発　熱　1
めまい　2
咽喉頭異常感　3
失　神　4
痙　攣　5
頭　痛　6
胸　痛　7
咳　8
腹　痛　9
悪心, 嘔吐　10
吐血, 下血　11
便　秘　12
下　痢　13
血　尿　14
手指・足趾のしびれ　15

1 症　状

1 発　熱 fever

1 体温調節と発熱

　寒いと体が震え（shivering），暑いと汗が出て，体温は一定に保たれる。温度刺激を感知する受容器（冷受容器と温受容器）は皮膚・皮下組織に分布し（知覚神経終末からなる），その刺激は求心性神経線維を経由し視床下部と大脳に伝達される。

　体温調節中枢として視床下部は主要な役割を果たす[1]。寒冷時に生じる体温保持・産生反応（皮膚血管収縮，震えなど）と，熱暑時に生じる体温下降反応（皮膚血管拡張，発汗など）は自律神経作用である。

　発熱（fever）の多くは発熱物質の作用による。発熱物質には外因性（特に微生物）と内因性（特にサイトカイン）があるが，外因性発熱物質はマクロファージ，好中球に作用し内因性発熱物質であるサイトカイン（interleukin-1，TNF-α，interleukin-6，IFN-γなど）を遊離する[1]。これらの発熱性サイトカインは主として血行性に視床下部に作用し，prostaglandin E_2（PGE_2）が産生され，PGE_2 が視床前領域の温度感受性細胞に作用することで発熱が生じる。

　敗血症においては，グラム陰性桿菌の細胞膜を構成する糖脂質（lipopolysaccharide），すなわち内毒素（endotoxin）が外因性発熱物質となり，発熱性サイトカインを産生する。また内毒素は肝 Kupffer 細胞にも作用し PGE_2 が産生される。PGE_2 は血行性および求心性迷走神経経由で視床前領域に伝達され発熱に関与する[2]。

　発熱物質とは別に熱射病，悪性過高熱などの高体温（hyperthermia）は，体温調節の失調によりもたらされる[1]。

2 正常体温

　脳・重要臓器，肺動脈などの体深部温（core temperature）は直腸，口腔内（舌下の奥）で代用測定され，体表温は腋窩で測定される。正常体温は直腸温＞口腔内温＞体表温（腋窩）で，直腸 37.0℃（36.7 〜 37.5），口腔 36.7℃（35.7 〜 37.7），腋窩 36.3℃（35.5 〜 37.0）との報告がある（直腸温と口腔温は男性データ）[2]。体温には日内変動が 0.5℃ 〜 1℃ の幅でみられ，午前 6 時頃が低く午後 6 時頃が高い。生理の影響では排卵前に低く排卵後に約 0.5℃ 高くなる。

　体表温は外気（温度，湿度，風），発汗，皮膚血流の影響で微妙な変動があり，厳密な体深部温を反映していないため ICU では使用すべきでない[3)4)]。ICU において深部体温 38.3℃ 以上を"発熱"として対処することが勧められているが[4)]，一般外来での腋窩温ではほぼ 37.5℃ に相当すると考えてよい。

3 細菌感染による好中球増多

　白血球（3,300 〜 8,600/μL）分画で，好中球（桿状核球：band 2%，分葉核球：seg 57%），好酸球（2%），好塩基球（1%），リンパ球（32%），単球（5%）であるが，感染により好中球核の左方移動で桿状核球が増加する（基準値は日本臨床検査標準協議会の共用基準範囲による）。

　微生物（特に細菌，ウィルス）が組織に侵入すると，生体防御反応で炎症メディエーター（化学伝達物質）が産生される。また異物に対する免疫反応が惹起される。

　炎症メディエーターの作用で，毛細血管透過性亢進など局所炎症反応が生じる。そして顆粒球（好中球，好酸球，好塩基球）と単球／マクロファージが浸潤する。好中球は損傷血管から遊出し，ケモカイン（chemokines：白血球遊走活性のあるサイトカインの総称）の刺激で，遊走（chemotaxis）により炎症発生の数時間後には浸潤がみられる。マクロファージと好中球は細菌を貪食・殺菌する作用があり，壊死組

1 症　状

織とともに膿瘍が形成される。マクロファージ，好中球は内因性発熱物質を産生するため発熱が生じる。

　細菌感染での好中球増多には特に G-CSF（granulocyte colony-stimulating factor，顆粒球コロニー刺激因子）が関与している。マクロファージの作用で G-CSF が産生され，骨髄刺激により未熟な好中球（band）が末梢血中に増加する。細菌とウィルスに対する宿主の反応は異なる。ウィルス感染で好中球増多はみられないが，細菌感染ではウィルス感染に比較し G-CSF 濃度が 10 倍以上高い[5]。

　発熱時の血液検査では，CRP とプロカルシトニンも利用される。

【Note】
● C 反応性蛋白 C-reactive protein：CRP
少なくとも 40 種はある急性期反応蛋白の 1 つで臨床的に広く利用されている。炎症巣ではマクロファージ（リンパ球も）からサイトカインの interleukin-6（IL-6）が産生される。CRP は IL-6 などの刺激により主とし肝細胞で産生される。CRP には炎症の抑制作用がある。急性炎症の刺激で数時間に増加し，半減期は 19 時間[6]と短いので炎症のマーカーとして利用される。急性炎症では CRP 上昇が好中球増多に先行する。

● プロカルシトニン procalcitonin：PCT
甲状腺 C 細胞から分泌されるカルシトニン（血中 Ca 濃度を下げる）の前駆体である。通常は血中に分泌されないが，重症の細菌感染症ではサイトカインの作用で全身の実質臓器（肺，腎，肝，骨格筋など）で産生され血中に増加する。一般的なウィルス感染では産生されない。

4 発熱の原因と機序（表 1）

　① 感染，非感染性炎症，悪性腫瘍，自己免疫疾患での発熱にはサイトカイン，炎症メディエーター（化学伝達物質）（133 頁：表 44）

❶ 発 熱

表1 発熱の原因

| 感染 |
| 非感染性炎症 |
| 悪性腫瘍 |
| 薬剤 |
| 自己免疫疾患 |
| 自己炎症性疾患 |
| 脳外傷，脳卒中 |
| 内分泌疾患 |
| 不明熱 |

が関与する[2]。

② 薬剤では過敏症，離脱症候として発熱が生じる[4]。また特殊な薬剤で重篤な高熱が生じる場合がある。クロルプロマジン（コントミン®），ハロペリドール（セレネース®）などの神経遮断薬（抗精神病薬）の服用後に急な高熱，発汗，神経症状などが生じる（神経遮断薬）悪性症候群は，服用患者の 0.2% の頻度との報告もある。抗うつ剤のセロトニン作動薬（特にSSRI）（292頁：表81）の過剰投与でセロトニン症候群（発熱，発汗，不穏）が生じる。交感神経作動薬（α，β受容体作動薬）（174頁：表54）が関与する体温上昇もある。また吸入麻酔薬，筋弛緩薬による悪性過高熱がある。

③ 自己炎症性疾患の家族性地中海熱（小児の希少疾患），成人Still病（発熱，関節痛，皮疹）はまれである。

④ 脳外傷，脳卒中での発熱には，視床下部の障害による体温調節の失調と，それ以外の因子が関与する[2]。

⑤ 内分泌疾患では，甲状腺機能亢進症で体温上昇，暑さ過敏，多汗が生じる。甲状腺ホルモンは体温調節で最も影響の大きいホルモンであるが，基礎代謝亢進とそれ以外の機序が関与する[2]。

⑥ 不明熱は口腔内温38.3℃（腋窩温で38℃程度）以上が3週間続くが，検査で原因が不明な場合である。発熱以外に無症状の場合に考慮する疾患として体深部の膿瘍，肺結核，悪性リンパ腫，膠原病・動脈炎，血栓性静脈炎，心内膜炎，グラフト感染などがあげられる。原因の検索は総合内科に依頼するのがよい。不明熱の原因検索でPET/CT検査は役立つ（2017年12月現在保険適用ではない）。

⑦ 感染性心内膜炎では弁膜，心内膜，大血管内膜に疣腫（ゆうしゅ：

1 症 状

vegetation）が形成され菌血症をきたす。多くは基礎心疾患があり，歯科治療などを契機に発症することがある。心雑音聴取，血液培養，心エコー検査（感度約 60%）が診断で役立つ。

⑧ 発疹と発熱をきたす疾患で頻度が高いのは麻疹（はしか）（281 頁），薬疹，水痘（331 頁）である。頻度は低いが成人 Still 病，リケッチア症（ツツガムシ病，発疹チフス）もある[7]。リケッチア症は屋外でノミ，シラミ，ダニなどに刺され感染する。

⑨ 発熱性好中球減少症は，がん薬物療法などに伴う骨髄抑制で，腋窩温 $\geq 37.5℃$，好中球減少 $< 500/\mu L$ の場合をいう。原因の大半は感染症で，多くの場合で常在菌は原因菌になるが，感染源は必ずしも確定されない。真菌，ウィルスでも起こりえる。静脈血培養（2 セット）の検体を採取し，経験的な抗生剤投与が行われる。

⑩ 在宅医療高齢者での発熱に関して，東京で在宅医療を受けている 65 歳以上の患者を対象にした調査によると，1 年間で 1/3 の患者で発熱がみられ，原因は肺炎・気管支炎＞＞皮膚・軟部組織の感染＞尿路感染＞感冒であった[8]。

5 解熱剤の利益，不利益

解熱剤は症状緩和の効果があると一般に考えられているが，体表クーリングと差がないとの報告がある[9]。また発熱自体が生体に害を及ぼすことは一般的にはない。感染症での発熱は生体防御反応である。感冒で最も頻度の高いライノウィルス感染では，解熱剤の使用で症状がむしろ遷延する。多くの病原菌は 37℃ 以下が発育に適するため，発熱は病原菌増殖の抑制効果がある。また発熱により免疫能はより活性化される[2,9]。

ただし心疾患，肺疾患のある症例では，発熱による代謝亢進が心臓，肺への負荷となり悪影響を生じる可能性がある。また高齢者では高熱で不穏状態になる恐れがある。このような場合での解熱剤の利益・不

利益は不明である．解熱剤の短期使用での不利益は少ないと考えられるが，回復に及ぼす影響と薬剤自体の副作用のリスクも考慮しなければならない．

体表クーリングは緩徐に行わなければならない．急な体表クーリングによる寒冷刺激は，交感神経を刺激し血管収縮，心拍数・心収縮力を高め，血圧上昇をきたすためである（寒冷昇圧反応：cold pressor response）[9]．

解熱剤にはNSAIDs，アセトアミノフェン，ピリン系薬剤があるが（375頁：表97），これらはすべて解熱鎮痛剤である．鎮痛剤として使用はするが，感染症による発熱の解熱剤として使用するのは控えるのがよいと考えられる．

文献

1) Mackowiak PA：Concepts of fever. Arch Intern Med 158：1870-1881, 1998
2) Walter EJ et al：The pathophysiological basis and consequences of fever. Crit Care 20：200-209, 2016
3) Kelly G：Body temperature variability（Part1）：A review of the history of body temperature and its variability due to site selection, biological rhythms, fitness, and aging. Altern Med Rev 11：278-293, 2006
4) O'Grady NP et al：Guidelines for evaluation of new fever in critically ill adult patients：2008 update from the American College of Critical Care Medicine and the Infection Disease Society of America. Crit Care Med 36：1330-1349, 2008
5) Pauksen K et al：Serum levels of granulocyte-colony stimulating factor（G-CSF）in bacterial and viral infections, and in atypical pneumonia. Br J Haematol 88：256-260, 1994
6) Vigushin DM et al：Metabolic and scintigraphic studies of radioiodinated human C-reactive protein in health and disease. J Clin Invest 90：1351-1357, 1993
7) Tabak F et al：Clinical feature and etiology of adult patients with fever and rash. Ann Dermatol 24：420-425, 2012
8) Yokobayashi K et al：Prospective cohort study of fever incidence and risk in elderly persons living at home. BMJ Open 4：e004998, 2014
9) Greisman LA et al：Fever：beneficial and detrimental effects of antipyretics. Curr Opin Infect Dis 15：241-245, 2002

1 症 状

2 めまい vertigo

病態

　めまいは内耳性(末梢前庭神経を含む)と非内耳性に大別される。内耳性は一般に回転性めまいで，聴覚症状を伴う場合もある。また発症が急で通常神経症状を伴うことはない。耳鼻科依頼を検討するのもよい。

　非内耳性めまいには中枢性とその他がある。身体の平衡は内耳(前庭)・末梢前庭神経以外に，より中枢の脳幹部，小脳などがかかわるため中枢性めまいが生じる。中枢性めまいの頻度は低く，運動失調，構音障害，複視，視力障害，四肢脱力など他の神経学的異常がみられる(表2)。その場合は神経内科に依頼する。

　内耳性(末梢性)と中枢性以外に，循環器疾患，血管迷走神経反射，薬剤，貧血など失神様症状をきたす疾患(表7,8)でもめまいがみられる。

　一般診療で遭遇するめまいは内耳性の頻度が高い。一方めまいで救急病院を受診した患者調査では，内耳性は1/3程度で心臓循環器系など内耳以外の原因が多くなる(表3)[1]。患者の訴える"めまい"症状は重複はあるが次の4種類に分類され，原因推測の参考になる(表4)[2)3)]。

　a) 回転性
　b) 浮動感，アンバランス
　c) 前失神
　d) ふらつき

表2 中枢性めまいと末梢性めまいの鑑別*

	中枢性	末梢性
障害部位	前庭神経核（脳幹部），小脳，脳幹部，脊髄，前庭皮質（大脳皮質）	内耳前庭，前庭神経（末梢）
原因	片頭痛**，脳卒中，TIA，脳腫瘍，多発性硬化症，薬剤副作用など．	良性発作性頭位めまい症，メニエール病，前庭神経炎，急性迷路炎など．
症状の発現	一般に緩徐	急激
注視	障害されない	障害される
悪心，嘔吐	強い	さまざま
聴覚症状	まれ	一般的
神経症状	一般的	まれ
不安定性	強度で立っていられない	軽度から中程度
疲労性	疲労をきたさない	疲労をきたす
持続時間	持続性	短時間，または数日で軽減
眼振の方向	見つめる方向で一定せず垂直方向もある．注視しても軽減しない．	水平またはねじれで同一方向．注視すると軽減する．垂直方向はない．

＊ 文献2のTable2を参考に作成
＊＊ ただし迷路（末梢性）の障害で片頭痛をきたすこともある

【Note】

● 内耳の構造

内耳は平衡器官の前庭と聴覚器官の蝸牛からなる．前庭は回転運動を感知する三半規管と，直線加速，重力，遠心力を感知する耳石器（卵形嚢と球形嚢）からなる（図1）．

1 症　状

表3　救急科受診"めまい"患者（16歳以上）の割合（米国）＊

疾　患	頻度 (%)
耳性 / 前庭性	32.9
心臓循環系	21.1
呼吸器系	11.5
神経系	11.2
代謝	11.0
外傷 / 中毒性	10.6
精神科的	7.2
消化器系	7.0
泌尿生殖器系	5.1
感染症	2.9

＊ 文献1より

表4　患者が訴える"めまい"の症状分類＊

	分　類	頻　度	症　状	原　因
1)	回転性（Vertigo）	45～54%	周囲がグルグル回る感覚。	主として内耳（前庭）由来。
2)	浮動感，アンバランス（Disequilibrium）	～16%	非回転性で体が浮く感じ（浮動感）。バランスがくずれる。	バランスを保つ平衡機能には前庭，視覚，体性感覚と小脳の働きが関わる。
3)	前失神（Presyncope）	～14%	失神は一過性の意識消失発作であるが，意識消失に至らない"前失神"状態。典型的には立ちくらみでフーっと血の気が引く感じ。	失神をきたす疾患。
4)	ふらつき（Llightheadedness）	10%	クラクラする，ボーっとするなどの感覚。	器質的異常のみられない精神障害:不安障害（パニック障害），身体表現性障害（過換気症候群），うつなど。

＊ 文献1, 3を参考に作成

❷ めまい

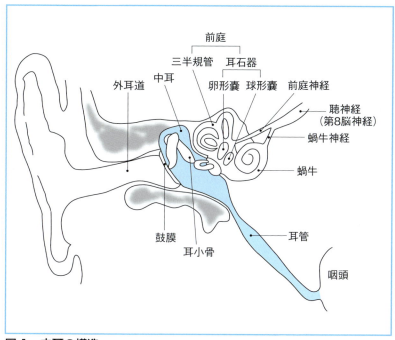

図1　内耳の構造

　代表的疾患の特徴を述べる。1〜4が内耳性である。

1 良性発作性頭位めまい症 benign paroxysmal positional vertigo：BPPV・・・

　めまいで最も頻度が高い。特定の頭位変化で10秒以内に回転性めまいが誘発され，持続は1分以内で，繰り返すことで減弱していく。通常は数週間で自然軽快し再発は少ない。聴覚症状（難聴，耳鳴）を伴わない。めまい出現時に眼振（nystagmus）がみられ，中枢神経症状は認めない。耳石器（卵形嚢）から微粒子が剥離し，三半規管に浮遊または付着することで，頭位変化でめまいが生じると考えられている。その原因としては外傷，血管閉塞，感染，変性などが想定されている。

1 症　状

2 メニエール病 Meniere's disease（316頁）

慢性疾患で40歳代から60歳代に多い。典型例はめまい発作とそれに随伴する片側性の聴覚症状である。発生機序は，内耳にある膜性迷路のリンパ液（内リンパ液）が過剰貯留し（内リンパ水腫），圧上昇で前庭（平衡感覚）と蝸牛（聴覚）に影響が及ぶためである。さらに圧が上昇し膜性迷路に破綻が生じると，減圧され発作がおさまる。

3 前庭神経炎 vestivular neuronitis

典型例では感冒，発熱疾患，鼻咽頭炎を前駆症状とし，ウィルス感染が関わっていると考えられている。突然激しい回転性めまいが出現し（数秒～数分），悪心・嘔吐，平衡失調を伴う。蝸牛症状（耳鳴，難聴）がみられないことが特徴である。めまいは数日続き，平衡感覚の不安定性は3カ月に及ぶことがある。特徴は大きいめまい発作は通常一度で，カロリックテスト（温度刺激試験）で反応低下がみられ，蝸牛症状，中枢神経症状がみられないことである。迷路炎と異なるのは聴覚が保たれていることである。

【Note】

● カロリックテスト

外耳道に冷水または温水を注入し眼振を調べる前庭機能検査。正常では冷水刺激でそれから遠ざかるように眼振が出現し，温水ではそれに近づくように眼振がみられる。

4 迷路炎 labyrinthitis

迷路の炎症でめまい（数秒～数分）と耳鳴，聴力低下が生じる。ウィルス感染が先行するとされるが，中耳炎が内耳に進展して生じる場合もある。数日から数週間で自然軽快する。ただし激しいめまい，難聴，化膿性分泌物で急性化膿性迷路炎が疑われる場合には，速やかに耳鼻

咽喉科に依頼する。

5 前失神 presyncope

失神の原因となる疾患（21頁：表7）では前失神をきたすことがある。非内耳性めまいの多くはこの前失神で頻度は低くない。

特に失神の原因で血管迷走神経失神は最も頻度が高いが，この血管迷走神経反射で失神（意識消失）には至らない"めまい"，"ふらつき"，"意識がボーっとする"などの症状をきたす場合は前失神と呼ばれる。発汗，頭痛，気分不快などの前駆症状がある。再発予防では脱水を避け，誘因を回避することを指導する。また前駆症状を自覚した場合は，転倒を避けるため，その場でしゃがみこんだり臥位になる。立位のまま足を動かす，両腕を組んで引っ張り合う動作や，等尺性運動で失神を回避できる場合があるともされる。

6 その他

外リンパ瘻は典型例では外傷や圧外傷（barotrauma）後に，外リンパ液（髄液）が中耳腔へ漏出しめまいが生じる。まれな疾患で速やかに耳鼻咽喉科に紹介する。緊張型頭痛や肩こりでは，頸部筋群の緊張異常により軽度の浮動性めまいを生じることがある。片頭痛患者の10%に回転性めまいがみられるとされるが[3]，一般に前兆，光恐怖，音恐怖が伴う。片頭痛薬が奏功する。

不安，抑うつが関与する心因性めまいがある。心因反応（ヒステリー），虚偽性精神障害，詐病を含む精神的原因によるもので，めまい以外に精神的不定愁訴が多い，症状が多彩，身体動揺が大きいなどの特徴がある。精神神経科または心療内科に相談する。

薬剤の副作用によるめまいがある（薬剤性めまい）。回転性，浮動感，失神感，ふらつきの症状がみられる。降圧剤など起立性低血圧をきたす薬剤，中枢神経に作用する薬剤などによる。オピオイドの注射は内

1 症 状

視鏡検査の前処置でよく使用されるが，副作用で悪心・嘔吐，めまいがみられることがある。中枢性の作用によると考えられる。

診 断

内耳性めまい，中枢性めまい，その他のどれに相当するか鑑別する。その他のめまいの中で，前失神の頻度は低くないので，失神の原因疾患を念頭におく。そして失神をきたす原因疾患では特に心原性失神に注意する。

眼振は生理的にも極度の緊張や動く物体を固視する場合にみられるが，病的には前庭の障害または中枢病変（前庭神経核，脳幹部，小脳など）が考えられる。良性発作性頭位めまい症の診断では頭位変換眼振検査（Dix-Hallpikeテストなど）が行われる。例えば，座位で頭部を左右どちらかに45度回旋した状態のまま仰臥位にするとめまい，眼振が誘発される。耳鏡検査では中耳炎の所見（鼓膜の発赤，混濁，膨隆）を調べることができる。

治 療

対症治療で内服薬のメシル酸ベータヒスチン（メリスロン®）が発作の軽減で短期使用される。前庭抑制機能と抗不安作用のあるジアゼパム（セルシン®）の短期使用も勧められるが[1]，依存性があり使用すべきでないとの意見もある[4]。アルコール，コーヒーは控えるのがよい。日常動作により前庭機能の代償機構が働くため，安静臥床は回復を妨げるおそれがあるとされる。

文 献

1) Newman-Toker DE et al：Spectrum of dizziness visits to US emergency departments：cross-sectional analysis from a nationally representative sample. Mayo Clinic Proc 83：765-775, 2008
2) Lee AT：Diagnosing the cause of vertigo：a practical approach. Hong Kong

Med J 18：327-332, 2012
3) Post RE et al：Dizziness：a diagnostic approach. Am Fam Physician 82：361-368, 2010
4) Dommaraju S et al：An approach to vertigo in general practice. Aust Fam Physician 45：190-194, 2016

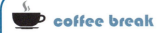

医療費，日米の違い

日本は国民皆保険制度で比較的安価に医療が受けられる。米国は医療費が高額である。病気や怪我など1回の入院で数百万円から1千万円になる（外務省ホームページ，在外公館医務官情報，ニューヨーク）。虫垂炎手術で要する総費用がおよそ200万円のようである。日本では虫垂炎手術の総費用はおよそ30万円で，3割負担なので自己負担は10数万円である。米国へ海外出張中に腹部の手術を受け，9日間入院で1200万円自費請求された患者さんが外来にみえたことがある。米国では支給率の高い保険（ということは保険料が高い）に加入していなければ，経済的負担が高額になる。

1 症 状

3 咽喉頭異常感 globus sensation

病 態

　喉の違和感は比較的よくみられる。つまる感じ，ひっかかる感じ，イガイガするなどの症状で，耳鼻咽喉科への紹介患者の4%程度を占める[1]。

　喉に違和感がある場合が「咽喉頭異常感（globus sensation）」で，明らかな器質的・機能的原因がなく精神的原因による場合が「咽喉頭異常感症（globus pharyngeus）」である。多くの場合で器質的・機能的原因がみられ，精神的要因が主たる原因であることは少ない。

　咽喉頭異常感の原因について，胃食道逆流症（gastroesophageal reflux disease：GERD）は主たる原因と考えられている（表5）。メカニズムは胃内容の逆流による咽喉頭への直接刺激と，胃食道逆流による食道末端部での酸灌流の直接反射で上部食道括約筋の圧が上昇し

表5　咽喉頭異常感の一般的原因*

- 食道胃逆流症（GERD）
- 上部食道括約筋の障害
- 食道の運動機能障害
- 咽頭部の炎症（咽頭炎，扁桃腺炎，慢性副鼻腔炎）
- 舌根部肥大
- 喉頭蓋の形態変化（前方の舌根部を圧迫）
- 甲状腺疾患
- 頸部異所性胃粘膜
- 咽喉頭・食道の腫瘍
- 心因性，ストレス

＊文献1のTable1を参考に作成

表6　咽喉頭異常感88症例での精査の結果＊

診　断	例　数
慢性扁桃腺炎	2
慢性咽頭炎	4
口腔咽頭乾燥症	1
甲状腺腺腫	3
慢性気管支炎	1
変形性頸椎症	4
咽頭運動機能障害	2
アカラシア＊＊	24
びまん性食道けいれん＊＊	1
Nutcraker 食道＊＊	3
非特異的食道運動機能障害	30
胃食道逆流症（GERD）	13
計	88

＊ 文献2より
＊＊ 食道内圧診断による

喉に異常感が生じるものとされる。他に上部食道括約筋の圧上昇，食道の運動機能異常がある。また頸部の異所性胃粘膜からの酸分泌で生じる場合もあるとされる。

　咽喉頭異常感の患者88名を対象に，詳細な検査で原因を調べた研究が参考になる（表6）[2]。検査項目は，耳鼻咽喉科医による診察，頸部超音波，嚥下内視鏡，上部消化管内視鏡，咽頭・食道・胃の内圧測定，食道シンチ，食道PHモニター，胃排出（アイソトープ法）などである。またスコア表によりうつ，不安，パーソナリティの評価が行われた。その結果，うつ，不安症状の有無はコントロール群と比較

1 症状

し差がなかった。またうつ性格，転換ヒステリー（いわゆるヒステリー）性格についてもコントロール群と差はなかった。一方で全例において原因に関係すると考えられる器質的・機能的異常が認められた。特に食道の運動機能障害（特にアカラシア），GERD に起因する頻度が高かった。食道の中下部でバルーンを膨らませると喉の症状が誘発されるとされるが，食道下部の障害は喉症状の原因になると考えられる。また食道内の唾液，食物も症状発現にかかわるとされる。

診断

診断の手順では，頭頸部の異常，GERD，食道の運動機能障害が原因として多いことから，まず耳鼻咽喉科診察を依頼する。そして頭頸部に異常が認められなければ，上部消化管内視鏡検査を施行するか，または診断的治療として PPI（プロトンポンプ阻害薬）投与を行う。改善がみられない場合には，食道の運動機能検査（内圧検査など）を検討することになる[2]。咽喉頭異常感は基本的には良性疾患で，自然経過では約 7 年間の経過観察で約半数は症状の改善がみられている[1]。

【Note】
● 咽喉頭異常感と咽喉頭異常感症
1707 年 Purcel はヒステリックな人にみられる喉のつかえ感を Globus hystericus（ヒステリー球）と命名した。Globus（ボール，球）が喉につかえるとの意味である。その後 1968 年 Malcomson により単にヒステリックなつかえでないことから Globus pharyngeus（咽頭球）に改訂された[1]。本書では咽喉頭異常感（globus sensation）のうち，器質的・機能的原因が認められない場合を咽喉頭異常感症（globus phyaryngeus）と定義した。咽喉頭異常感症は心因的なもので除外診断となり頻度は極めて低い。

文 献

1) Lee BE et al：Globus pharyngeus：a review of its etiology, diagnosis and treatment. World J Gastroenterol 18：2462-2471, 2012
2) Moser G et al：Globus sensation. Pharyngoesophageal function, psychometric and psychiatric findings, and follow-up in 88 patients. Arch Intern Med 158：1365-1373, 1998

1 症　状

4 失　神 syncope

病　態

　一般人の男性3％，女性3.5％が少なくとも1回の失神を経験するとされるが，日常診療でも比較的よく遭遇する疾患で，救急外来受診患者の3〜5％を占める[1]。

　失神は脳全体の一過性低灌流で生じる。失神の診断・治療ガイドライン[2]で「一過性の意識消失発作の結果，姿勢が保持できなくなるが，かつ自然に，また完全に意識の回復がみられること」と定義されている。「失神」は診断名である。意識消失が確認できない場合には，症状名として「失神様症状」を用いるのがよい。

　若年者では反射性（神経調節性）失神，特に血管迷走神経失神が多い。高齢者では起立性低血圧と心原性失神が多い（表7）。

① 起立性低血圧による失神 orthostatic syncope

　起立に伴い生じる失神で，仰臥位・座位から立位への体位変換で血圧が低下する。仰臥位から立位になると，重力で胸部の血液は特に下肢にプールされ，静脈還流ひいては心拍出量が低下し血圧が下がる。ここで自律神経の作用が保たれていると，心臓と大静脈の圧受容器（baroreceptor）が壁伸展低下を感受し，中枢を介する交感神経刺激で腹腔内・下肢の血管が収縮し，静脈還流が増加する（圧受容器反射）。この圧受容器反射が十分機能しないのが起立性低血圧である[3]。

　自律神経障害は原発性と続発性に分けられる。原発性の純粋自律神経失調（pure autonomic failure：PAF）は自律神経単独の神経変性疾患で，起立性低血圧，発汗減弱・停止，便秘，尿貯留，失神などの自律神経障害をきたす。進行は緩徐で予後は悪くない。多系統萎縮

表7 失神の原因*

1) 起立性低血圧による失神	
原発性自律神経障害	純粋自律神経失調（PAF），多系統萎縮（MSA）
続発性自律神経障害	糖尿病，腎不全，アミロイドーシスなど
薬剤	血管拡張薬，利尿薬，アルコール，抗うつ薬など
循環血液量減少	脱水，貧血，下痢，出血など
2) 反射性（神経調節性）失神	
血管迷走神経失神	長時間の起立，痛み刺激，精神的・肉体的ストレスなど
状況失神	排尿，排便，咳嗽など
頸動脈洞症候群	
非定型（明瞭な誘因がない，発症が非定型）	
3) 心原性（心血管性）失神	
不整脈	
徐脈性	洞不全症候群，房室ブロックなど
頻脈性	心室頻拍，上室性頻拍など
薬剤誘発性の徐脈，頻脈	
器質的疾患	
心血管疾患	虚血性心疾患，弁膜症，急性大動脈解離など
肺疾患	肺塞栓症

＊ 循環器病の診断と治療に関するガイドライン（2011年度合同研究班報告），失神の診断・治療ガイドライン（2012年改訂版）を参考に作成

1 症　状

（multiple system atrophy：MSA）は起立性低血圧の症状がより強い。PAFとMSAはいずれも希少疾患で，疑われれば神経内科に依頼する。

　続発性の自律神経障害は多い。特に高齢者では圧受容器反射の低下が指摘されている。高齢者の降圧剤服用者で50〜65％に起立性低血圧がみられる[4]。また多臓器に影響を及ぼす全身疾患（糖尿病性神経障害，腎不全，アミロイドーシス）では自律神経の機能にも影響が生じる。契機となる原因別では循環血液量の減少，血管拡張性薬剤の使用が多い。

【Note】

● **自律神経の作用**

交感神経刺激は心収縮力・心拍数の増加で心拍出量が増加し心臓に促進的である。血管は一般に交感神経支配を受け，末梢血管（特に細動脈）収縮で血圧が上昇する。逆に交感神経抑制は心拍出量低下と末梢血管弛緩をきたす。中枢は延髄の血管運動中枢（vasomotor center）である。
一方，迷走神経（副交感神経）刺激は心臓に抑制的に作用する。心収縮力低下と心拍数減少（徐脈）で心拍出量低下をきたす。中枢は延髄に存在する。

● **圧受容器（baroreceptor）反射**

頸動脈洞と大動脈球の圧受容器は圧上昇に反応する高圧受容器である。心房，心室，大静脈にある圧受容器は圧低下に反応する低圧受容器である。いずれも壁伸展を感知する伸展受容器で，その刺激は中枢を介し自律神経（交感神経，副交感神経）の作用で心拍出量の変化，血管の収縮・弛緩をきたす。
血圧が一定以上を超えると高圧受容器が感知し，交感神経の作用で心拍出量低下と末梢血管拡張が，また副交感神経（迷走神経）刺激で徐脈となり，血圧が低下する。これは血圧上昇に対するフィードバック機能である。一方，心臓・大静脈内の血液量が減少すると低圧受容器が反応し交感神経刺激，副交感神経（迷走神経）抑制で血圧が上昇するフィードバック機能が作用する。圧受容器反射は血圧と脳循環の恒常性維持に関わっている。

2 反射性（神経調節性）失神 neurally mediated syncope

① 血管迷走神経失神 vasovagal syncope（neurocardiogenic syncope と同義）

　失神の原因で最も頻度が高い[5]。長時間の起立，痛み刺激，精神的・肉体的ストレス（血液をみる，恐怖，etc）などが誘因となる。失神の持続時間は1分以内で短い。顔面蒼白，意識もうろう，視野の異常（トンネル状視野，かすみ），嘔気，冷汗，なまあくびなどが生じ脈拍は減弱する。

　この反射性失神では自律神経反射の障害が関係し，交感神経抑制（心拍出量低下と末梢血管拡張）と迷走神経興奮（徐脈）が同時に生じる。長時間の起立では，下肢静脈のうっ帯が続き心臓への静脈環流が低下するが，自律神経反射に障害があると血圧低下をきたし，脳循環低下を生じる。

　恐怖など精神的ショックで生じる場合がある。アドレナリン分泌の引き金となるイベントで，迷走神経の過剰反応と交感神経の緊張低下が生じ，失神をきたすものである。座位での採血時の失神も心理的不安，緊張，注射の皮膚刺激が引き金になり発生する。仰臥位で採血すれば血圧低下は生じないとされる。高齢者の入浴時の失神は，体温上昇と末梢血管拡張に加え，皮膚への高温刺激で血管迷走神経反射（血管迷走神経反応と同義）をきたす可能性が考えられている。

　この反射性（神経調節性）失神と起立性低血圧の発症では，引き金となるイベントは異なるが，自律神経の障害が関わっている点は共通している。血管迷走神経反射の名称は，血管（vaso-）と迷走神経（vagal-）が関与する反射を意味する。

② 状況失神 situational syncope

　排尿，排便，嚥下，咳嗽，息こらえ，嘔吐など特定の動作が引き金となり発生する。膀胱，腸管，気道などにある受容器を介した反射で，中枢からの反応は前述の血管迷走神経失神と同様である[6]。

1 症　状

　状況失神で最も頻度が高いのは排尿失神で，排尿中または排尿直後に生じる。飲酒中，飲酒後の発生が多いが，アルコールは起立性低血圧，排尿失神の誘発に関係する。飲酒により末梢血管拡張が生じ，それに加え交感神経の反応（末梢血管収縮，心拍出量増加）が遅くなるのかも知れないが，メカニズムは解明されていない。

　排便失神ではいきみによる静脈還流の低下，腸管の受容器を介した迷走神経反射が関係し，比較的高齢の女性に多い。嚥下失神は極めてまれである。咳嗽失神は胸郭の大きい体型で，咳により胸腔内圧の上昇で静脈還流が低下することが関係する。

③ 頸動脈洞症候群　carotid sinus syndrome

　高齢者では内頸動脈にある頸動脈洞の感受性が亢進している場合がある。そして頸動脈洞の圧迫で圧上昇反射が誤作動し失神をきたす。頸部回旋や伸展（着替え，運転，荷物の上げ下ろしなど），ネクタイなどの頸部への圧迫が誘因となる。頸動脈洞失神（carotid sinus syncope）と同義である。

3 心原性（心血管性）失神　cardiac syncope

　主に心拍出量の低下で生じる。原因は不整脈と器質的疾患（心血管疾患，肺疾患）に大別されるが，失神の中で占める頻度は33％と多いとする報告もある[1]。中でも徐脈性不整脈が約半数を占め，次いで頻脈性不整脈，虚血性心疾患，弁膜症の順である。

　徐脈性不整脈は高齢者に多く，洞不全症候群と房室ブロック，心房細動が多い。頻脈性不整脈では心室頻拍の頻度が高い。心拍数が180/分を超えると心室の充満が不十分となり心拍出量が低下する。その他に上室性頻拍，心房粗細動，心室細動がある。

❹ 失　神

診 断

　病歴聴取，身体診察，血圧測定（仰臥位と起立時），心電図検査が行われる。

　起立性低血圧（圧受容器反射の低下）の診断では，起立に伴う血圧低下の目安がある。仰臥位または座位から立位への体位変換で3分以内に，①収縮期血圧が20mmHg以上低下，②収縮期血圧が90mmHg未満に低下，③拡張期血圧が10mmHg以上低下のいずれかが認められる場合は起立性低血圧とされる[2]。一方，立位後3分以上の経過で血圧低下を認める症例は，血管迷走神経失神も考慮する。

　血管迷走神経失神は，長時間の起立や精神的・肉体的ストレスなどの誘因があること，上腹部不快感などの前兆があること，そして顔面蒼白，冷汗，脈拍減弱などの症状の持続時間は1分以内で短いことで診断する。

　自律神経障害を調べる簡単な検査に体位変換検査がある。能動的起立試験（Schellong test）では自動的に起立し血圧と脈拍の低下がないか調べる。受動的起立検査のチルト試験（head-up tilt test）では，仰臥位から60〜80度上体を挙上し血圧と脈拍の低下がないか調べる。

　心原性失神は見逃すと予後不良のため，循環器疾患の所見がないか注意する。①心疾患の既往，②動悸症状，③不整脈，④虚血性心疾患，⑤その他（弁膜症，肥大型心筋症，肺動脈塞栓症など）である。動悸症状のみであった場合は，発作性頻拍（特に発作性上室性頻拍）が最も考えられる。心原性失神の可能性があれば循環器内科に依頼する。心疾患があっても心原性失神であるのは約半数で，心疾患がある患者にたまたま他の原因の失神が生じることもある。

　失神は「脳全体の灌流低下による一過性の意識消失」であるが，鑑別疾患に失神様症状を呈す失神類似疾患（syncope mimics）がある。脳全体の低灌流は伴わない。特にてんかん発作である。典型的なけい

1 症 状

表8 失神様症状をきたす疾患の特徴

失 神	てんかん発作	偽失神（pseudosyncope）
意識消失は15秒以内	意識消失は30秒以上	発作は頻回で時間は長い
誘因が明らか	発作が過去にもある	目を閉じる
前兆は嘔気，発汗，動悸	けいれん	意識があり顔への手落下を避ける
意識消失で始まる	自動運動，舌を咬む	心因反応の転換性障害（ヒステリー） 虚偽性精神障害 詐病
異常運動は意識消失後に発生	頭部を片方に向ける	
回復直後の症状は軽い	発作後の回復が遅い	

れんがあれば区別しやすいが，転倒して意識消失している場合には失神による転倒と区別が難しくなる（表8）．代謝性疾患（糖尿病性昏睡，低血糖），過呼吸症候群も鑑別が必要である．また意識消失がないが失神に類似する偽失神（pseudosyncope）がある．精神疾患で，心因反応の転換性障害（以前はヒステリーと呼ばれていた），虚偽性精神障害，詐病がある．意識があるので仰臥位で患者上肢を顔の上に挙げ落とすと，顔に落ちるのを避ける（arm drop test）．

　頸動脈系の一過性脳虚血発作（TIA）では，一過性に局所の神経症状が生じるが意識消失はみられない．椎骨脳底動脈系のTIAでは意識消失が生じる可能性はあるが，それに応じた神経症状（めまいなど）もみられる．

　失神（と一部失神様症状を含む）で救急搬送された患者で，初療での評価（病歴，理学所見，血圧測定，心電図検査）により原因が診断できたのは50％とされる．最終的な検査で確定診断が得られたのは98％であった．内訳は反射性（神経調節性）失神66％，起立性低血圧による失神10％，不整脈11％，器質的心疾患5％，失神以外の発

作6%であった[7]。

初療で遭遇する失神のうち，一度あるいはごくまれに生じた失神では，初診時に原因が確定できない場合が少なくない。その多くは反射性（神経調節性）失神であり，特に確定診断の検査は必要ないとされる。

治 療

発症の機序に応じた治療が基本である。頻度の高い反射性（神経調節性）失神では誘因をできるだけ回避すること，起立性低血圧では急激な起立を回避することを指導する。また前兆に気付いた場合には座ったり横たわったりすることを指導する。

リスクの高い職業（運転，機械の操作など）の就業では，誘因を避けることで支障はない。心原性失神では疾患のコントロールがつけば問題ない。ただし失神の頻度が高くその発生が予期できない場合には就業を避けるのがよい。

文 献

1) 小貫龍也：心原性失神. 昭和医会誌 71：558-563, 2011
2) 循環器病の診断と治療に関するガイドライン（2011 年度合同研究班報告）：失神の診断・治療ガイドライン（2012 年改訂版）.
3) Grubb BP et al：Orthostatic hypotension and autonomic failure：a concise guide to diagnosis and management. Clinical Medicine：Cardiology 2：279-291, 2008
4) 河野律子ほか：起立性低血圧. 昭和医会誌 71：523-529, 2001
5) Arthur W et al：The pathophysiology of common causes of syncope. Postgrad Med J 76：750-753, 2000
6) 住吉正孝：神経調節性失神：状況失神. 昭和医会誌 71：542-548, 2011
7) Brignole M et al：A new management of syncope：prospective systematic guideline-based evaluation of patients referred urgently to general hospitals. Eur Heart J 27：76-82, 2006

① 症　状

5 痙　攣（成人） convulsion

病態

　痙攣（けいれん）は骨格筋の不随意的な収縮，弛緩が急速に繰り返される症状である．てんかん（206頁）が代表であるが，それ以外の非てんかん性疾患がある．一般診療医がけいれん発作を数多く目撃することはないため，原因疾患の特徴について，事前に理解しておくのがよい（表9）．

　失神でけいれんが生じることがまれではない．失神のまま立位を保つと，脳幹部に虚血が生じるためとされる（convulsive syncope）．

表9　けいれん，けいれん様症状をきたす疾患（成人）

分　類	疾　患，特　徴
てんかん	多くの場合で既往がある．
失神	けいれん症状に先立ち意識消失がある．
精神的原因	心因反応の転換性障害（ヒステリー），虚偽性精神障害，詐病を含む精神的原因による．
症候性 （特定の原因による）	脳の障害（虚血，感染，外傷，腫瘍など） 薬剤（アルコール，中毒，薬物離脱など） 代謝障害（低血糖，肝性脳症，尿毒症など） テタニー（低Ca血症，過換気症候群など） 破傷風 妊娠子癇
局部のけいれん	眼瞼けいれん 片側顔面けいれん 腓腹筋けいれん（こむら返り）

❺ 痙攣

手足がぴくぴくする，眼球を反転する，四肢の収縮・弛緩などの症状がみられる．症状のみではてんかんとの区別が難しい場合がある．失神でのけいれんの特徴は，発作時間が短い（30秒以内），発作後にもうろう状態が長く続くことはなく回復が早い，多くの場合で誘因が明らか，意識障害や顔面蒼白，冷汗，脈拍減弱などの症状がけいれんに先行するなどである．

けいれんは精神的原因でもみられる．特に若い女性で，神経学的・身体的原因で生じるのでなく，精神障害の身体表現である．けいれん発作の特徴は，目を閉じ開眼に抵抗する，外傷を自分で避ける，動きを自己調節できる，舌を咬むことがあっても舌の先のみにとどまる，叫んだり泣いたりする，手足の動きに同調性がない，発作の時間が2〜3分と長いなどである．また以前にけいれんの既往があるが外傷の既往はない，理解困難な身体症状を訴える，人のいる時またはいない時のどちらかでのみで発作が生じ，時をわきまえているなどである[1]．

以上に比べ，特定の原因によるけいれんの頻度は低い．脳疾患，薬剤・中毒，代謝障害などによるものである．また低血糖では重篤な場合にけいれんが生じる．

テタニー（tetany）は主に低Ca血症（副甲状腺機能低下など）で生じるけいれんである．口周囲，指先のしびれ感に続いて母指内転，手指関節・手関節の屈曲がみられる．細胞外液遊離Ca^{2+}の低下で，骨格筋の神経筋接合部で脱分極が生じやすくなるためである．アルカローシスでも細胞外液遊離Ca^{2+}低下をきたす．過換気症候群では血中CO_2濃度低下で呼吸性アルカローシスとなり，遊離Ca^{2+}が低下しテタニーが生じる．原発性アルドステロン症では低カリウム血症による代謝性アルカローシスでテタニーが生じる場合がある．

テタヌス（tetanus）は破傷風毒素（*Clostridium tetani*）によるけ

1 症　状

いれんである。神経毒素(テタノスパスミン)は神経筋接合部に作用し，筋弛緩作用が遮断され筋収縮・強直が生じる。開口障害，咬筋の強直，強直性けいれんなどである。テタニーはテタヌスより軽症で，tetany と tetanus は語源が stretch の意である。

　妊娠子癇（しかん）は周産期の高血圧に伴い発生するけいれんである。

　眼瞼けいれんは眼輪筋の不随意運動で，まばたきが増え開眼が困難になる。原因は不明である。治療では眼輪筋にボツリヌス毒素の注射が行われる。

　片側顔面けいれんでは，顔面神経支配領域に不随意の収縮が生じる。特に下眼瞼部の筋に多く頬，口周囲など一側顔面神経支配筋のけいれんが同期して生じる場合もある。疲労や精神的緊張で出現しやすくなる。顔面神経（第 7 脳神経）が，脳幹部根部で血管（動脈）に圧迫されることが病因に関わっている。治療では筋肉内にボツリヌス毒素の注射が行われる。

　下腿腓腹筋のけいれん（こむら返り）は，筋収縮の感受性が高まった状態で，わずかな刺激で発生する。感受性には個人差があり，発生機序は解明されていない。筋肉疲労や局所の冷却で感受性は低下する。予防法として運動，体重減少，ストレッチ，マッサージ，温熱，圧迫などあるが，予防効果は証明されていない。夜間のこむら返り予防に日中，眠前の下腿ストレッチが有効であったとの報告があるが，有効でなかったとの報告もある[2]。発生時，発生の兆候がある時には，筋をストレッチして対応することになる。

診　断

　けいれんの原因で多いのはてんかん，失神，精神的原因によるものであり，それぞれの特徴を理解しておくことが重要である。

治療

　全身的けいれんに対する一般的な治療はジアゼパム（ホリゾン®）を1/2 A静注，または1A筋注である。効果が不十分な場合は抗けいれん薬フェニトイン（アレビアチン®）2A（500mg）/生理食塩水（100mL）の点滴が用いられる。または呼吸抑制と血圧に注意してフェノバルビタールを用い，フェノバール®1A（100mg）筋注・皮下注，またはノーベルバール®静注・点滴が行われる。

文献

1) Alsaadi TM et al：Psychogenic nonepileptic seizures. Am Fam Physician 72：849-856, 2005
2) Behringer M, et al：A promising approach to effectively reduce cramp susceptibility in human muscles：a randomized, controlled clinical trial. PLOS ONE 9：e94910, 2014

1 症　状

6 頭　痛 headache

病　態

　頭痛には待機的に対応できる頭痛と，頻度は低いが緊急性のある頭痛がある。広く利用されている分類では一次性頭痛（他疾患によらない）と器質的・精神的原因に起因する二次性頭痛に大別されるが（表10），一次性頭痛は待機的に対応できる。中でも頻度の高い片頭痛，

表10　頭痛の国際分類（3版）*

一次性頭痛	片頭痛
	緊張型頭痛
	三叉神経・自律神経性頭痛
	その他の一次性頭痛
二次性頭痛	頭頸部外傷による頭痛
	頭頸部血管障害による頭痛
	非血管性頭蓋内疾患による頭痛
	物質またはその離脱による頭痛
	感染症による頭痛
	ホメオスターシスの障害による頭痛
	頭蓋骨，頸，眼，耳，鼻，副鼻腔，歯，口あるいは他の顔面・頭蓋の構成組織の障害に起因する頭痛あるいは顔面痛
	精神疾患による頭痛
頭部神経痛，他の顔面痛，その他	頭部神経痛および他の顔面痛
	その他の頭痛

＊ 頭痛の国際分類，IHS CLASSIFICATION ICHD-3 BETA2016 (International Headache Society)，https：//www.ichd-3.org/ を参考に作成

緊張型頭痛，群発頭痛，後頭神経痛の特徴は理解しておくのがよい。

　二次性頭痛の中に緊急性の高い頭痛が含まれる。脳卒中，特にくも膜下出血を見逃さない対応が重要である。二次性頭痛を疑うポイントは「突発性の頭痛」，「経験したことのない頭痛」，「いつもと様子の違う頭痛」，「悪化傾向の頭痛」などである。また50歳以降の局所神経所見を伴う頭痛，発熱や発疹，項部硬直を伴う頭痛，全身性疾患の既往などは二次性頭痛を考慮する。低リスク頭痛と高リスク頭痛の鑑別で参考となる特徴を表11に示した。

　一次性頭痛の患者が二次性頭痛をきたす疾患に罹患することはありえる。一次性頭痛と二次性頭痛の鑑別に苦慮する場合，またはくも膜下出血が否定できない場合は脳神経外科（または神経内科）に依頼する。

1 一次性頭痛

① 片頭痛 migrane

　片頭痛の年間有病率は8.4%と高く（必ずしも医療機関を受診していない），特に20～40歳代の女性が多い[1]。典型例は片側拍動性の頭痛で，悪心や光過敏，音過敏の随伴症状があり，日常動作で増悪がみられる。持続時間は4～72時間で，約30%で前兆がみられる。その内容は視覚症状（きらきらした光，視覚消失など），感覚症状（チクチク感，感覚鈍麻など），言語症状（失語性言語障害）などである。前兆は5～20分にわたり徐々に進行し，持続時間は60分未満である。診断基準では以下の少なくとも2項目を満たすとされる[1]。

　a）片側性，b）拍動性，c）中等度～重度の頭痛，d）日常動作により頭痛が増悪する，あるいは頭痛のため日常的な動作を避ける。

　さらに頭痛発作中に少なくとも以下の1項目を満たす。

１　症　状

表11　低リスク，高リスクの頭痛*

低リスクの頭痛

> 若年者（30歳未満）
> 一次性頭痛として典型的である
> 同様の頭痛の既往がある
> 神経学的異常所見がない
> いつもの頭痛のパターンと変わりない
> 重篤な併存疾患がない
> 経過，身体所見がいつもと変わらない

高リスクの頭痛

> 50歳を超える
> これまでで最悪
> 咳，運動で増強，または性交中に発生
> 激しい運動で急に発生
> 数分以内に最高度に達する
> いつもと違う増悪パターン
> 局所神経所見がある
> 性格，知力，意識レベルの変化
> 項部硬直または髄膜刺激症状
> 乳頭浮腫
> 側頭動脈の圧痛
> 周産期での初めての激しい頭痛
> 発熱，皮疹などの全身症状を伴う
> 癌，HIV感染者で新たに生じた頭痛

＊文献3のTable6，7を参考に作成

a）悪心または嘔吐（あるいはその両方）

b）光過敏および音過敏

片頭痛のメカニズムとして（三叉）神経血管説（neurovascular theory）がある[2]。何らかの刺激で三叉神経終末（感覚枝）から血管拡張性物質（カルシトニン遺伝子関連ペプチド：calcitonin gene-related peptide：CGRP）が分泌され，硬膜・脳表面の血管拡張が誘発されて片頭痛発作となる（頭痛の末梢起源）。また同時に三叉神経（感覚枝）が活性化され，その興奮が脳幹部（橋）の三叉神経核と，より上位の痛覚領域に伝達される（疼痛の中枢起源）。脳幹部においては自律神経系の核との線維連絡があり，随伴症状の原因になる。脳幹部三叉神経核の関与の程度は症例で異なる。

軽度〜中等度の頭痛の治療ではNSAIDsが用いられる。NSAIDsの効果がない，またはより重度の頭痛ではトリプタン（イミグラン®）が推奨される。トリプタンはセロトニン作動薬で，セロトニン受容体（5-HT1B/1D）に作用する。5-HT1Bへの作用で拡張血管を収縮し，三叉神経終末からの血管拡張物質（CGRP）分泌を抑制するものである。経口，点鼻，注射製剤がある。必要に応じて制吐剤を併用する。

【Note】

● セロトニン serotonin

セロトニンは別名5-ヒドロキシトリプタミン（5-hydroxytryptamine：5-HT）で，強力な血管収縮作用がある。中枢神経では神経伝達物質として作用する。5-HT受容体は5-HT1〜7の7グループに分類され，さらにアミノ酸配列により14のサブタイプに分類される。セロトニン受容体は血管，中枢神経，消化管，血小板，末梢神経でみられるが，サブタイプにより体内分布が異なる。セロトニンの効果は特に中枢神経と消化管で顕著である。体内5-HTの90％以上は消化管に分布し，蠕動運動に関わっている。語源はserum + toneである。

② 緊張型頭痛　tension-type headache

　頭痛で最も頻度が高いともされる。一般に両側性の軽度〜中等度の圧迫感，締め付け感（非拍動性）である。30分〜7日間持続する。日常動作で増悪せず，悪心は伴わないが光過敏または音過敏がみられることがある。触診で頭蓋周囲の筋群（前頭筋，側頭筋，咬筋，翼突筋，胸鎖乳突筋，板状筋，僧帽筋）に圧痛増強がみられる。これは発作時期のみでなく発作の休止期間にもみられることが多い。正確なメカニズムは不明であるが，頭蓋周囲の筋・筋膜にある侵害受容器（nociceptor）の感受性亢進（疼痛の末梢起源）と，脳幹部の三叉神経核の感受性亢進（疼痛の中枢起源）の関与が想定されている。肩こり（頸部もしくは肩甲部の筋肉痛）は緊張型頭痛の原因になる。治療では NSAIDs が用いられる。

③ 三叉神経・自律神経性頭痛　trigeminal autonomic cephalalgias

　片頭痛，緊張型頭痛に比べ比較的まれである。三叉神経第1〜2枝領域の激しい疼痛とともに，同側の自律神経症状（Horner 徴候，流涙，結膜充血，鼻閉，鼻汁など）が生じる。特に眼窩部を中心とする短時間の激しい頭痛で，次のa〜dに分類される。代表は群発頭痛である。a）群発頭痛，b）発作性片側頭痛，c）短時間持続性片側神経痛様頭痛発作，d）三叉神経・自律神経性頭痛の疑い。

a）群発頭痛　cluster headache

　一側性に激しい頭痛が眼窩部，眼窩上部または側頭部に15〜180分持続する。1日に数度出現し，数週〜数カ月にわたり群発する。夜間，睡眠中に発作が生じやすい。併存疾患がみられることが多く，うつ（24%），睡眠時無呼吸（14%），Restless legs 症候群（11%），喘息（9%）などある。また多くの患者で希死願望の経験があるとされる[3]。男性に多く大酒家，ヘビースモーカーが多い。片頭痛，副鼻腔炎と見

誤らない注意が必要とされる。

発生のメカニズムは明らかでないが，片頭痛でみられる神経血管説の関与，三叉神経の過剰興奮，視床下部での器質的異常，内頸動脈拡張の関与など考えられている。

診断では頭痛と同側に i）～vi）の少なくとも 1 項目を伴う。

i）結膜充血，流涙
ii）鼻閉，鼻漏
iii）眼瞼浮腫
iv）前頭部・顔面の発汗
v）縮瞳，眼瞼下垂
vi）落ち着きがない，あるいは興奮した様子

【Note】

● Restless legs 症候群

Restless legs syndrome（RLS）は「むずむず脚症候群」，「下肢静止不能症候群」とも呼ばれる。主として睡眠時や安静時に下肢の異常感覚でじっとしておれない衝動が生じ，脚を動かしたり立ち上がって歩き回ったりする。不眠の原因にもなりまれではないとされる。特徴は①足を動かしたいという強い欲求が存在し，また通常その欲求が不快な下肢の異常感覚に伴って生じる，②静かに横になったり座ったりしている状態で出現，増悪する，③歩いたり下肢を伸ばすなどの運動によって改善する，④日中より夕方・夜間に増強するなどである[4]。「貧乏揺すり」は一般的に習慣・癖で生じ，下肢の強い異常感覚はなく，自己静止が容易で RLS と異なる。

b）発作性片側頭痛 paroxysmal hemicrania

発作的に片側の激しい頭痛が 2～30 分持続するもので，多くの場合で 5 回 / 日を超える。上記 i）～v）の少なくとも 1 項目を伴う。発作はインドメタシンで完全に予防できる。

c）短時間持続性片側神経痛様頭痛発作 short-lasting unilateral

1 症　状

neuralgiform headache attack

片側の激しい頭痛が短時間（数秒〜4分），頻回に出現する（3〜200回/日）。同側の結膜充血および流涙，または頭部自律神経症状を伴う。

d）三叉神経・自律神経性頭痛の疑い probable trigeminal autonomic cephalalgia

三叉神経・自律神経性頭痛が疑われるが上記に該当しない。

④ その他の一次性頭痛

その他の一次性頭痛はまれで，種々雑多な頭痛が含まれ病態は不明である。一次性穿刺様頭痛，一次性咳嗽性頭痛，一次性労作性頭痛，性行為に伴う一次性頭痛，睡眠時頭痛，一次性雷鳴頭痛などがある。

雷鳴頭痛（thunderclap headache）は重度の頭痛が急激に発生し，1分以内に痛みがピークに達するもので，一次性雷鳴頭痛と二次性雷鳴頭痛がある。多くは二次性雷鳴頭痛で，脳卒中で発生する。一次性雷鳴頭痛は除外診断になる。雷鳴頭痛では神経学的検査が必要となるため，脳神経外科（または神経内科）に依頼するのがよい。

2 二次性頭痛

① くも膜下出血　subarachnoid hemorrhage：SAH　（202頁）

「今までに経験したことがない突然の激しい頭痛」が典型的である。多くは60歳以下で，85%が動脈瘤の破裂による。頭痛は突然，急速で激烈である。頭痛以外に嘔吐，意識障害が主な症状で，出血は脳の実質外で生じるため，局所の神経欠落症状で発症するものではない。単純頭部CT検査が第一選択で，12時間以内に施行した場合の偽陰性率は2%以内とされる。

「突発性の激しい頭痛」はSAHの特徴であるが特異的ではない。「突発の激しい頭痛」のみの症状でSAHの確率は10%である。頭痛のみ

で片頭痛，緊張型頭痛，一次性雷鳴頭痛と鑑別は難しい。90%の症例で緊急性はないことになるが，10%の破裂による状態不良を回避するためには専門医に依頼するのが確実である。

典型的発症以前に，少量の出血（マイナーリーク）が約20%で認められる。マイナーリークの症状は突然の頭痛に，悪心・嘔吐，めまい，せん妄，動眼神経麻痺，視力障害を伴うこともある。ただし頭痛以外の所見が乏しければ片頭痛，緊張型頭痛と区別が難しい。突然の頭痛が片頭痛，緊張型頭痛として典型的でなければ，単純CT検査は積極的に行うのがよい。

CTで異常所見が認められない場合は，MRIのfluid-attenuation inversion recovery（FLAIR）法が有用とされる。また画像が陰性でもSAHが疑われる場合には，特に発症後12時間以降では腰椎穿刺による髄液の観察が行われる。項部硬直は発症初期には認められないので，項部硬直の欠如はくも膜下出血の除外診断とならない。

② 解離性脳動脈瘤 dissecting cerebral aneurysm

脳卒中の1%程度とまれであるが，脳動脈（内頸動脈，椎骨動脈）の解離で頭痛が生じることがある。内頸動脈系では前頭部・前額部痛を，椎骨動脈系では後頭部・項部痛を呈することが多い。通常，激しい片側性の頭痛が突発し，その後に頭痛が続き1カ月以内に寛解する。自然経過は良好である。初めての激しい片側性頭痛で発症すること以外に特徴がなく片頭痛，群発頭痛と誤診されやすい。診断には画像検査（MRI，MRAなど）が必要である。

③ 精神疾患による頭痛 headache attributed to psychotic disorder

うつ，不安障害，心的外傷・ストレス関連障害などをはじめとする精神疾患に伴って生じる頭痛がある。頭痛が精神疾患に起因しているのか，たまたま併存しているのか区別が難しいという問題があるが，

① 症　状

前者の場合は精神科（心療内科）に依頼することになる。

③ 頭部神経痛など（特に後頭神経痛）・・・・・・・・・・・・・・・・・・・

　頭部を支配する知覚神経枝が関与する頭痛がある。脳神経の三叉神経，中間神経（顔面神経の知覚神経線維と副交感神経線維），舌咽神経，迷走神経と，脊髄神経の後頭神経で，その刺激で当該領域の頭痛が生じる。

　特に後頭神経痛は，一般外来受診の頭痛で占める頻度は高い。特徴は頭痛の範囲が後頭部であることと，後頭神経の圧迫で疼痛が増強することである。片側性が多いが両側性の場合もある。肩こり，耳鳴，頭皮の知覚異常，頭部を動かした時にめまい感の症状がみられる場合がある。

　大後頭神経（C2）は後頭部から頭頂部に分布し，小後頭神経（C2，C3）はその外側で耳介後部に分布し後頭部痛の原因になる。神経の刺激によるとされるが，器質的原因がある場合とそうでない場合がある。器質的原因としては，変形性頸椎症による脊椎，周囲靱帯の変化，椎間孔狭窄での神経根圧迫（C2，C3）などがある。頸椎捻挫（むちうち），外傷，炎症，感染，血管炎，腫瘍などで生じる場合もある。神経学的異常があり器質的原因が疑われれば，頭部・頸椎のCT，MRI検査が行われる。しかし多くの場合，原因を特定することは難しく，一次性頭痛（特発性）ということになる。片頭痛，緊張型頭痛，群発頭痛との鑑別に注意する。治療では後頭神経のブロック（局麻剤＋ステロイド）も行われる。

文 献

1) 慢性頭痛の診療ガイドライン作成委員会（編）：慢性頭痛の診療ガイドライン，医学書院，2013
2) 濱田潤一：片頭痛の病態生理―generatorを中心に―．臨床神経 48：857-860，2008
3) Hainer B et al：Approach to acute headache in adults. Am Fam Physician 87：682-687, 2013
4) 黒岩義之ほか：標準的神経治療：Restless legs症候群．神経治療 29：71-109，2012

1 症　状

7 胸　痛 chest pain

病態

　一般外来での胸痛の原因は筋骨格・胸壁，心血管，呼吸器・縦隔，消化器，精神疾患に分類され（表12），特に肋軟骨炎と胃食道逆流症（GERD）が多い。一般外来受診者での胸痛の頻度は0.7〜3%であるが[1]，救急外来ではもっと高く，また心血管疾患の頻度が50%を超える[2]。ちなみに救急外来で重篤な代表5疾患は冠症候群（心筋梗塞），肺動脈血栓塞栓症，大動脈瘤（解離，破裂），緊張性気胸，食道破裂である。一般外来においても意識障害，低酸素（$SpO_2<90\%$），低血圧（≦90mmHg），徐脈（<60/分）または頻脈（>100/分），顔面蒼白・発汗，薬物治療に反応しないなどあれば救急対応が必要である。

1 筋骨格，胸壁の病変

　一般外来胸痛の原因として頻度が高い（表13）。臓器（心臓，肺，食道）症状に乏しい特徴がある。肋軟骨炎は胸肋関節の肋軟骨部の炎症で，第2〜5肋骨の片側に多く，圧痛があり体動で疼痛が増強する。原因は不明で自然軽快する。帯状疱疹（331頁）は神経支配領域の疼痛で発症し，数日後に皮疹が生じる。肋間神経痛（347頁）は神経の走行に沿う疼痛で，通常は片側性で体動により増強する。骨，筋肉による肋間神経への圧迫によることが多いとされる。関節リウマチでは肋軟骨炎，胸膜炎，間質性肺炎などで胸痛をきたすことがある。

2 心血管疾患

　狭心症（188頁），心筋梗塞の典型的症状は胸骨後部の不快感，疼痛である。この不快感・疼痛は下顎から上腹部の広い範囲で生じる（上

表 12　一般外来での胸痛の原因

筋骨格，胸壁の病変	肋骨々折，外傷
	肋軟骨炎
	筋肉痛（筋疲労，筋断裂）
	帯状疱疹
	肋間神経痛
	乳腺症，乳腺炎
	その他：胸椎の疾患（変形性胸椎症，強直性脊椎炎，圧迫骨折，脊椎腫瘍など），線維筋痛症，関節リウマチ（肋軟骨炎など），剣状突起痛など
心血管疾患	冠動脈疾患 　労作性狭心症（安定狭心症） 　冠症候群（不安定狭心症，心筋梗塞）
	大動脈瘤（解離，破裂）
	肺動脈血栓塞栓症
	その他：心膜炎，心筋炎，不整脈，心不全など
呼吸器，縦隔の病変	気胸（自然気胸，緊張性気胸）
	肺炎
	その他：胸膜炎，膿胸，縦隔炎，COPD，肺癌，縦隔腫瘍など
消化器疾患	GERD
	その他：食道けいれん，アカラシア，Mallory-Weiss 症候群，特発性食道破裂，食道癌など
精神疾患	身体表現性障害 　心臓神経症，過換気症候群など
	パニック障害
	うつ

1 症　状

表 13　一般初期診療での胸痛の原因（米国）*

原　因	頻　度
骨格筋，胸壁	36%
消化器疾患	19%
心血管疾患	16%
精神疾患	8%
呼吸器疾患	5%
非特異的胸痛	16%
計	100%

＊文献 2 の Table1 を参考に作成

表 14　心筋のバイオマーカー

種　類	異常値発現
ミオグロビン	〜2 時間
H-FABP	〜2 時間
高感度心筋トロポニン I, T	〜2 時間
心筋トロポニン	3〜4 時間
CK（CPK）	4〜6 時間
CK-MB	4〜6 時間

H-FABP：heart-type fatty acid-binding protein
CK：creatinine kinase
CPK：creatinine phosphokinase
CK-MB：creatinine kinase-MB

腹部，背部，頸部・下顎，肩など）。まずは，虚血性心疾患の危険因子がないか確認する。すなわち，高齢，肥満，過労・精神的ストレス，喫煙・過量飲酒歴，高血圧，糖尿病，脂質異常症などである。そして心電図でST波，Q波の変化の有無をみる。心電図の判定は循環器内科に依頼するのがよい。

労作性狭心症（安定狭心症と同義）は待機的に循環器内科受診で対応できる。その場合には硝酸薬（舌下）を処方しておくのもよい。

急性冠症候群（194頁）では特に心筋梗塞を見逃さない注意が必要である。心筋梗塞では心電図（12誘導）でST上昇，Q波，不整脈，T波逆転を調べる。また種々のバイオマーカーが調べられる（表14）。中でも心筋トロポニンの心筋特異性が最も高い。H-FABP（heart type fatty acid-binding protein，ヒト由来脂肪酸結合蛋白）は鋭敏であるが特異性は低い。心電図と心筋トロポニンで異常なければ心筋梗塞であることは極めて低いとされる[2]。ST上昇のみられない心筋梗塞（non-ST-elevation MI：NSTEMI）があるため疑わしい場合は受診時と受診後3時間に高感度心筋トロポニン（hs-cTnTまたはhs-cTnI）が測定される。

ただし心筋梗塞の初期では，心電図，心筋バイオマーカーで異常がなくても，確実には否定できない。経過，症状，危険因子と他に胸痛の原因となる疾患がないかで判断することになる。そして心筋梗塞の疑いが残る場合には循環器内科に相談する。

心膜炎では炎症の胸膜刺激で鋭い胸痛が生じ，吸気で増強し前屈で軽減する。聴診で胸膜摩擦音，心電図でST，Tの変化がみられる。

肺動脈血栓塞栓症は長時間の座位，臥床，下肢の麻痺・圧迫，女性ホルモン剤内服，脱水などで骨盤・下肢の血流が停滞する状況で，起立，歩行を契機に発症する。突然の胸痛，呼吸困難が典型的症状である。D-dimerは非特異的検査で肺動脈血栓塞栓症の除外診断で利用される。疑わしい場合は下肢の超音波検査，胸部の造影CT検査が行

1 症　状

われる。

> 【Note】
>
> ● 肺動脈血栓塞栓症 pulmonary thromboembolism：PE
>
> 下肢の静脈には皮下の表在静脈と筋層間の深在静脈（deep vein）があり，重篤な PE の原因となるのは深在静脈血栓（deep vein thrombosis：DVT）である。DVT は下肢での血流停滞，血管内膜損傷，血液凝固能の亢進などで発生する。手術後離床などを契機に DVT が遊離し PE を発症することはよく知られている。
>
> 術後のみではなく，肺動脈内の血栓は比較的よく認められる。通常の剖検肺を連続切片で詳細に調べると，肺血栓塞栓が 18 〜 61％ に認められたとされる。もともと肺は一種のフィルター機能をもち，静脈系で発生した血栓をふるいにかけることは生理的機能であり，剖検肺に血栓が認められることは病的でない。臨床症状のない肺動脈血栓は多い。
>
> 臨床的に問題となる PE の初発症状は体動，離床などの開始時期に"胸が苦しい"，"冷や汗がでた"，"動悸がした"などの症状で，PE を念頭に置かなければ気付くのが難しい。明らかな PE では胸痛，呼吸困難，冷汗，動悸などが生じる。重症例ではショック，心停止にいたる。

3 呼吸器疾患

自然気胸では突然の胸痛，呼吸困難，咳嗽が生じる。肺炎（151 頁）では発熱，呼吸器症状，聴診での異常音に注意する。いずれも胸部単純写真または単純 CT 検査で確認できる。

4 消化器疾患

GERD（95 頁）で胸痛がみられる。その他には食道の運動機能障害（食道けいれん，アカラシアなど）などがある。多くは胸やけ，嘔

気，嘔吐など消化器症状を伴う。

5 精神疾患

　精神疾患による胸痛の特徴の1つは，過去に同様の受診歴が半数近くの症例でみられることである。身体表現性障害（心理社会的要因による自覚的身体症状），不安障害（中でもパニック障害），うつなどによる。

　身体表現性障害では自律神経症状（動悸，頻脈，胸部不快感）や，説明困難な症状がみられる。心臓神経症も含まれ，心臓病への過度の恐怖感で，検査結果に異常がないことを告げても安心できない。過換気症候群もこの身体表現性障害に分類される（ICD-10）。

　パニック障害では突然の胸痛，動悸，めまい，息切れなどの身体症状と，強い不安感，恐怖感が生じる。診断では"この1カ月以内に急に不安，恐怖が生じたことがありますか？"の質問が役立つとされる。うつではうつの診断基準（290頁）を参考にする。

【Note】

● 心臓神経症　cardiac neurosis

胸痛，動悸などの心臓病症状を自覚するが，他覚的臓器異常は認められない。精神疾患疾病分類ICD-10（WHO発行）で，身体表現性障害（somatoform disorder）に分類される。Da Costa症候群と同義。

文献

1) Frese T et al：Chest pain in general practice：frequency, management, and results of encounter. J Family Med Prim Care 5：61-66, 2016
2) Cayley WE Jr：Diagnosing the cause of chest pain. Am Fam Physician 72：2012-2021, 2005

8 咳 cough

　咳嗽は気道内に貯留した分泌物や異物を気道外に排除するための生体防御反応である[1]。主として気道の化学的受容器（chemoreceptor）と機械的受容器（mechanoreceptor）の刺激が，迷走神経を介して脳幹部（延髄）の迷走神経中枢（主として孤束核）に伝達され生じる。ただし末梢からの刺激は脳幹部で統合を受け修飾され，また大脳皮質・皮質下より意識（咳こらえ，自発的咳など），知覚，情動などの影響も受ける[2]。

　肺以外の臓器も咳反射の刺激となる。外耳道の機械的刺激で迷走神経が刺激され咳が誘発される場合がある。後鼻漏をきたす疾患では，後鼻漏による機械的刺激以外に，鼻副鼻腔の炎症で三叉神経が刺激され，中枢で咳の感受性が亢進していることが推測されている[2]。メントール，樟脳，ユーカリは鼻粘膜を刺激し三叉神経を介して咳を抑制する効果がある。咽頭の機械的刺激で咳が誘発される場合もある。

　胃食道逆流症（GERD）で慢性の咳がみられる。逆流物が上部食道，気道に到達しない場合でも咳が誘発される。食道・胃の直接刺激で局所性・中枢性の反射が生じることと，胃食道の酸逆流で咳の感受性が高まることが考えられている。

　咳は持続期間により急性（<3週間），遷延性（3〜8週間），慢性（>8週間）と便宜的に区別される。原因で主たるものを表15に示す。

　急性咳嗽をきたす原因は経験的には感冒・上気道炎，鼻炎・副鼻腔炎，急性気管支炎などがある[3][4]。感冒での咳は鼻・副鼻腔・咽頭の炎症による三叉神経刺激で咳の感受性が高くなることと，喉頭以下の気道の炎症で迷走神経が刺激されるためと考えられる。また後鼻漏による機械的刺激もある。

　遷延性咳嗽の原因では上気道感染後，副鼻腔炎，百日咳，喘息が

表15 咳の原因(成人)＊

急性	感冒(かぜ症候群),上気道炎 鼻炎,副鼻腔炎 急性気管支炎 百日咳 その他:肺炎,喘息＊＊,COPD増悪,誤嚥,左心不全
遷延性	上気道感染後 副鼻腔炎 百日咳 喘息＊＊
慢性	後鼻漏症候群 　アレルギー性鼻炎 　非アレルギー性鼻炎 　慢性副鼻腔炎 喘息＊＊ GERD 慢性気管支炎 ACE阻害薬

＊ 文献3のTable1〜3と文献4のFigure1を参考に作成
＊＊ 気管支喘息,咳喘息,非喘息性好酸球性気管支炎,アトピー性喘息を含む

多い。慢性副鼻腔炎と気管支炎が同時に生じる副鼻腔気管支症候群もみられる。

　慢性咳嗽の95%は後鼻漏症候群,喘息,GERD,喫煙・他の刺激による慢性気管支炎,ACE阻害薬の使用による。気管支拡張症,慢性閉塞性肺疾患(COPD)でも生じる。ACE阻害薬の使用で20%に

1 症　状

表 16　成人の咳嗽治療薬*

分　類		商品名
中枢性鎮咳剤	麻薬性	リン酸コデイン
	非麻薬性	メジコン
気管支拡張薬	テオフィリン薬	テオドール
	β2刺激薬	メプチン
	吸入抗コリン薬	アトロベント
ステロイド薬		フルタイド（吸入）
吸入用ステロイド薬・β2刺激薬合剤		アドエア
抗菌薬	レスピラトリーキノロン	クラビッド
	マクロライド	ジスロマック
	他	
去痰薬		ビソルボン
漢方薬		麦門冬湯
抗アレルギー薬	ヒスタミンH1受容体拮抗薬	アゼプチン
	ロイコトリエン受容体拮抗薬	オノン
	トロンボキサン阻害薬	ドメナン
	Th2サイトカイン阻害薬	アイピーディ
消化性潰瘍治療薬	ヒスタミンH2受容体拮抗薬	ガスター
	プロトンポンプ阻害薬	タケプロン

＊　文献１の表 VI-2 を参考に作成

咳が生じる[5]。喘息には気管支喘息，咳喘息，非喘息性好酸球性気管支炎，アトピー性喘息が含まれる。慢性咳嗽では 88 ～ 100％で原因を確定できるとのことで，治療を含め呼吸器内科に依頼するのがよい。

咳嗽の治療で用いられる薬剤を表16に示した。

1 急性気管支炎 acute bronchitis

　上気道（鼻～喉頭）の炎症が気管，気管支粘膜に波及して気管支炎を生じる。ちなみに下気道とは気管（trachea），気管支（bronchus），細気管支（bronchiole）（直径0.5～1mmで軟骨は消失），肺胞（alveolus）である。

　原因の90%以上は感冒・上気道炎の原因ウィルスで，抗生剤は用いられない。ただし非定型性肺炎（マイコプラズマ肺炎（144頁），クラミジア肺炎）の起炎菌や百日咳菌でも急性気管支炎を生じる場合もある。この場合には抗生剤治療が行われる。

　急性気管支炎では一般に高熱はみられないが，咳嗽，喀痰，胸痛，呼吸苦などの呼吸器症状と発熱，全身倦怠感などの全身症状より肺炎（151頁）が疑われる場合は，胸部X線写真で調べる。

2 百日咳 pertussis（成人）

　比較的急性（4週以内）の咳嗽で一般診療医を受診した患者のうち，百日咳の頻度はおよそ3～7%で，遷延性・慢性の咳嗽では頻度が更に高くなる[6]。小児期に四種混合ワクチン（DPT-IPV）が接種されるが，成人では抗体価が低下し現在は患者の半数以上が成人である。百日咳菌の飛沫感染で生じ，潜伏期間は7～10日，感冒症状ではじまり咳が強くなるが，比較的軽い症状で経過することが多い。発熱はあっても微熱である。2週間以上続く咳に「発作性の咳込み」「吸気性笛声（whoop）」「咳込み後の嘔吐」のいずれか1つ以上を伴っていれば，臨床的に百日咳と診断できる[1]。

　検査は発症から4週間以内の早期には，核酸増幅法のLAMP法（loop-mediated isothermal amplification）が役立つ（平成28年11月保険適用）。後鼻腔拭い液を用いるもので感度79%，特異度100%で

ある。発症後4週間以上では、血清診断（抗体価の測定）を行う。PT（pertussis toxin）-IgG抗体は感度76%、特異度99%とされる。単血清で抗体価が100EU/mLと高値であれば診断できる。初診時と2週間以降のペア血清で変化をみることも行われる。

　発症後2～3週間は感染力が強く除菌のための抗生剤治療が行われる。治療ではマクロライド系抗生剤が用いられる。エリスロマイシン（エリスロシン®）14日間，クラリスロマイシン（クラリス®）7日間，アジスロマイシン（ジスロマック®）（保険適応なし）3～5日間の内服が行われる[1]。

文献

1) 日本呼吸器学会咳嗽に関するガイドライン作成委員会：咳嗽に関するガイドライン第2版，東京，日本呼吸器学会，2012
2) Canning BJ et al：Anatomy and neurophysiology of cough. CHEST guideline and expert panel report. Chest 146：1633-1648, 2014
3) Irwin RS et al：The diagnosis and treatment of cough. N Engl J Med 343：1715-1721, 2000
4) Worrall G：Acute cough in adults. Can Fam Physician 57：48-51, 2011
5) Smith JA et al：Chronic cough. N Engl J Med 375：1544-1551, 2016
6) Teepe J et al：Prevalence, diagnosis, and disease course of pertussis in adults with acute cough：a prospective, observational study in primary care. Br J Gen Pract 65：e662-667, 2015

coffee break

有害事象発生時の初期対応

患者さんに思わしくないことが発生した場合，ご家族への初期対応が非常に重要です。例えば患者さんが腹痛で救急外来を受診し，原因が不明で経過観察のため入院となり，その当日に急変し死亡されたとします。担当医は入院措置および入院後の対応も適切にしたとの思いがあり，自分の診療行為に過失があるなどとは思いません。プライドもあります。ご家族への説明では，"適切に治療したのですがお亡くなりになりました・・・"との説明になる。この様な場合，入院から死亡までの間で，ご家族が病院とスタッフに不信感を抱くちょっとした出来事があると，例えば患者さんが痛がっていたのに直ぐに対応してくれなかったとか，病院スタッフの私語が気になったとかなどであるが，急変したことに不信感が生じ，トラブルに発生する危険がある。

ミスが明らかな場合は直ぐに謝罪しなければならないが，過誤か否かすみやかに判断できないグレーゾーンの症例がほとんどです。このケースもそうです。その様な場合には，急変で不幸な転帰に至ったことへの共感を伝える，共感的態度で接することが一番重要です。そしてよく調べ報告することをご家族に伝え，コミュニケーションを維持することです。このような初期対応は，患者さんと病院間のトラブル減少に必ず役立ちます。

1 症　状

9　腹痛 abdominal pain

病態

　腹痛は外来初診で頻度が高い。一般外来診療で1.5％，救急外来で5％との報告もある（2002年米国での調査）[1]。腹痛には経過観察で済む疾患から緊急に対応が必要な疾患まで多彩で，初診の段階で原因の確定が難しいケースが少なくない。

　原因疾患の推定では，腹痛部位が参考になる（表17）。また緊急または準緊急で対応が必要な急性腹症に初療の限られた時間で速やかに対応するには，成人で急性腹症（非外傷性）をきたす疾患について事前学習が欠かせない（表18）[2]。

　腹痛への対応ではまず，1）急性腹症を除外し，2）原因疾患を類推し，3）治療（投薬ありかなしか，入院観察が必要か）を決める。

診断

　本書は歩行で外来受診する患者の初療を想定しているので，バイタルサインは安定しているとする。

1）問　診

　年齢，性別，既往歴・腹部の手術歴，内服薬を問う。腹部手術後の癒着による腸閉塞，NSAIDsによる消化性潰瘍，抗生剤での菌交代現象による下痢などがある。若い女性では放射線被曝と薬剤使用で胎児へのリスクが生じるため，妊娠の有無を確認する。①月経の遅れ，②つわり症状，③妊娠の機会などである。問診のみで妊娠を確実には除外できないとされ，妊娠反応を実施すると確実である。尿または血清hCGで予定月経の頃の妊娠4週には陽性となる。陽性であれば産婦人科医に相談する。

表17 腹痛の鑑別疾患*

疼痛部位	考えられる疾患
右上腹部	胆道：胆囊炎，胆石，胆管炎 結腸：結腸炎，憩室炎 肝：膿瘍，肝炎，腫瘍 肺：肺炎，血栓塞栓症 腎：腎結石，腎盂腎炎
心窩部	胆道：胆囊炎，胆石，胆管炎 心臓：心筋梗塞，心膜炎 胃・食道：食道炎，胃炎，消化性潰瘍 膵：腫瘍，膵炎 血管：大動脈解離，虚血性腸炎
左上腹部	心臓：狭心症，心筋梗塞，心膜炎 胃・食道：食道炎，胃炎，消化性潰瘍 膵：腫瘍，膵炎 腎：腎結石，腎盂腎炎 血管：大動脈解離，虚血性腸炎
臍部	結腸：虫垂炎初期 胃・食道：食道炎，胃炎，消化性潰瘍，小腸腫瘍，腸閉塞 血管：大動脈解離，虚血性腸炎
右下腹部	結腸：虫垂炎，結腸炎，憩室炎，IBD，IBS 婦人科：子宮外妊娠，子宮筋腫，卵巣腫瘍・茎捻転，PID 腎：腎結石，腎盂腎炎
恥骨上部	結腸：虫垂炎，結腸炎，憩室炎，IBD，IBS 婦人科：子宮外妊娠，子宮筋腫，卵巣腫瘍・茎捻転，PID 腎：膀胱炎，腎結石，腎盂腎炎
左下腹部	結腸：結腸炎，憩室炎，IBD，IBS 婦人科：子宮外妊娠，子宮筋腫，卵巣腫瘍・茎捻転，PID 腎：腎結石，腎盂腎炎
部位不定	腹壁：帯状疱疹，ヘルニア 他：腸閉塞，虚血性腸炎，腹膜炎

IBD=inflammatory bowel disease（クローン病，潰瘍性大腸炎），
IBS=irritable bowel syndrome（過敏性腸症候群），
PID=pelvic inflammatory disease（骨盤内腹膜炎）
＊文献1のTable 1を参考に作成

1 症　状

表 18　急性腹痛で緊急対応を要する代表的疾患

	緊急対応	準緊急対応
消化器疾患	消化管穿孔 絞扼性腸閉塞 結腸軸捻転 ヘルニア陥頓 急性腸管虚血 腹腔内出血	腸閉塞・腸重積 急性虫垂炎 結腸憩室炎 急性胆嚢炎・胆道結石 急性膵炎
泌尿器疾患	精巣捻転	尿路結石 膀胱炎
産婦人科疾患	子宮外妊娠破裂 卵巣腫瘍捻転・破裂	骨盤内腹膜炎 付属器炎 子宮内膜症
循環器疾患	腹部大動脈瘤破裂 急性冠症候群 肺動脈血栓塞栓症	腹部大動脈解離
呼吸器疾患		肺炎

2）症　状

①発症：突発性は穿孔など。②誘因：脂肪食で胆石発作，飲酒で膵炎，胃潰瘍では食後の心窩部痛，十二指腸潰瘍では空腹時の心窩部痛が特徴的である。③性状：仙痛は胆石，尿管結石，腸閉塞で閉塞部より近位の平滑筋収縮で生じる。④経過：虫垂炎の典型例は心窩部痛ではじまる。

泌尿器・産婦人科，循環器疾患では腹痛以外の消化器症状に乏しい。腹痛が強く診察に支障が生じる場合には，鎮痛剤を使用し患者の苦痛を和らげるのはよいとされる。

3）理学所見

腹部触診では，圧痛とは別に腹膜刺激徴候を調べる。筋性防御（muscle guarding），反跳痛（rebound tenderness），筋強直（muscle rigidity），打診痛（percussion tenderness）は腹膜に炎症が波及している時にみられる所見である。腹膜刺激徴候が認められる場合には消化器医に相談する。

直腸診はルーチンには実施されないが骨盤内炎症を調べるには役立つ。骨盤内腹膜炎では内診で骨盤内に強い痛みがひびくが（シャンデリアサイン），直腸指診で子宮頸部を動かすと同様の所見がみられる。

4）検体検査

一般検査として血算，電解質，肝・腎機能，CRP，血糖などが行われる。特異的検査として①急性膵炎（117 頁）の診断でリパーゼは発症後 4〜8 時間で上昇し 1〜2 週で正常値に戻るが，アミラーゼより異常高値の持続時間が長い。②急性冠症候群（狭心症，心筋梗塞）では心窩部痛のみの場合がある。リスクファクター（高齢，糖尿病，喫煙歴，肥満，高血圧）も考慮し心電図を調べる。また心筋バイオマーカーの心筋トロポニンなどを調べる（表 14）。心電図と心筋トロポニンで異常がなければ，心筋梗塞の可能性は極めて低い。

5）画像検査

胸部（立位）と腹部単純 X 線撮影（立位と仰臥位）が一般的である。腹部超音波はスクリーニングで利用できる。虫垂炎を診断できる経験豊富な施行者もいればそうでない場合もあり，結果の解釈では施行者の技量も考慮に入れる。やせた患者は超音波で観察しやすいが，肥満の患者では観察が難しく CT 検査がよい。ヨードアレルギー，喘息の既往，腎機能障害がなければ CT（単純＋造影）を撮影するのもよい。

急性腸管虚血（上腸間膜動脈の血栓・塞栓，非閉塞性，静脈血栓で生じる）の初期は，腹痛が強い割に圧痛と腹膜刺激徴候が乏しく血液・

1 症　状

血液ガス検査で異常がみられない。腸壊死にいたる前に早期診断するには，高齢者で疑わしい場合は早期に造影CT検査をするのがよい。

治　療

対症療法で鎮痛剤が用いられることがある。ブチルスコポラミン（ブスコパン®）は，腸管，胆道，尿路の平滑筋に作用し鎮痙作用（抗コリン作用）がある。NSAIDsも使用される。より強力な鎮痛作用のあるオピオイドであるペンタゾシン（ソセゴン®，ペンタジン®）とブプレノルフィン（レペタン®）を使用するのは，基本的には原因が明らかな場合である。急性腹症か迷われる場合は入院観察するのがよい。

"急性腹症ではなさそうだ"となり帰宅する場合でも，原因を特定できないことが少なくない。急性腹症の中には，受診時に所見が明らかでない非典型例が必ずある。すなわち，初診医は絶えず見逃しの危険をかかえていることになる。虫垂炎でも非典型例では診断が難しい。診断が遅延すると患者・家族は不信感を抱く。患者帰宅時に"何かあったら来て下さい"では不十分で，想定される疾患を念頭におき，より具体的に指示する。例えば，"虫垂炎の初期症状の可能性が否定できないので，明日の朝になってもおさまらない場合は必ず再診して下さい"とか，"今より痛みが強くなる場合は"などである。そしてカルテに指示したことを記載しておく。患者にメモを手渡しておくとより手堅い。

文　献

1) Cartwright SL et al：Evaluation of acute abdominal pain in adults. Am Fam Physician 77：971-978, 2008
2) 安田聖栄：急性腹症，腹腔内出血，ジェネラリストのための外来初療・処置ガイド（編：田島知郎），p177-178, 医学書院, 2016

coffee break

門前列をなすの体験

以前に,大腸癌ワクチン治療の臨床研究を十数名募集したことがある。同様の治療のテレビ放映の影響で,短期間に100名以上の電話問合せを受けた。研究対象は他の治療が効かなくなった進行癌症例であるが,苦痛のない治療がもし効いてくれればとの,全く同じ思いの患者さんが全国に大勢いることを知った。そして患者さんの希望するいい治療法があれば,患者さんは全国から集まり病院に列をつくるのだと思った。数日間にわたり御断りの説明をするのがつらかったが,そのうち御断りの仕方が上手くなった。

1 症状

10 悪心，嘔吐 nausea, vomiting

病態

　悪心は嘔吐中枢への刺激で発生する。嘔吐中枢の局在は明らかにされてないが，延髄の深部にあると想定されている[1]。この部位への刺激の原因・起源には消化管，中枢神経，内耳（前庭），薬剤などあるが（表19），化学受容器引金帯（chemoreceptor trigger zone：CTZ）と，何種かの神経伝達物質の役割が重要である。

　CTZは延髄の最後野（area postrema）で第4脳室の底部にあることが明らかにされている（図2）。血液脳関門がないことが重要な特徴で，体液性（薬物など）の催吐刺激を直接受ける。さらにCTZは迷走神経刺激に反応する脳神経核（孤束核，迷走神経背側核）に近接し線維連絡があり，CTZへの刺激が迷走神経に及ぶ。また迷走神経の中枢を構成するこれらの核は，自律神経機能を総合的に調節する中枢である視床下部とも線維連絡があるため，自律神経症状が誘発される。この部位の神経伝達物質にアセチルコリン，ヒスタミン，ドパミン，セロトニン，ニューロキニンがある。

表19　悪心，嘔吐の原因・起源

消化管
中枢神経
心因性，精神障害
内耳（前庭）
内分泌，代謝
薬剤，放射線，中毒
その他

⓾ 悪心　嘔吐

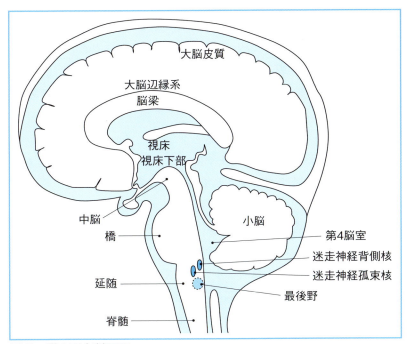

図2　脳の正中断面図

　消化管など末梢臓器の病変で悪心・嘔吐が生じる。腸閉塞による消化管の拡張で悪心が生じるが，腸管壁の機械的受容器（mechanoreceptor）の刺激によると考えられている。また腸内の刺激物（酸，アルカリ，細菌由来物質など）で粘膜の化学的受容器（chemoreceptor）が刺激される。それぞれの受容器からの刺激は，主として迷走神経（一部交感神経）を介し嘔吐中枢に伝達される[2]。神経伝達物質にセロトニンがある。また消化管の粘膜障害で，粘膜内の腸管クロム親和細胞からセロトニンが放出され，迷走神経を介し刺激が嘔吐中枢に伝達されると考えられている。

　大脳皮質から嘔吐中枢への刺激もある。頭蓋内圧亢進（腫瘍，脳浮腫），中枢神経系の異常（髄膜炎）などの器質的病変と，化学療法における予期性嘔吐など，精神的・感情的要因によっても悪心・嘔吐が

1 症　状

生じる。大脳皮質は自律神経症状の発現にも関わっている[3]。

　メニエール病，乗り物酔いなど，内耳（前庭）性の悪心・嘔吐は，内耳の病変や体の回転運動など前庭への刺激が，神経性に嘔吐中枢に伝達され生じる。神経伝達物質はアセチルコリンとヒスタミンである。

治療

　原因治療とは別に，対症療法ではそれぞれの神経伝達物質に対する拮抗剤が制吐剤として開発されている（表20）。

　メトクロプラミド（プリンペラン®），ドンペリドン（ナウゼリン®）はドパミンD2受容体拮抗剤に分類され，中枢作用と末梢作用がある。中枢作用ではCTZのD2受容体を阻害し制吐作用を発揮する。末梢作用としては，ドパミンは胃・十二指腸で，アセチルコリンの作用を抑制しているが，胃・十二指腸のD2受容体阻害で，アセチルコリンの作用が促進され，腸蠕動運動，消化液分泌が促される。メトクロプラミドは血液脳関門を通過するため錐体外路症状（ふるえなど）の副作用があるが，ドンペリドンは通過しない。

　ヒドロキシジン（アタラックス®）は抗ヒスタミン剤＋抗不安剤の効果がある。ヒスタミンH1受容体拮抗剤で（273頁：表77），抗ヒスタミン作用，鎮痒作用がある。一般的に抗ヒスタミン剤（第一世代）は血液脳関門を通過し中枢神経抑制作用（眠気など）を生じるが，ヒドロキシジンの抗不安作用は，抗ヒスタミン作用に加えて抗セロトニン作用にもよるとされる。抗ヒスタミン剤は前庭がかかわる悪心・嘔吐の治療で使用される。

　プロクロルペラジン（ノバミン®）はドパミンD2受容体阻害剤で制吐剤としても用いられるが，抗精神病薬（統合失調症の治療薬）であり短期使用に限るのがよい。ジアゼパム（セルシン®）は抗不安薬として鎮静効果があるので，心因的な悪心・嘔吐に利用できる。

❿ 悪心 嘔吐

表20 制吐薬の一覧

種 類	一般名	商品名
抗ヒスタミン薬	Hydroxyzine	アタラックス
	Promethazine	ピレチア
	Meclizine	メクリジン塩酸塩
	Diphenhydramine	レスタミンコーワ
ドパミン受容体拮抗薬	Metoclopramide	プリンペラン
	Domperidone	ナウゼリン
抗精神病薬	Prochlorperazine	ノバミン
	Haloperidol	セレネース
	Chlorpromazine	コントミン
	Droperidol	ドロレプタン
抗不安薬	Diazepam	セルシン
	Alprazolam	ソラナックス
	Lorazepam	ワイパックス
抗うつ薬	Olanzapine	ジプレキサ
副腎皮質ホルモン	Dexamethasone	デカドロン
	Predonisolone	プレドニン
	Betamethasone	リンデロン
ニューキノロン1受容体拮抗薬	Aprepitant	イメンド
セロトニン受容体拮抗薬	Ondansetron	ゾフラン
	Granisetron	カイトリル
	Palonsetron	アロキシ
	Ramosetron	ナゼア

■：一般初期診療で使用される薬剤の代表

1 症　状

【Note】

● ドパミン dopamine

神経伝達物質として重要である。D1～D5の5種類の受容体サブタイプがあるが，臨床的に重要なのはD2受容体である。受容体は中枢神経（CTZを含む）に分布し，精神活動に関与しており，受容体に作用する抗精神病薬がいくつかある。CTZに存在する受容体の刺激により悪心・嘔吐が生じる。またドパミン受容体は自律神経終末にも存在し，交感神経からのノルアドレナリン遊離や副交感神経からのアセチルコリン遊離を抑制する。

ドパミンはアドレナリン，ノルアドレナリンの前駆体で，カテコールアミン（222頁:表66）として循環器薬としても使用される（イノバン®）。α1，β1受容体への刺激作用がある（174頁：表54）。ドパミンは神経伝達物質＋循環器薬の作用があるが，末梢投与しても血液脳関門を通過しないため中枢神経への影響は生じない。

● 抗癌剤による悪心・嘔吐のメカニズム

腸粘膜には神経内分泌細胞の腸クロム親和細胞（enterochromaffin cell：EC細胞）が存在する。腸粘膜EC細胞よりセロトニンが産生されるが，生体内セロトニン産生量の90％を占めるとされる。抗癌剤による腸管の粘膜傷害でEC細胞のセロトニンが放出され，迷走神経求心枝終末のセロトニン受容体（と一部交感神経）を介し，刺激が嘔吐中枢に伝達されると考えられている[2]。抗癌剤自体もCTZへの化学的刺激となり，また大脳皮質からの心因的因子も嘔吐中枢に直接作用する。

文　献

1) Törnblom H et al：Chronic nausea and vomiting：insight into underlying mechanisms. Neurogastroenterol Motil 28：613-619, 2016
2) Pleuvry BJ：Physiology and pharmacology of nausea and vomiting. Anaesth Intensive Care Med 7：473-477, 2006
3) Singh P et al：Nausea：a review of pathophysiology and therapeutics. Therap Adv Gastroenterol 9：98-112, 2016

coffee break

忙しい時にいい写真が撮れた

定年退職される内科教授から退任記念祝賀会で写真集を戴いた。約500床の病院長で，経営を軌道にのせることなど重責と多忙な姿を見ていたが，週末に北海道から沖縄まで，写真撮影に行かれていたとのことであった。そのままカレンダーになるようなカラー風景写真を100点収めた写真集である。その「はじめ」に「この9年間は病院長として忙しい日々であったが，意外にも忙しい時ほど良い写真が撮れ，日々の重圧からの解放感が撮影にプラスの効果をもたらしたようだ」とある。仕事が大変な分，オフタイムの自由時間が有意義にもなるのであろう。

1 症 状

11 吐血，下血 hematemesis, hematochezia or melena

病態

　トライツ靭帯までが上部消化管で，空腸以下を下部消化管とするのが一般的であるが，最近は上部（トライツ靭帯まで），中部（小腸），下部（大腸）にも分類される[1]。本稿では消化管の区分を上部消化管，小腸，大腸（結腸＋直腸），肛門に分けて説明する。

　吐血（hematemesis）は血液の嘔吐で，吐物の外観は鮮血からコーヒー残渣様まである。下血の英語表記には hematochezia（鮮血便，鮮血便排出）もしくは melena（黒色便，黒色便排出）が相当する。Hematochezia は一般に大腸・肛門出血を示すが，上部消化管・小腸出血が急速に排出されると鮮血便となる。Melena の外観は黒色またはコールタール様（tarry stool）で，上部消化管・小腸出血が消化管

表 21　吐血の原因疾患 *

上部内視鏡診断	頻度(%)
消化性潰瘍	36
食道炎	24
胃炎	22
十二指腸炎	13
静脈瘤	11
Mallory-Weiss 症候群	4.3
悪性腫瘍	3.7
他	2.6
異常所見なし	17

＊文献 2 の Table2 より引用

表22 下血の原因*

原　因	頻度（％）
結腸憩室	30〜65
虚血性結腸炎	5〜20
痔核	5〜20
angioectasias（血管拡張）**	5〜10
ポリープ，腫瘍	2〜15
ポリペクトミー後出血	2〜7
炎症性腸疾患	3〜5
感染性大腸炎	2〜5
宿便性大腸潰瘍	0〜5
大腸静脈瘤	0〜3
放射線性直腸炎	0〜2
NSAIDsによる大腸出血	0〜2
Dieulafoy病変	まれ

＊ 文献1のTable1より引用
＊＊ angiodysplasia（血管異形成）とも呼称される

に長時間留まり生じる。血便（bloody stool）の用語は，便に血液が混入している状態を広くさす。

　吐血と下血の原因疾患を示した（表21，22）[2]。吐血で最も頻度が高いのは消化性潰瘍（胃十二指腸潰瘍）で，その主たる原因は *H.pylori* 感染と非ステロイド性抗炎症薬（non-steroidal anti-inflammatory drugs：NSAIDs）である。下血では結腸憩室出血の頻度が高い。

【Note】
● 吐血，下血の色調
コーヒー残渣様吐物，黒色便，タール便などの色調は，ヘモグロビンの鉄が

1 症　状

酸化され褐色〜黒色になるためである。ヘモグロビンはヘム（Fe^{2+}含有）とグロビンから構成されるが，ヘモグロビン蛋白の鉄はイオンの性質を示さない。しかし消化管内でヘムがグロビンから遊離すると，鉄イオンとしての性質が示され，空気（酸素），消化液，細菌などの作用でFe^{2+}がFe^{3+}に酸化されヘムはヘマチン（-OH），ヘミン（-Cl）に変質する。このFe^{3+}化合物は赤褐色〜黒色を呈する。鉄剤（Fe^{2+}）を内服すると，吸収されなかった鉄混入で便が黒色になるのと同じである。ちなみに注射剤フェジン®（Fe^{3+}）は褐色である。

診　断

　吐血・下血の量が多い，顔面蒼白，血圧低下で出血性ショックが危惧される場合は末梢静脈路確保，点滴を開始し消化器内科もしくは救急施設に依頼する。本書は歩行で外来受診する患者の初療を想定しているので，バイタルサインは安定しているとする。

　NSAIDs，抗血栓薬（抗血小板薬，抗凝固薬）の内服がないか確認する。抗血栓薬の一時中止は，基本的には処方医に相談する。血算，生化学，凝固機能検査を行う。

　診断では，活動性の出血があるかないか見極めることが重要である。吐血で鮮血混入がみられる場合は早急に対応し，緊急内視鏡は24時間以内に行う[3]。コーヒー残渣様で全身状態が安定している場合は，PPIを投与し待機的に内視鏡検査を行うことができる。

　活動性の小腸・大腸出血，すなわち持続的なhematocheziaまたはmelenaは入院とする。小腸・大腸出血は原因疾患が多彩であるが，急激な転帰をとる例はまれである。頻度の高い結腸憩室出血の典型例は，腹痛はなく一度に多量の鮮血が生じ，その後自然止血される。虚血性腸炎では高齢者で下腹部痛とともに鮮血が生じる。いずれも準緊急もしくは待機的な大腸内視鏡検査の適応である。大腸癌，ポリープからの出血では便に血液の混入がみられる。内痔核では便の表面に血液が付着し，肛門鏡検査で確認できる。

時に出血源不明例に遭遇することがある。出血源検索において，血管造影で検出可能な出血速度は0.5mL/分で(ただし動脈性出血のみ)，核医学検査で0.1mL/分である[4]。ただし検査中に止血されていれば出血源を同定することはできない。

消化管出血が明らであれば，出血源と原因検索で内視鏡検査が必要となるため消化器内科に依頼する。

治療

治療は消化器科で行われることになる。消化性潰瘍出血では内視鏡治療，*H.pylori* が陽性であればその除菌，PPI投与など行われる。結腸憩室出血では内視鏡治療（クリッピング）も行われる。

文献

1) Gralnek IM et al：Acute lower gastrointestinal bleeding. N Engl J Med 376：1054-1063, 2017
2) Hearnshaw SA et al：Acute upper gastrointestinal bleeding in the UK：patient characteristics, diagnoses and outcomes in the 2007 UK audit. Gut 60：1327-1335, 2011
3) 藤城光弘ほか：非静脈瘤性上部消化管出血における内視鏡診療ガイドライン．Gastroenterol Endosc 57：1648-1666, 2015
4) 安田聖栄ほか：消化管出血の核医学検査── ^{99m}Tc 標識赤血球による出血部位診断──．綜合臨床 38：489-495, 1983

12 便 秘 constipation

病態

　一般的な排便回数は日に3回から週に3回程度である[1]。便秘の定義はないが排便回数が週2回以下，硬便で排便時に強度の努責が必要，便が排出しきれず腹部が膨満する，摘便・浣腸する状態が便秘基準といえる。一般的な大腸の通過時間は，1回の食事のほぼ全量が大腸に入るのは約8～9時間後で，3日以内に70%が便として排出され，1週間以上かけてすべてが排出される。

1）生理的腸運動

　腸運動は壁在神経と外来神経（自律神経）の支配を受ける。壁在神経の筋層間神経叢（Auerbach神経叢）は腸平滑筋の運動にかかわり，粘膜下神経叢（Meissner神経叢）は分泌腺の分泌調整，局所血流にかかわる。蠕動は外来神経を切断しても存続するが，Auerbach神経叢を除くと消失することが分かっており，この神経叢の関与する局所反射，すなわち腸筋層反射（myenteric reflex）である。

　蠕動運動が生じる機序は，大腸壁の機械的伸展→Meissner神経叢の興奮→Auerbach神経叢の興奮→支配領域平滑筋の収縮で，両神経叢間の神経伝達物質はセロトニンとサブスタンスPが考えられている。蠕動運動は機械的刺激のみでなく，化学的刺激によっても影響を受ける。ちなみに腸管には機械的受容器（mechanoreceptor），化学的受容器（chemoreceptor），侵害受容器（nocireceptor）がある[2]。腸管の粘膜・筋層の機械的伸展や腸内容の化学的変化は，壁在神経から壁外神経を経由して中枢に伝達され満腹感や悪心としても認識される。

　腸運動は外来神経の作用がなくても発生するが，外来神経の影響は受ける。迷走神経の刺激や，コリン作動性の薬剤で運動は促進され

る．交感神経の影響は少ないが，交感神経を介する反射で蠕動が抑制される．

　蠕動運動以外に，腸管には平滑筋固有の緊張変化（腸管の緊張度が変化する）と分節運動がある．分節運動は輪状の収縮が大腸の一定の距離をおいて収縮，弛緩を繰り返すもので，腸内容物と粘膜の接触が多くなる．腸内容の肛門側への輸送効果はない．この非蠕動運動は腸壁の神経叢を取り除いた状態でも観察され，平滑筋自体に内在する収縮性によると考えられており，腸内容の量・質いかんにかかわらず生じる．

2）腸神経系 enteric nervous system

　腸管壁には脳に次いで多数の神経細胞があり，ネットワークを形成している．Auerbach 神経叢，Meissner 神経叢の他に，カハールの介在細胞は消化管自動運動でペースメーカーの働きに関与する．これらの壁在神経は外来神経（自律神経）とシナプスを介した交通がある．また外来自律神経は壁在神経支配とは別に，粘膜・筋層への直接支配がある．その結果，腸運動は壁在神経以外に，自律神経のいろんなレベルにおける障害の影響を受けることになる．

3）胃結腸反射 gastrocolic reflex

　食事摂取で大腸運動が誘発される反応は，一般的に胃結腸反射と称されている．健常者の大腸内圧測定の研究から，食事摂取で大腸の口側から肛門側に向かう伝播波が誘発されることが観察されている[3]．この影響は3〜4時間で消失する．メカニズムは不明であるが，壁伸展に反応する胃・上部小腸の機械的受容器と，ガストリン，コレシストキニンなどの消化管ホルモンやセロトニンに反応する化学的受容器が関与すると考えられている．胃・上部小腸の刺激が迷走神経（知覚枝）を介して中枢に伝達され，迷走神経（運動枝）刺激の作用が生じるのであろう．350 kcal 程度の摂取量では誘発されなかったとの研究報告があるが，反射が誘発されるのに必要な食事の量と内容については分

かっていない[3]。

4) 脳腸相関 brain-gut axis

中枢神経活動（情動変化，ストレスなど）は腸管の運動・機能に影響を及ぼす。腸管からの求心性神経は主として迷走神経（知覚線維）で，脳幹部（延髄）にある迷走神経中枢（主として孤束核）に到達する。孤束核は迷走神経の遠心性神経（運動線維）の中枢である背側核と線維連絡があり，迷走神経反射が生じる経路となっている（図2）。

一方で，この迷走神経の中枢を構成する核は，大脳皮質・辺縁系，および視床下部との線維連絡があるため，精神活動・情動，および自律神経活動の影響を受ける。視床下部は自律神経機能を総合的に調節する中枢である。またストレス応答の中枢は視床下部室傍核にあるとされる。そして脳幹部での統合の結果が腸管の運動・機能の変化として現れる。

脳腸相関の正常な機能は，意識することなく食物を消化吸収し，残渣を直腸へ移動することであるが，腸管→知覚線維→中枢での統合→運動神経→効果器（腸管）のいずれかのレベルでの障害で腸管の運動・機能の変化が生じる。

5) 便秘の分類

便秘の分類では一般的に基礎疾患のある場合（二次性便秘）とそうでない場合（原発性または特発性便秘）に大別される（表23）。そして原発性便秘が"常習性便秘"と称される。

大腸通過遅延型では大腸運動，大腸収縮圧の低下が認められるが壁在神経，自律神経の障害が関わっているとされる[4]。胃結腸反射の低下，コリン作動薬への反応低下もみられる。卵巣ホルモン，副腎皮質ホルモンの低下も関連している可能性があり，黄体ホルモン（プロゲステロン）受容体の過剰発現がみられる。女性に多い。食物線維の摂取に反応する便秘のおよそ半数はこのタイプと考えられる[4]。結腸無力症（colonic inertia）はまれであるが，重度の便秘で（排便回数1

表 23 便秘の分類*

原発性（特発性）便秘

タイプ	特　徴
大腸通過遅延型	女性に多い。13%**
便排出障害型	直腸の便を適切に排出できない。25%
その他	最も頻度が高い。62%

** 重症便秘が対象の頻度で，日常診療で遭遇する便秘患者と異なるため参考数値である

二次性便秘

分　類	原　因
大腸肛門疾患	器質的疾患 （狭窄，虚血，肛門疾患など）
	機能的疾患 （IBS，巨大結腸症，慢性偽性腸閉塞症など）
生理的	生理前，妊娠 （黄体ホルモンの影響で大腸の水分吸収増加，腸蠕動抑制が生じる）
	高齢（食事量，腹筋の低下，大腸の機能低下など）
薬剤	オピオイド，抗コリン薬，抗けいれん薬，三環抗うつ薬，制酸薬（アルミニウム，カルシウム含有），NSAIDs，降圧薬
精神的・心理的原因	うつ病，摂食障害（拒食症，過食症）
内分泌疾患	甲状腺機能低下症，糖尿病
神経疾患	パーキンソン病，脊髄損傷，多発性硬化症，末梢性自律神経障害
電解質	高カルシウム血症，低K血症

* Lembo A et al：Chronic constipation. N Engl J Med 349：1360-1368, 2003, および Nyam DC et al：Long-term results of surgery for chronic constipation. Dis Colon Rectum 40：273-279, 1997 より引用

1 症 状

表24　便秘のリスク

食事量の不足
食物線維の不足
水分の不足
規則的でない排便習慣
身体活動の不足
腹筋，腹圧の不足
長期の臥床
精神的緊張，ストレス

回/週以下）で女性に多く，保存的治療で難治とされる。

　便排出障害型は直腸にたまった便を適切に排泄できない状態である。直腸壁の知覚鈍麻，排便協調運動の障害，直腸の収縮不十分，腹圧の不足，骨盤底機能障害（骨盤臓器脱など）が関わっているとされる。浸透圧性下剤，座薬で便を軟らかくし排出を容易にするのがよい。

　その他のタイプが常習性便秘で最も多い。大腸通過時間は正常であるにもかかわらず腹部膨満，硬便などの便秘症状が生じるものである。病態生理は過敏性腸症候群（IBS）の便秘型とオーバラップするとされる。このうち食物線維の摂取，膨張性緩下剤に反応する場合は線維不足で"単純便秘"といえる。浸透圧性緩下剤にも反応する。

診 断

　まず便秘基準に合致するか確認する。便秘（排便回数≦2回/週）の自覚症状がある患者を対象に，1カ月間排便回数を記録すると，実際に便秘に合致したのは半数であったとの報告がある[5]。自覚症状のみでは心因的要素が加味されるため，便秘基準に合致するか，1カ月間を目安に排便記録をつけるのもよい。そして便秘基準に合致する場合でも食事，ライフスタイル改善で40％近くが改善するので，慢性

⓬ 便秘

表25 食品中の食物繊維*

	1個, 1単位の重量	総繊維量 (g)	繊維量 (g)/100g(可食部)
穀 類			
そば（ゆで）	200 g	4.0	2.0
大麦（押麦）	50 g	4.8	9.6
ライ麦パン	60 g	3.4	5.7
納豆	50 g	3.4	6.7
おから（生）	50 g	5.7	11.5
大豆（ゆで）	50 g	3.3	6.6
エンドウ豆（ゆで）	50 g	3.8	7.7
そらまめ	50 g	3.0	5.9
インゲン豆（ゆで）	50 g	6.6	13.3
枝豆（ゆで）	50 g	2.3	4.6
グリーンピース（ゆで）	50 g	4.3	8.6
果 物			
リンゴ（皮つき）	300 g	5.7	1.9
アボカド	200 g	8.0（可食部150 g）	5.3
バナナ	150 g	1.7	1.1
野 菜			
キャベツ	1,000 g	18.0	1.8
レタス	100 g	2.0	2.0
ブロッコリ（生）	100 g	4.4	4.4
ゴボウ（ゆで）	50 g	3.0	6.0
ひじき（ゆで）	10 g	0.4	4.0
わかめ（生）	50 g	1.8	3.6
えのきたけ（ゆで）	50 g	2.2	4.5
しめじ（ゆで）	50 g	2.4	4.8

* 簡単！ 栄養 and カロリー計算 (http://www.eiyoukeisan.com/calorie/nut_list/fiber.html) と日本食品標準成分表 2015 年版を参考に作成

1 症状

表 26 緩下剤

分類	作用機序	一般名	商品名
膨張性下剤	腸内で水分を吸収してゼラチン状に膨張し、腸管を物理的に刺激して大腸の蠕動運動を促す。	ポリカルボフィル	コロネル, ポリフル（高分子化合物のポリアクリル樹脂）
		カルメロース（carboxymethyl cellulose）	バリコーゼ（セルロース誘導体）
浸透圧性下剤（塩類下剤）	腸内で難吸収・高浸透圧性のマグネシウム化合物となり、腸内水分量を増やし、便を軟化・水様化させ緩下作用を示す。	酸化マグネシウム	酸化マグネシウム, マグラックス
		クエン酸マグネシウム	マグコロール
大腸刺激性下剤	腸内細菌の作用で蠕動運動刺激物質（レインアンスロン）となる。また大腸粘膜を直接刺激し蠕動運動を促進する。	センノシド	プルセニド
		センナ（薬用植物エキス）	アローゼン, ヨーデル
	腸内細菌の作用で活性型となり蠕動運動を刺激する。また水分吸収を阻害し腸内水分量を増やす。	ピコスルファート	ラキソベロン
浸潤性下剤	界面活性剤の作用で硬便に水分を浸潤させ、便が膨張・軟化し排便が容易になる。大腸刺激性下剤との配合で使用される。	スルホコハク酸ジオクチルナトリウム（dioctyl sodium sulfosuccinate：DSS）	コーラック, ベンコール, ビーマス

表26 つづき

分類	作用機序	一般名	商品名
クロライドチャネルアクチベーター	小腸粘膜のクロライドチャネル活性化で腸内への水分分泌を増加し,便を軟化・水様化させ緩下作用を示す。	ルビプロストン	アミティーザ
腸蠕動促進薬	副交感神経を刺激し,腸蠕動運動・胃液分泌・排尿を促進する。	ベタネコース	ベサコリン
	アセチルコリン類似作用で腸蠕動運動を促進すると考えられている。	アクラトニウムナパジシル酸	アボビス
	腸のセロトニン受容体(5-HT4)を刺激しアセチルコリン遊離で腸蠕動運動・胃液分泌・胃排出を促進する。	モサプリドクエン酸塩	ガスモチン
	パントテン酸(ビタミンB5)の前駆物質で腸蠕動運動の促進作用がある。	パンテチン	パントシン
座薬,浣腸	直腸粘膜の刺激により大腸の蠕動運動が誘発される。また水分吸収抑制作用で直腸内水分量が増加する。	ビサコジル	テレミンソフト座薬
	溶解時に発生する炭酸ガス(CO_2)が直腸粘膜を直接刺激する。	炭酸水素ナトリウム	新レシカルボン座薬
	高浸透圧で腸内水分量を増やし蠕動運動を誘発する。また便に溶け込み,便を軟化させる。油性で便の滑りがよくなる。	グリセリン	グリセリン浣腸液

1 症 状

便秘でなく"単純便秘"が多いといえる[5]。

多くの常習性便秘ではIBSの関与が大きく，特別な検査は行われない。しかしIBSの関与が低く難治性の場合は，大腸の運動機能に異常がないか消化器内科に依頼するのがよい。大腸内視鏡，造影検査，放射線不透過マーカーによる大腸通過時間の測定，大腸内圧検査，肛門内圧検査が行われる。

治 療

二次性便秘を除外した上で常習性便秘の治療が行われる。まず便秘のリスク（表24）を下げる対策を行う。大腸内の食物残渣の容積が少ないと大腸運動は減弱するため，食物線維を摂取する。「日本人の食事摂取基準」（2015年版，厚生労働省）でおよそ20g/日以上が推奨されているので，20g/日以上の摂取を勧めるのがよい（表25）。インゲン豆，納豆，おからなど豆類は線維が多く効率が良い。食事，生活習慣の改善で便秘が軽快しない場合は，緩下剤をその作用機序を考慮して使用する（表26）。難治性の場合は消化器内科への依頼を考慮する。

文 献

1) Folden S et al：Practice guidelines for the management of constipation in adults. Rehabilitation Nursing Foundation, 2002. http://www.rehabnurse.org/pdf/BowelGuideforWEB.pdf（2018年1月閲覧）
2) Vigneri S：The brain-gut axis：from pathophysiology to possible future strategies of treatment. Brain Disord Ther 3：137, 2014
3) Rao SSC et al：Effects of fat and carbohydrate meals on colonic motor response. Gut 46：205-211, 2000
4) Tack J et al：Diagnosis and treatment of chronic constipation-a European perspective. Neurogastroenterol Motil 23：697-710, 2011
5) Lacerda-Filho A et al：Chronic constipation – the role of clinical assessment and colorectal physiologic tests to obtain an etiologic diagnosis. Arq Gastroenterol 45：50-57, 2008

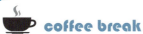

医療はサービスか？

「医療はサービス」の文言に抵抗を感じたのでその理由を考えた。一人前の外科医になるには、医師になってから最低5年はかかる。難易度の高い手術ができるようになるには、更に長い年月がかかる。虫垂炎や鼠径ヘルニアなどの簡単な手術から始まり、数多くの手術に入り、自分の技術を研鑽し、厳しい修練を経て、難易度の高い進行癌手術などの執刀者になることができる。

何も外科手術に限ったことではない。内視鏡検査に熟達するにも年月がかかる。医療従事者は数多くの症例の診療を経験しながら医療技術を身につけていく。医療の本体は医療従事者が年月をかけて培ってきた医療技術・医学的判断の適用である。しかも人の命にかかわることである。

「サービス」という言葉にはセルフサービス、モーニングサービス、サービス券という割安奉仕の意味合いもある。それなので医療を「サービス」という言葉でよぶことに抵抗が感じられる。

米国で medical service という場合、これを「医療サービス」と直訳すると誤解が生じる。Provider の意味合いで「医療の提供」と和訳するのがよい。そして日本語での医療サービスは「接遇」と理解できる。

医療技術・医学的判断の適用という診療に直接かかわること以外で、患者さんへの接遇改善は重要である。例えば待ち時間の短縮、待合室の居心地、受付で列をつくって並ぶことが負担になる体調の悪い患者さんへの配慮など大切である。Hospital は Hotel、Hospitality と語源が同じである。「医療はサービス」と言う場合、本体の診療内容以外の患者接遇と理解し、その意味で「医療サービス」の改善は必要である。繰り返しになるが、「医療はサービス」をスローガンにする場合、医療はすべからくサービスとの意味ではなく、サービスは大切との意味合いである。医療において本体は診療内容で、患者さんに配慮した接遇・環境づくりがサービスと考えられる。

（安田聖栄、エッセンシャル医療安全、金原出版、2015年、98頁より）

1 症　状

13　下　痢 diarrhea

病　態

　水分量が増加し，水様または軟便が1日4回以上生じる場合を，下痢の目安とすることができる[1]。

　腸液のおよその量は経口摂取を含め8～9L/日である。そして健常時には水分の85%は小腸で，残りの多くは大腸で吸収され，便中に排出されるのは100～200mL/日のみである[2)3)]。吸収には腸粘膜で広い面積を占める腸絨毛の上皮細胞がかかわり（特に小腸），陰窩のgoblet細胞から粘液が分泌される（特に大腸）。水分以外で鉄（Fe^{2+}），カルシウム（Ca^{2+}）は十二指腸，空腸で吸収される。水溶性ビタミンでB12以外は空腸で，ビタミンB12と脂溶性ビタミン（A, D, E, K）および胆汁酸は回腸で吸収される。炭水化物（糖質），脂肪，蛋白質（アミノ酸）は十分消化を受けた後に小腸で吸収される。

　慢性下痢では鉄，カルシウム，ビタミン欠乏をきたす。栄養素（炭水化物，蛋白質，脂肪）は未消化の場合は便中に排泄される。腸内容物にはカリウム（K）が比較多く，下痢により低カリウム血症をきたす。

　急性下痢は2週間以内の持続で，30日を超える場合を慢性下痢，その中間は遷延性下痢とされる[4]。下痢の主たる原因を表27に示した。

1 感染性腸疾患

　細菌，ウィルス，寄生虫による。食中毒（121頁）による下痢では，多くの場合で他の消化器症状（嘔気，嘔吐，腹痛）がみられる。冬季にはノロウィルスによることが多い。東南アジアなどの旅行で起きる下痢症の多くは，病原性大腸菌に汚染された食物，水による。黄色ブドウ球菌は毒素によるもので，食後数時間で生じる。腸管出血性大腸

表 27　下痢の主たる原因

感染性腸疾患	食中毒（細菌，ウィルス） 寄生虫
器質的腸疾患	炎症性腸疾患 　（クローン病，潰瘍性大腸炎） 放射線腸炎 虚血性腸炎
機能的腸疾患	過敏性腸症候群
消化吸収障害	乳糖不耐症 セリアック病（グルテン不耐症） 慢性膵炎 消化管術後
薬剤	緩下剤 抗生剤 抗癌剤 他（NSAIDs など）

炎（O157 型など）ではベロ毒素による血性下痢がみられる。寄生虫ではランブル鞭毛虫とアメーバ赤痢があるが，いずれも国内での感染はまれである。微生物による下痢発生のメカニズムとして外毒素による細胞傷害，炎症によるサイトカイン，神経伝達物質の産生，腸粘膜の能動的吸収の障害などが考えられている[3]。

2 器質的腸疾患

多くは慢性の下痢で血液，粘液の混入がみられる。

3 機能的腸疾患

過敏性腸症候群（IBS）（100 頁）は慢性下痢の原因でよくみられ

るが，IBS発症には胆汁酸性下痢（次項目参照）の関与も考えられている[5]。

4 消化吸収障害

乳糖（lactose）は二糖類で，単糖類のブドウ糖（glucose）とガラクトース（galactose）からなる。腸管内の乳糖は，腸粘膜の乳糖分解酵素で単糖類に分解され吸収される。しかし乳糖不耐症では分解酵素の活性低下で乳糖が分解されない。その結果乳糖による浸透圧性下痢を生じる。

セリアック病ではグルテン蛋白で小腸の粘膜が障害されるため，グルテンを含む食品（特に小麦製品）で下痢をきたす。

胃切除後で胃内容物が小腸に急速に排出されると，高浸透圧の炭水化物により浸透圧性下痢が生じる（ダンピング症候群）。胆汁酸は胆汁中に12g/日分泌されるが，回腸末端での能動的吸収があり（腸肝循環），便中には0.5g/日未満排泄される[5]。しかし回腸末端部の切除または病変で胆汁酸の吸収障害があると，過剰な胆汁酸で大腸粘膜が刺激され，大腸の分泌・運動亢進で下痢となる（胆汁酸性下痢）。治療ではコレスチラミン（クエストラン®）が用いられる。慢性膵炎では脂肪の消化吸収障害により白色の脂肪性下痢となる。

5 薬　剤

抗生剤による菌交代現象で下痢が生じる。偽膜性大腸炎の主たる原因である*Clostridium difficile*による大腸炎では，便中のCDトキシンが陽性になる（感度63〜94%，特異度75〜100%）[6]。健常者での保菌率は数%とされるが，入院患者では院内感染で保菌率が上昇する。ただし外来患者であっても，抗生剤の使用で異常増殖し発症するリスクはある。治療では経口バンコマイシン（またはメトロニダゾール）が用いられる。臨床症状がない場合は治療の対象にならない。

⓭ 下 痢

抗生剤起因性大腸炎の起炎菌には *Clostridium difficile* 以外に *Staphylococcus aureus*（MRSA 腸炎），*Clostridium perfringens*, Salmonella 属，*Klebsiella oxytoca* がある[6]。抗生剤による出血性大腸炎は *Klebsiella oxytoca* の異常増殖によると考えられているが，抗生剤の中止で軽快する[7]。

抗癌剤による下痢は，腸粘膜の傷害が主たる原因である。また NSAIDs 腸炎など，薬剤性腸炎で下痢をきたす場合がある。

治 療

食中毒は一般に自然軽快するので，食事制限と脱水に対する輸液療法が基本となる。止痢剤，鎮痙剤は腸内容の停滞を助長するので使用しない。乳酸菌製剤（整腸薬）は使用してよい。細菌性腸炎では抗生剤を使用する場合がある。

点滴でカリウムを補給する場合は，例えば塩化カリウム（KCL®）1アンプル（20mEq/20mL）を生食（500mL）に混注し，1時間以上かけゆっくり点滴する。カリウムの投与速度は20mEq/時を超えないようにする。

飲水できればナトリウムと水分の補給で，スポーツドリンク（糖分も含まれる）や市販の経口補水液（OS-1®）を使用するのもよい。カリウムの補給では，バナナ（1本でK 360mg）が優れている。アボガドにはその約2倍含まれている。ちなみにKは質量が39で39mg=1mEq である。

止痢剤を表28に示した。ロペラミド（ロペミン®）は腸壁のオピオイド受容体に作用し，腸蠕動の抑制効果が高いが，血液脳関門は通過しないので中枢神経作用は生じない。麻薬指定は受けていない。

1 症 状

表 28 止痢剤

一般名	商品名	作用機序
タンニン酸アルブミン	タンナルビン,タンニン酸アルブミン	腸蠕動の抑制。
天然ケイ酸アルミニウム	アドソルビン	水分,粘液の吸着。
乳酸菌製剤	ラックビー,ビオフェルミン	乳酸菌類のビフィズス生菌で腸内細菌叢の改善。
ブチルスコポラミン臭化物	ブスコパン	抗コリン薬で腸蠕動の抑制。
ロペラミド	ロペミン	腸蠕動の抑制効果が高い。オピオイドであるが麻薬指定ではない。
コレスチラミン	クエストラン	イオン交換樹脂で胆汁酸吸着。

【Note】

● セリアック病 celiac desease (グルテン不耐症)

特に小麦(wheat),ライ麦(rye)に含まれるグルテン(gluten)蛋白中の糖蛋白グリアジン(gliadin)による小腸粘膜障害で,慢性の下痢と栄養障害が生じる。遺伝的素因があり,十二指腸・小腸の生検で腸絨毛の萎縮,平定化,消失とリンパ球浸潤がみられる。グルテンを含まない食事で改善がみられる。下痢と栄養障害(やせ)が主症状であるが,軽度の吸収障害(鉄欠乏性貧血,骨量低下,末梢神経障害など)もある。欧米では頻度が 1% に達するとの報告もある。日本を含め東南アジアではまれと考えられてきたが,慢性下痢と栄養障害(やせ)のある患者で約 6.5% に認められたとされ[8],決してまれではないと考えられている。"celiac" はギリシア語の koelia(abdomen)に由来する。

文 献

1) Baldi F et al : Focus on acute diarrhoeal disease. World J Gastroenterol 15 : 3341-3348, 2009
2) Wintery EM et al : Management of paralytic ileus. Indones J Gastroenterol Hepatol Dig Endos 4 : 80-88, 2003

3) Hodges K et al：Infectious diarrhea. Cellular and molecular mechanisms. Gut Microbes 1：4-21, 2010
4) Guerrant RL et al：Practice guidelines for the management of infectious diarrhea. Clin Infect Dis 32：331-351, 2001
5) Walters JRF et al：Managing bile acid diarrhoea. The Adv Gastroenterol 3：349-357, 2010
6) Martine-Melendez A et al：Current knowedge on the laboratory diagnosis of clostridium difficile infection. World J Gastroenterol 23：1552-1567, 2017
7) Hogenauer C et al：Klebsiella oxytoca as a causative organism of antibiotic-associated hemorrhagic colitis. N Engl J Med 355：2418-2426, 2006
8) Jiang LI et al：Is adult celiac disease really uncommon in Chinese? J Zhejiang Univ Sci B 10：168-171, 2009

1 症 状

14 血 尿 hematuria

病 態

　スクリーニング検査で血尿は 5 〜 20% の頻度でみられる。血尿で泌尿器科に依頼される患者は多いが，尿路感染症による血尿を除外して調査した報告では，悪性腫瘍（膀胱癌，腎盂尿管癌，腎癌）の有病率が顕微鏡的血尿で 4.8%，肉眼的血尿で 18.9% であったとされる 1)。顕微鏡的血尿に比べ肉眼的血尿で高率で，加齢とともに頻度は上昇がみられる（表 29）。悪性腫瘍の中では膀胱癌が多い。

表 29　血尿での尿路悪性腫瘍の頻度*
（男性での頻度 (%)/ 女性での頻度 (%) で表示）

	顕微鏡的	肉眼的
年　代	男性 / 女性	男性 / 女性
10 歳代	0/0	0/0
20 歳代	0/0	1.5/0
30 歳代	0.7/1.1	5.2/1.1
40 歳代	0.4/0	4.7/1.1
50 歳代	2.8/1.1	8.1/3.0
60 歳代	1.6/3.0	12.3/8.3
70 歳代	3.7/3.2	12.8/12.1
80 歳代	2.8/4.1	20.8/13.8
90 歳代	9.7/12.0	19.4/24.0
全　体	4.8%	18.9%

＊文献 1 の Table3 を参考に作成

本邦ガイドラインで尿中赤血球数（無遠心尿）20個／μL以上，沈渣（顕微鏡検査）で5個/HPF（400倍拡大1視野）以上が血尿とされる 2)。試験紙法で潜血1+はヘモグロビン 0.06mg/dL，赤血球数 20個／μL にほぼ相当する。健診受診者での尿潜血陽性率は女性で頻度が高く，加齢で上昇がみられる。

1 無症候性顕微鏡的血尿の取り扱い

試験紙法では偽陽性があるため，尿沈渣で血尿を確認する。原則的に中間尿を採取する。

①激しい運動，尿路系に及ぶ外傷，月経では顕微鏡的血尿は一過性である。

②尿路感染に伴う血尿でないか尿中白血球，細菌を確認する。尿路感染に伴う血尿では抗生剤治療後に，尿沈渣で血尿消失を確認する。

③蛋白尿，赤血球円柱・変形赤血球を伴う場合と腎機能低下（血清クレアチニンと eGFR で評価）がみられる場合は腎臓内科に依頼する。

④最も注意しなければならないのは尿路上皮癌（膀胱癌，腎盂尿管癌），腎癌である。尿検査，血液検査，尿細胞診，腎・膀胱エコーによるスクリーニングが行われる。尿細胞診検査での膀胱癌の検出感度は 11 ～ 76% である。

⑤尿路上皮癌の危険因子がある場合は膀胱鏡検査が勧められるので泌尿器科に依頼する[2,3]。具体的には肉眼的血尿，40歳以上，喫煙歴，化学薬品暴露（ベンゼン，芳香族アミンなど），排尿刺激症状，尿路感染の既往，骨盤部放射線照射の既往などとされる。

⑥尿路結石の頻度は高い。参考として顕微鏡的血尿の原因で結石 7.8%，膀胱癌 3.7%，肉眼的血尿の原因で結石 8.8%，膀胱癌 16.5% である[1]。

⑦前立腺肥大は男性での血尿の原因として多い[4]。血尿の原因として前立腺部の血管増生が関わっていると考えられている。

1 症　状

⑧50歳を超える男性には前立腺癌スクリーニングでPSA検査を行う。

⑨異常がない場合でも6カ月ごとに3年間は，肉眼的血尿または自覚症状の出現がないかの確認と尿細胞診が勧められる[5]。

2 肉眼的血尿の取り扱い

有症状の血尿（症候性血尿）は症状に対する検査で原因を診断できる。尿路感染症（338頁），尿路結石（339頁）の頻度が高い。

無症候性肉眼的血尿の主な原因を表30に示した[2]。50歳以上の血尿で最も多いのは膀胱癌である。肉眼的血尿をきたす糸球体疾患にはIgA腎症などがある。出血性膀胱炎の原因にはウィルス，細菌，薬剤，放射線などがある。検査では腹部超音波検査，膀胱鏡，造影CT検査（腎動脈相，腎実質相，排泄相を撮影）などが行われる。ほとんどが泌尿

表30　無症候性肉眼的血尿の原因疾患*

尿路結石症
前立腺肥大症
尿路悪性腫瘍 膀胱癌，腎盂尿管癌，腎癌
糸球体疾患
出血性膀胱炎
腎動静脈奇形
腎梗塞
特発性腎出血

＊文献2のCQ12「成人の肉眼的血尿をきたす疾患にはどのようなものがありますか？」を参考に作成

器疾患であり泌尿器科に依頼する。

【Note】

● 尿潜血試験紙の原理

ヘモグロビンを直接測定しているのではなく，ヘモグロビンのペルオキシダーゼ様活性をみているものである。ペルオキシダーゼ（peroxidase）は自然界に広く存在する酵素で，生体内で発生した過酸化物（peroxide）の過酸化水素（H_2O_2 で有害な活性酸素 O_2^- を含む）を，無害な水（H_2O）にする作用がある。尿潜血試験紙の試薬成分に過酸化物と発色物質が含まれている。ヘモグロビンが過酸化物に接触し活性酸素が遊離され，発色物質が変色するものである。

細菌，白血球中に含まれるペルオキシダーゼで偽陽性になる。筋肉の広範囲障害で生じるミオグロビン尿でも偽陽性になる。陽性の場合は尿沈渣の顕微鏡検査で赤血球を直接確認するとよい。

ビタミンCの過剰摂取は偽陰性の原因になる。尿中に排泄されるビタミンCの抗酸化作用（活性酸素を補足する）で偽陰性になるものである。尿中ビタミンC濃度が 50～75mg/dL を超えると影響が生じるが，レモン1個（ビタミンC 20mg）程度を摂取しても影響はない。

文献

1) Edwards TJ et al：A prospective analysis of the diagnostic yield resulting from the attendance of 4020 patients at a protocol-driven haematuria clinic. BJU Int 97：301-305, 2006
2) 血尿診断ガイドライン編集委員会（編）：血尿診断ガイドライン 2013, ライフサイエンス出版株式会社, 2013
3) McDonald MM et al：Assessment of microscopic hematuria in adults. Am Fam Physician 73：1748-1754, 2006
4) Kashif KM et al：Haematuria associated with BPH – natural history and a new treatment option. Prostate Cancer Prostatic Dis 1：154-156, 1998
5) Sing RI et al：What is significant hematuria for the primary care physician? Can J Urol 19（Suppl11）：36-41, 2012

15 手指・足趾のしびれ

病態

　"しびれ"には寒冷で指先の感覚が鈍る知覚鈍麻，正座で足がジンジンする異常知覚，正座から立ち上がろうとしてよろめく運動麻痺などある。"しびれ"を表す用語には1）～3）がある。

1) paresthesia（abnormal sensation）：ジンジン，チクチク，知覚鈍麻などの異常知覚
2) numbness（loss of sensation）：無知覚
3) paralysis（loss of movement and sensation）：麻痺

　手足末梢のしびれは神経の圧迫と阻血，絞扼性末梢神経障害，糖尿病性神経障害，ビタミン欠乏，脳血管障害などで生じる。

　神経の圧迫でparesthesiaが生じる現象は，正座で膝窩部の神経（総腓骨神経）が圧迫され足がしびれることで知られている。実際に局所の神経圧迫で異常知覚，無知覚が生じ，解除後に何分かかかって改善することが，実験的に観察されている[1]。触覚の低下もみられる。

　寒冷刺激で動脈が収縮すると，手指末端の皮膚は阻血になる。阻血では，局所のアシドーシス（H^+産生）および代謝が，神経軸索活動電位の発生と伝導に影響を及ぼす。圧迫と阻血は神経軸索に類似の影響を及ぼすが，圧迫，阻血の解除後でのparesthesia回復は，圧迫解除後がより速やかであり，両者のメカニズムに違いがある。局所の神経圧迫では阻血の影響も加味される。

　過換気症候群では，$PaCO_2$低下によるアルカローシスが神経軸索での活動電位の発生・伝導に影響を及ぼしparesthesiaが生じる。抗癌剤のoxaliplatinによる末梢神経障害は寒冷刺激で誘発され，皮膚血管の収縮による阻血の影響も考えられるが，発生メカニズムは解明されていない。抗癌剤以外での末梢神経障害もあるがまれである。

表31　絞扼性末梢神経障害

圧迫の部位		疾患	神経の障害部位
上肢	腕神経叢〜肩関節周囲	胸郭出口症候群	腕神経叢
		肩甲上神経絞扼障害	肩甲骨切痕部
	肘関節〜前腕	回内筋症候群	正中神経
		肘部管症候群	尺骨神経
	手関節〜手指	手根管症候群	正中神経
		尺骨神経管症候群	尺骨神経
下肢	股関節	大腿外側皮神経痛	外側大腿皮神経
		梨状筋症候群	坐骨神経
	膝関節	Hunter管症候群	伏在神経
		総腓骨神経絞扼障害	総腓骨神経
	足関節, 足蹠部	足根管症候群	腓骨神経
		前足根管症候群	深腓骨神経
		Morton病	固有底側指神経
脊椎	頸部	脊柱管狭窄症	頸部脊髄神経
	腰部	脊柱管狭窄症	腰部脊髄神経

　神経が生理的狭窄部位で絞扼される絞扼性末梢神経障害（entrapment neuropathy）でしびれが生じるが，好発部位がある（表31）。手根管症候群（carpal tunnel syndrome）の頻度が高く，手関節部で正中神経が圧迫され第1〜3指のしびれが生じる。肘部管症候群は肘部で尺骨神経が圧迫され第4，5指のしびれが生じ，尺骨神経管症候群は手関節部で尺骨神経が圧迫され，第5指掌側のしびれが生じる。胸郭出口症候群は頸肩腕痛，前腕尺側から第5指にかけてのし

1 症　状

　びれ，痛みの原因になる。足根管症候群（tarsal tunnel syndrome）は足関節で腓骨神経が圧迫され，足底部のしびれの原因になる。いずれも持続する症状がある場合には，整形外科に依頼するのがよい。

　糖尿病による微小血管障害は糖尿病性神経障害（diabetic neuropathy）の発生にかかわる。神経の細胞体からは長い軸索（神経線維）が筋・皮膚などに達するが，長い神経線維の末端から症状がみられるため，両足つま先のしびれで始まる。また振動覚低下，アキレス腱反射の減弱・消失がみられる。

　ビタミン欠乏による末梢神経障害はまれである。ビタミンは通常の生活で不足することは基本的になく，欠乏症を考慮するのは「ビタミン欠乏リスク因子」（259 頁）のある特殊な状況である。B12 欠乏での神経病変は脊髄（初期に頸髄）の変性で，手足の異常知覚が同時に生じることが特徴で，腱反射の低下など運動神経の障害もみられる[2]。また同時に巨赤芽球性貧血もみられる。B12 製剤メコバラミン（メチコバール）が絞扼性末梢神経障害，糖尿病性神経障害などで使用されているが，障害回復促進が目的で（添付文書効能に末梢性神経障害とある），B12 欠乏補充が目的ではない。B1（チアミン）欠乏では脚気（かっけ）による末梢神経障害があるが，他の症状（運動障害，下肢浮腫，心不全など）も生じ，しびれが単独で生じることはないと考えられる。ビタミン B6（ピリドキシン）欠乏で末梢神経障害が生じるが，B6 欠乏自体がまれであり舌炎，口内炎，皮膚炎も生じる。

　脳血管障害では，片側の手または足のみにしびれが急性発症することもあるが，他の神経症状（顔面の神経症状，筋脱力・麻痺，言語障害など）が同時にみられる。

文　献

1) Ibrahim Al Luwimi et al：Pathophysiology of Paresthesia, Paresthesia, Dr.Luiz Eduardo Imbelloni (ed), ISBN: 978-953-51-0085-0, InTech, 2012
2) Staff NP et al：Peripheral neuropathy due to vitamin deficiency, toxins, and medications. Continuum（Minneap Minn）20: 1293-1306, 2014

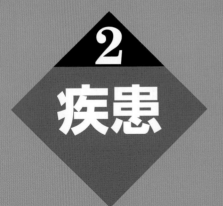

② 疾患

- 消化器 1
- 呼吸器 2
- 循環器 3
- 脳神経 4
- 内分泌 5
- 血液 6
- 脂質・代謝・電解質・ビタミン 7
- アレルギー 8
- 感染症 9
- 精神・神経 10
- 眼科 11
- 歯科・口腔 12
- 耳鼻咽喉 13
- 皮膚 14
- 泌尿器 15
- 整形外科 16
- 婦人科 17
- 中毒・その他 18

② 疾　患

消　化　器

❶ 食道カンジダ症 esophageal candidiasis

病　態

　食道カンジダ症のほとんどが *Candida albicans* による。カンジダは口腔，食道を含む腸管の常在菌で，カンジダ症は患者側の局所または全身的な防御機構に原因があり成立する日和見感染症である。過剰増殖の原因として抗生剤・副腎皮質ホルモン剤の使用，ストレス，免疫能低下が知られている。その他に高齢，食道の運動機能障害，制酸剤使用，糖尿病，COPD（慢性閉塞性肺疾患），悪性腫瘍，AIDS（後天性免疫不全症候群）がある。

診　断

　嚥下痛が生じるが，上部消化管内視鏡検査で偶然発見される無症状者が少なくない。内視鏡検査では食道粘膜に白苔が多数みられ，Kodsi 分類[1]が重症度評価に役立つ。
　Grade 1 隆起した白苔が 2mm 以下で浮腫やびらんを伴わない。
　Grade 2 隆起した白苔が 2mm を越え多数で発赤，浮腫を伴うがびらんは伴わない。
　Grade 3 白苔が癒合し線状，結節状で発赤，びらんを伴う。
　Grade 4 粘膜の脆弱性や狭窄がみられる。
　白苔のグラム染色で確認できる。口腔，咽頭のカンジダ症を併存することも少なくない。

治療

健常人でもみられることがあり，Grade 1 で基礎疾患と自覚症状がない場合は経過観察でよい．治療ではフルコナゾール（ジフルカン®）(100) 2 錠 / 日，7 ～ 14 日間が投与される．

【Note】

● カンジダ症 candidiasis

カンジダは体の多くの部位に常在菌として存在しているが，湿度が高く通気性の悪い環境や，抗生剤多用，免疫能低下などの状況下で過剰増殖をきたすことがある．酵母様真菌で酵母形と菌糸形の二相性の形態があるが，過剰増殖があると酵母形から菌糸形への形態変換で病原性を示す．口腔粘膜の炎症（鵞口瘡），カンジダ性口角炎，カンジダ性爪炎，菌交代現象や免疫能が低下した状態での菌血症などの起炎菌になる．

---

❷ 胃食道逆流症 gastroesophageal reflux disease：GERD[2)]

病態

一過性の下部食道括約筋（lower esophageal sphincter：LES）の弛緩により，胃酸逆流に食道粘膜が暴露されることが主因である．特徴的な症状は胸焼けと呑酸（胃酸の逆流）である．また食道外症状として呼吸器症状（慢性咳嗽，喘息），耳鼻咽喉科症状（咽頭喉頭異常感，咽頭痛），非心臓性胸痛などの原因となる．GERD と喘息の合併がみられるが因果関係は不明である．

診断

診断的治療でプロトンポンプ阻害薬（proton pump inhibitor：PPI）が使用されることがある（PPI テスト）．上部消化管内視鏡検査で逆流性食道炎の Los Angeles 分類（表 32）は，粘膜傷害の分類と

2 疾　患

表32　逆流性食道炎の Los Angeles 分類

程度	所　見
A	粘膜傷害の長さが 5mm に満たない
B	粘膜傷害の長さが 5mm 以上
C	粘膜傷害の癒合を認めるが全周の 75% に達しない
D	粘膜傷害の癒合が全周の 75% 以上

して使用されている。ただし自覚症状と内視鏡的粘膜傷害重症度の相関性は低い。GERD で逆流性食道炎がみられるのは 40% で（びらん性 GERD），他は食道炎がみられない非びらん性胃食道逆流症（non-erosive reflux disease：NERD）である。特殊な症例では食道 PH モニタリングによる精査が行われる。

胸痛の原因が GERD か虚血性心疾患かの鑑別では，身体活動と症状の関係，GERD は PPI で症状が緩和し，狭心症は硝酸薬（ニトロールスプレー®など）で症状が緩和することが役立つ。

治　療

強力な酸分泌抑制作用のある PPI が第一選択である。効果が不十分の場合は，増量またはヒスタミン H_2 受容体拮抗剤（H_2 ブロッカー）（ガスター®），消化管運動機能改善薬などの上乗せ効果が期待できる。アルギン酸塩（アルロイド G®）は粘膜保護作用に加えて酸の逆流を抑制する作用もある。ただし 1 日 4 回以上の内服が必要である。

必ずしも有効性が証明されているわけではないが，生活習慣の改善・変更も勧められている。

① ベッドで頭側を挙上する（15cm 程度）。
② タバコ，チョコレート，炭酸飲料は LES 圧を低下させる。またタバコ，アルコール，チョコレート，脂肪食は酸暴露時間を延長させる。

③ 抗コリン剤，テオフィリン（喘息薬），カルシウム拮抗薬，アレンドロン酸（骨粗鬆症薬）は高リスク薬である。
④ 食後2時間は横になるのを避ける。
⑤ 食事は大量摂取しない。
⑥ 肥満者は減量する。

難治例（PPI 抵抗性または長期に PPI の維持投与が必要）では外科的治療を考慮する。胃切除術後の十二指腸液の逆流による逆流性食道炎では，蛋白分解酵素阻害薬（カモスタットのフォイパン®）と粘膜保護剤（アルギン酸塩のアルロイド G®）が役立つ。

❸ 消化性潰瘍 peptic ulcer[3)]

病態

胃潰瘍は年齢とともに増加し，十二指腸潰瘍は 40 歳まで漸増しそれ以降は横ばいで，全体として胃潰瘍＞十二指腸潰瘍の頻度である。消化性潰瘍発生の主因は *Helicobacter pylori*（*H.pylori*）による粘膜傷害部に胃酸が作用することである。次に多いのが NSAIDs 服用による NSAIDs 潰瘍である。シクロオキシゲナーゼ阻害によるプロスタグランジン減少が粘膜傷害の成因とされる。他の要因には NSAIDs 以外の薬剤，喫煙，飲酒，刺激物の摂取，ストレスなどがあげられる。

NSAIDs 潰瘍は 3 カ月以上の内服で胃潰瘍 10 ～ 15％，十二指腸潰瘍 3％ の発生頻度で，経口投与と座薬で潰瘍発生率に差がない。NSAIDs 潰瘍は COX-2 選択的阻害薬（セレコックス®）で発生率が低下する。

診断

胃潰瘍では食後の心窩部痛，十二指腸潰瘍では空腹時の心窩部痛が特徴的である。消化性潰瘍の確定診断では上部消化管内視鏡検査が

2 疾　患

必須である。

　H.pylori 感染診断には内視鏡検査が必要な①〜③と，必要でない④〜⑥の検査がある。除菌判定には⑤ UBT と⑥便中抗原測定が推奨されている。

　①迅速ウレアーゼ試験（rapid urease test：RUT）：手技が簡単で迅速診断できるが，除菌判定での検出感度に問題がある。

　②鏡検法：病理医の経験が必要である。

　③培養法：判定までに時間を要する。

　④血液，尿の抗体測定：スクリーニングに有用。ただし除菌後も一定期間（6〜12 カ月）陽性が持続する。

　⑤尿素呼気試験（urea breath test：UBT）：感度・特異度が高い。除菌判定でも有用。検査に少し手間がかかり，PPI を 2 週間中止する必要がある。

　⑥便中抗原測定：感度・特異度ともに高い。除菌判定でも有用。

治　療

　すべての H.pylori 陽性の消化性潰瘍は初発・再発を問わず除菌すべきとされる。一次除菌では PPI，アモキシシリン（AMPC），クラリスロマイシン（CAM）の 3 剤療法（ランサップ®），7 日間が用いられる。1 週間内服し，終了後 8 週以降に尿素呼気試験などで除菌の成否を確認する。1 次除菌の成功率は約 80% である。二次除菌では PPI，アモキシシリン，メトロニダゾール（ランピオンパック®）が用いられる。

　H.pylori 除菌治療によらない消化性潰瘍の初期治療では PPI 単独が第一選択である。PPI を選択できない場合は H_2 ブロッカーと防御因子増強薬の併用が用いられる。

　NSAIDs 潰瘍は NSAIDs 中止により高率に治癒する。中止できない場合には PPI 併用の効果が最も高い。他にプロスタグランジン製剤（サイトテック®），H_2 ブロッカー，粘膜防御因子増強薬（アルサルミ

ン®，ムコスタ®，セルベックス®など）が併用される。NSAIDs潰瘍の予防では，潰瘍既往歴がない患者においても予防治療が望ましい。潰瘍既往歴がある場合はPPIが第一選択である。

❹ 機能性ディスペプシア functional dyspepsia：FD

病態

　Dyspepsiaの語源はギリシア語のdyspeptos（hard to digest）である。そしてFDは「症状の原因となる器質的，全身性，代謝性疾患がないにもかかわらず，慢性的に心窩部痛や胃もたれなどの心窩部を中心とする腹部症状を呈する疾患」とされる。

　病態は解明されていない。数多くの因子が関係するとされるが，それには胃運動機能異常（胃排泄遅延，胃底部弛緩不全），内臓知覚過敏，精神心理的因子，酸分泌異常，H.pylori感染，遺伝的要因，食事生活習慣，胃の形状（胃下垂，瀑状胃）などがある。以前には慢性胃炎といった言い方で説明されていた慢性疾患で，日本でのFDの有病率は健診受診者の11～17％，上腹部症状を訴え病院を受診した患者の45～53％になるとされる[4]。

診断

　自覚症状を中心に診断されるため詳細な問診が大切である。器質的疾患の除外で上部消化管内視鏡検査が行われる。また腹部超音波検査，CT検査も行われる場合がある。

治療

　十分な睡眠をとるなどの生活習慣の改善，高カロリー脂肪食を避けるなどの食事療法を行う。H.pylori陽性の場合は除菌が勧められる。酸分泌抑制薬（PPI，H2ブロッカー）の効果がみられることがある。

消化管運動機能改善薬の使用が勧められる。アコチアミド（アコファイド®），トリメブチン（セレキノン®），ドンペリドン（ナウゼリン®），メトクロプラミド（プリンペラン®），モサプリド（ガスモチン®）などである。六君子湯（りっくんしとう）などの漢方薬で効果がみられることもある。抗うつ剤，抗不安薬も使用されるが，プラセボ（偽薬）の効果も大きいとされる。

❺ 過敏性腸症候群　irritable bowel syndrome：IBS[5]

病 態

　腹痛あるいは腹部不快感と便通異常が慢性に持続する機能性腸疾患である。発生機序は解明されていないが，下部消化管の運動亢進，内臓知覚過敏，ストレス，食事内容，腸内細菌，下部消化管粘膜の変化，セロトニンなどの神経伝達物質，遺伝などの関与が考えられている。IBS患者では心理的社会的負荷への反応増強が認められ，脳腸相関（70頁）が病態生理の重要な部分を占めている。臨床的には下痢型，便秘型，混合・分類不能型に分けられる。

診 断

　症状に基づく診断となる。血液，尿，糞便検査は炎症性腸疾患など器質的疾患の除外で行われる。大腸X線検査，下部消化管内視鏡検査，他の画像検査（腹部超音波，CT）も行われる。

治 療

　普段の食生活でIBS症状を誘発させやすい食品は控える。脂肪分と香辛料の減量はよい。IBSには不溶性線維より水溶性線維が症状軽減に効果的とされる。プロバイオティックス（乳酸菌などの微生物を含有する食品）は有効とされる。

薬物療法ではトリメブチン（セレキノン®）とポリカルボフィルカルシウム（ポリフル®）が主として用いられる。消化管運動機能改善薬のトリメプチンは，消化管平滑筋への直接作用と，筋層間神経叢 Auerbach 経叢内にあるオピオイド受容体に作用し，消化管の異常運動を改善する効果がある。ポリカルボフィルカルシウムは非溶解性の親水性ポリアクリル樹脂（高吸水性ポリマー）で，水溶性線維としての作用があり，下痢にも便秘にも効果が期待できる。

　ラマセトロン（イリボー®）はセロトニン（5-HT）受容体の1つである 5-HT3 受容体阻害剤で，男性の下痢型 IBS で用いられる。慢性便秘症の治療薬であるルビプロストン（アミティーザ®）が便秘型の IBS に有効とされる。他の下剤や，抗不安薬も用いられる。また時にプラセボも有効とされる。

【Note】

● 食物線維（水溶性，不溶性）
水溶性線維は水分保持力が高く，腸内でゲル化し，ねばねばして便塊の移動をスムースにする。また食後の血糖値の急激な上昇の抑制，コレステロールの吸収を抑制する作用がある。海藻類，大麦（麦ご飯）に多く含まれる。不溶性線維は消化されない食物線維で，便容量を増加させ腸蠕動を刺激する作用がある。穀物，野菜，豆類，果物（アボカドは水溶性線維も比較的多い），きのこ類（なめこは水溶性線維も比較的多い）に多く含まれる。芋類には両者が同程度含まれる。

● プロバイオティックス（probiotics）とプレバイオティックス（prebiotics）
プロバイオティックスは乳酸菌，納豆菌などの微生物を含有し，腸内細菌に有益な作用を及ぼす微生物食品で，プレバイオティックスはオリゴ糖，食物線維の一部（ポリデキストロース，イヌリン）など腸内細菌に有益な作用を及ぼす食品成分である。

● 乳酸菌，納豆菌
乳酸菌は乳酸を生成する細菌の慣用的な総称名で，歴史的には発酵食品で利用されてきた。現在では 380 種以上が知られており，医薬品（ビオフェル

ミン，ラックＢ），食品，酪農での飼料添加物で役立つ菌株が選択され利用されている．乳酸菌食品にはヨーグルト，チーズ，キムチ，味噌など多数ある．酸性に耐性を示すことが多く，乳酸産生によるpH低下は他の微生物の生育を抑制し，腸内環境改善（すなわち整腸作用）の効果がある．

納豆菌は枯草菌の一種で土壌，植物に普遍的に存在し，芽胞は熱，環境変化に耐久性がある．稲藁に大豆を包み煮沸すると他の雑菌はなくなり，納豆菌の芽胞のみが残り大豆発酵食品（納豆）となる．納豆は線維含量が多く，ビタミンＫ（肝臓での凝固因子合成に関与）と血栓溶解作用のある蛋白質（ナットウキナーゼ）も含まれる．

❻ 腸閉塞 bowel obstruction，イレウス ileus

病態

腸閉塞は腸管の器質的狭窄・閉塞で生じ，イレウスは腸運動の麻痺（蠕動運動の低下・停止）で生じるもので病態が異なるが，臨床的に両者は同義で使用されている．日本消化器病学会の医学用語集では「腸閉塞（イレウス）」とあり，腸閉塞とイレウスは区別されていない（日本消化器病学会：http://www.jsge.or.jp/citizens/yohgo/zouki，2018年1月閲覧）．本書では両者の病態の違いを区別するため，「腸閉塞」と「麻痺性イレウス」として分けて述べる．

腸閉塞と麻痺性イレウスでは，腸内容物の通過障害がみられる．腸液のおよその量は経口摂取1.5L，唾液1L，胃液1.5L，十二指腸・小腸液4L（胆汁1L，膵液2L，小腸液1L）からなり8L/日となる．その85％は小腸で吸収され，残りの多くは大腸で吸収される[6]．腸内容の通過障害が生じると，腸内に多量の腸液と嚥下された空気が停滞することになる．

腸閉塞の原因で最も頻度が高いのは術後の腸管癒着である（表33）[7]．腹部手術を受けた患者の5％が生涯に癒着による腸閉塞をきたすとされる．腹部手術歴のない場合は腫瘍，ヘルニアなどがある．腸重積，軸捻転は急性腹症（54頁）である．

表33 腸閉塞の原因（成人）*

原因	頻度	特記事項
癒着	60%	既往手術による腸管の癒着
腫瘍	20%	特に大腸癌，小腸腫瘍
ヘルニア	10%	特に鼠径ヘルニア，大腿ヘルニア
炎症性腸疾患	5%	特にクローン病による腸管狭窄
腸重積	<5%	多くは腫瘍に起因する
軸捻転	<5%	特にS状結腸軸捻転
その他	<5%	胆石，誤嚥異物

＊ 文献7のTable1を参考に作成

診断

　腸閉塞の初期症状として排ガス・排便の停止がみられる。不完全腸閉塞の段階では排ガス・排便はごく少量みられる。そして閉塞部が口側（近位空腸）に近いほど，腹部膨隆は軽度であるが，腸内容停滞による胃拡張で，嘔気・嘔吐が生じる。閉塞部が遠位（回腸，大腸）であれば嘔気・嘔吐以前に腹部膨隆が強くなる。腹部単純X線写真（立位と仰臥位）で鏡面像（air fluid levels）がみられれば強く疑われる。腸炎でも鏡面像がみられるが，排ガス・排便の停止はなく腹部の広い範囲で圧痛がみられる。腹部単純CT検査で拡張腸管と虚脱腸管がないかを調べる。完全腸閉塞では直腸内に糞便，ガス像がみられなくなる。入院で禁食，点滴管理が必要である。不完全腸閉塞では十分な食事制限のもとに経過観察できる。帰宅させる場合は"症状が強くなる場合は必ず再診して下さい"と伝えておくのがよい。

　腸閉塞で帰宅させていけないのは急性腹症の絞扼性腸閉塞である。多くの場合で腹痛が強く，腹部に限局性の圧痛がみられる。造影CT検査では拡張腸管と，連続性が途絶えた拡張腸管（closed loop）がみられる。

2 疾　患

　麻痺性イレウスは急性腹症として注意が必要で，歩行で外来受診する患者で遭遇することは極めてまれである．原因で多いのは腹膜炎による炎症が腸管に波及し，二次的に腸麻痺をきたすものである．原因には虫垂炎，胆嚢炎，膵炎などがある．まれに後腹膜の炎症（腎盂腎炎など），出血（後腹膜血腫）で腸麻痺がみられる．また抗コリン薬，オピオイド，三環系抗うつ薬，フェノチアジン（抗精神病薬）などの薬剤で生じる場合もある．

　急性の腸管虚血（mesenteric ischemia），特に上腸間膜動脈（superior mesenteric artery：SMA）領域の虚血で麻痺性イレウスをきたす．上腸間膜動脈閉塞症（superior mesenteric artery occlusion：SMAO）はSMAの動脈硬化による血管狭窄・閉塞，または心房細動などでの血栓塞栓で生じる．非閉塞性腸管虚血症（non-occlusive mesenteric ischemia：NOMI）は高齢者で脱水を契機にSMAのれん縮で虚血をきたす．腸間膜静脈血栓症，腹部解離性大動脈瘤でも腸管虚血をきたす．

　腸管虚血では腸壊死をきたし重篤な場合は異常が明らかであるが，腸壊死の前段階である虚血の段階で診断するのは極めて難しい．虚血の段階での症状は腹痛（鈍痛），腹部膨満，排便・排ガスの低下で非特異的である．触診で腹部は柔らかいが圧痛はみられる．造影CT検査が適応で，迷う場合は消化器科に診療依頼する．

❼ 胆石症 cholelithiasis

病態

　胆石は成分によりコレステロール胆石，色素胆石（黒色石とビリルビンカルシウム石），その他のまれな胆石に分類される．それぞれの成因は十分に解明されていない．

　胆嚢結石の自然史を調べた報告によると，観察開始の初期数年間

に少数例（年間1〜3％）に重篤な症状または合併症が発生したが，経過観察期間が長期になるほど発生頻度に低下がみられた[8]。最も頻度が高いのは急性胆囊炎で，胆石が胆囊管に嵌頓して生じる。また総胆管結石による胆管閉塞で急性胆管炎が生じる。

診断

胆囊胆石の発作は胆囊の収縮に伴う発作性の疼痛である。心窩部から右季肋部の痛みで右肩に放散することがある。食後に発症することが多く，誘発因子として脂肪食があげられる。胆囊結石は腹部超音波検査でほぼ診断できるが，肥満，頸部・胆囊管の小結石は検出困難な場合がある。その場合はCT検査（単純＋造影）が役立つ。

総胆管結石の診断ではこれに加えMRCP（magnetic resonance cholangiopancreatography）検査が役立つ。症例によっては胆道排泄造影剤を用いたCT cholangiography（CTC）検査が行われるが，その診断能はERCP（endoscopic retrograde cholangiopancreatography）検査と同等との報告がある。他に超音波内視鏡検査も診断精度が高い。

急性胆囊炎では局所の疼痛，圧痛が明らかである。血液検査，超音波検査，CT検査で診断できる。

治療

無症状胆石は無治療で経過観察が基本である。X線陰性のコレステロール胆囊結石（直径15mm未満の浮遊結石）では，胆汁酸製剤による経口溶解療法が考慮される。ウルソデオキシコール酸（UDCA）とケノデオキシコール酸（CDCA）の6カ月間併用で完全溶解率が52〜62.8％である。UDCA単独では24〜38％にとどまる。再発予防では生涯にわたるUDCAの内服が必要となる。有症状胆石では腹腔鏡下胆囊摘出術を考慮する。無症状総胆管結石の自然史は明らかにされておらず，内視鏡的総胆管結石摘除術の対象となる。

急性胆囊炎の手術時期については，軽症，中等症では発症より3日以内の早期手術（胆嚢摘出術）が基本である．非手術的に保存的治療が開始された場合でも，治療開始より24時間以内に治療効果が認められなかった場合は，3日以内であれば手術が勧められる．それ以上経過している場合と，手術が困難な場合は経皮経肝胆嚢ドレナージ（percutaneous transhepatic gallbladder drainage：PTGBD）などドレナージ術を行う．そして待機的に手術を行う．PTGBDは炎症を鎮静化させる効果が高い．PTGBD後の胆嚢摘出術の時期については明確な根拠はないが2～3カ月後が好ましいとの意見もある[9]．

急性胆管炎では抗生剤治療と胆管ドレナージが基本である．

❽ 肝炎 hepatitis，肝障害 hepatopathy

"肝機能検査"と呼ばれる肝生化学検査にはいくつかの項目がある（表34）[10]．

AST/GOT，ALT/GPT

肝細胞の逸脱酵素である．ALT/GPTは肝特異性が高く，ALT/GPTが基準範囲でAST/GOTの上昇がある場合は心筋，骨格筋由来が考えられる．

ALP

わずかな胆管閉塞でビリルビンが基準範囲でも上昇がみられる．骨由来もある．

γ-GTP

肝細胞の網細胆管由来で，胆管閉塞により上昇する．特にALPが高値の場合に肝由来であることの確認で役立つ．胆管閉塞以外ではアルコール性肝障害で上昇し，常習飲酒者の75％で高値となり飲酒のモニターで利用される．

❶ 消化器

表34 肝生化学検査の項目

略語	名称	特記事項
GOT AST	glutamic oxaloacetic transaminase aspartate aminotransferase	アスパラギン酸＋αケトグルタル酸⇔ オキサロ酢酸＋グルタミン酸を触媒する酵素。心筋＞肝臓＞骨格筋＞腎臓に分布する。
GPT ALT	glutamic pyruvic transaminase alanine aminotransferase	アラニン＋αケトグルタル酸⇔ ピルビン酸＋グルタミン酸を触媒する酵素。肝臓＞＞心筋＞骨格筋に分布する。AST/GOTより肝特異的。
ALP	alkaline phosphatase	肝細胞網細胆管膜，骨，小腸，腎臓，胎盤（妊娠中）に多く分布。アイソザイム（APL1～APL6）がある。肝以外で血中高値となるのは骨。
γ-GTP	γ-glutamyl transferase	多くの臓器の細胞膜に存在するが血中γ-GTPは肝臓由来とされる。肝細胞と胆管上皮細胞で合成され肝細胞網細胆管に局在するとされる。胆管閉塞，アルコール，薬剤使用で高値となる。
Bil	Bilirubin	赤血球ヘモグロビンに由来する。直接ビリルビン（抱合型）と間接ビリルビン（非抱合型）がある。
Alb	Albumin	肝細胞で合成される。血中半減期は17日。
ChE	Cholinesterase	肝細胞で合成される。血中半減期は12日。
LDH	Lactate dehydrogenase	ピルビン酸⇔乳酸を触媒する酵素。心筋，肝，骨格筋，腎，肺，赤血球など数多くの組織にみられる。組織破壊により血中濃度が上昇する。臓器特異性はない。

ビリルビン（Bil）

　生体内ビリルビンは，赤血球が網内系（主として脾臓）で崩壊されることに由来する。ヘモグロビン蛋白が，ヘム分子（鉄を含む）とグロビン蛋白に分解され，ヘム分子から鉄イオンとビリベルジンが生じる。そしてビリベルジンが，ビリルビン（脂溶性）に変化する。ビリルビンは非水溶性で，血中ではアルブミンと結合し，非抱合型（間接）ビリルビンとして溶解する。そしてこのビリルビンは肝臓で主と

してグルクロン酸抱合を受け，水溶性の抱合型（直接）ビリルビンとなり，胆汁中に排泄される。大腸内では細菌によりウロビリノーゲンに変化し，便・尿中に排泄される。便の黄色調はウロビリノーゲンによる。間接ビリルビンは溶血で，直接ビリルビンは胆汁流出障害で上昇する。

アルブミン（Alb）[11]

　肝細胞で合成されるため，慢性肝障害は低アルブミン血症の原因になる。ただし血清アルブミン濃度は肝での合成以外に，代謝（分解）と排泄（腎，消化管）でホメオスターシスが保たれている。ちなみに生体の総アルブミン量は280gで，全蛋白質（10kg）の約3%である。40%は血中に，他の60%は骨格筋，脂肪組織，結合組織，皮膚に存在する。肝臓で10.5g/日合成され（体重70kgの場合），代謝（分解）84%，消化管排泄10%，腎排泄6%（<20mg/日）を受け，血中半減期は17日である。低蛋白・カロリー制限食下で，アルブミン分解量の低下や体蛋白質分解により，肝臓でのアルブミン合成が維持される。このため血清アルブミン値を栄養指標として単純適用できない。

コリンエステラーゼ（ChE）[12]

　コリンエステラーゼ（cholinesterase）は2種類に大別される。神経終末接合部で神経伝達物質アセチルコリン（acetylcholine）を分解する酵素であるアセチルコリンエラスターゼ（acetylcholinesterase）と，血中にみられるブチリルコリンエラスターゼ（butyrylcholinesterase：BCHE）である。肝生化学検査で測定されるのは後者である。BCHEは肝臓で合成され，血中半減期は12日である。急性，慢性の肝障害で血中濃度低下がみられ，BCHE値の変動は肝細胞の傷害と再生を反映する特異性が比較的高い。ただし低栄養，炎症などで低下し，糖尿病，肥満，脂肪肝などで上昇がみられる。

LDH

　乳酸脱水素酵素（lactate dehydrogenase）は嫌気的解糖系の酵素で，ほとんどの細胞に認められる。特に心筋，肝臓，骨格筋，腎臓，肺，

赤血球で活性が高く，細胞傷害で血中濃度が上昇し，細胞・組織傷害の指標となる。臓器特異性はない。

【Note】

● 検査の基準値，基準範囲

基準値は多数の健常者データの正規分布表から，mean ± 2SD（平均値±2×標準偏差）として算出される。その結果，健常者の 95％ がこの範囲に分布し，2.5％ は基準値未満，2.5％ は基準値を超えることになる。

代表的な肝炎，肝障害を表 35 に示した。

① ウィルス性肝炎 viral hepatitis

ウィルス性肝炎の多くは A 型，B 型，C 型肝炎ウィルスによる。

a）A 型肝炎

感染者の糞便中に排泄された A 型肝炎ウィルス（HAV）の糞口感染による。伝染力が強く，汚染魚介類（特に生牡蠣などの二枚貝），生水，非加熱食材で経口感染する。潜伏期間は 15 ～ 45 日（平均 4 週間）で，急性肝炎の原因となる。80％ 以上で症状がみられ，感冒様症状と消化器症状ではじまり，ウィルス性肝炎の中で（A ～ E 型），最も症状が

表 35　代表的な肝炎，肝障害

ウィルス性肝炎（A,B,C,D,E 型）
非アルコール性脂肪性肝疾患
アルコール性肝障害
自己免疫性肝炎
薬物性肝障害
原発性胆汁性胆管炎 原発性硬化性胆管炎

強い。発症後1週間から3カ月間はIgM-HAV抗体が陽性となり診断が確定できる。安静にすれば1～2カ月で完治し慢性化することはない。感染で生じた抗体（IgG-HAV抗体）は生涯続く。ワクチンがある。

> 【Note】
>
> ● 生牡蠣による食中毒，HAV感染
>
> 生牡蠣などの魚介類で腸炎ビブリオ，サルモネラ，ノロウィルス，HAVの感染症をきたすことがある。米国市場の生牡蠣を対象にこれらの微生物混入を調査した報告によると，腸炎ビブリオ菌77%，サルモネラ1.5%（培養法），ノロウィルス3.9%，HAV 4.4%であった[13]。サルモネラ以外はreal-time RT-PCR法による遺伝子レベルの鋭敏な検査結果で，感染症をきたす頻度を示すものではない。
>
> 腸炎ビブリオとサルモネラによる食中毒は，細菌が増殖して発生する。ちなみに腸炎ビブリオ菌は海水に広く生息し，多くの魚介類に含まれる。またサルモネラはヒト以外の動物の腸管に常在し，その糞便で汚染された海水中の魚介類に含まれる。ノロウィルスとHAVは感染者腸管から排出された糞便の海水汚染による。
>
> 生食出荷される生牡蠣は，食品衛生法で海水中の細菌数が基準を満たしている海域で養殖され（糞便汚染の影響が低い），出荷前には微生物を減じる処理がなされ安全である。飲食店の生牡蠣でA型肝炎発生の散発的報告がみられるが，提供された生牡蠣が適切な処理・保管を受けていたのかが不明である。ノロウィルスに関しては調理過程で混入が生じる可能性もある。

b）B型肝炎

B型肝炎ウィルス（HBV）の感染による。血液・体液を介して感染し，潜伏期間は40～150日（平均12週間）である。一般的に急性B型肝炎は倦怠感，消化器症状が出現するが短期間に軽快する。そして95%はHBs抗原が陰性化し，HBs抗体が陽性となり治癒する。成人で慢性化するのは5%である。HBs抗原陽性は感染のあることを示すため専門医に依頼する。HBs抗体陽性は免疫が得られていることを示す。ワクチンがある。

HBVは外殻（envelope）とDNAを含む芯（core）からなるDNAウィルスで，肝細胞の核内に感染する。HBVマーカー（抗原，抗体）の代表はi）～iii）である。

　i) HBs抗原，抗体
　ii) HBe抗原，抗体
　iii) HBc抗原，抗体

　HBs抗原はエンベロープ表面の蛋白質で表面抗原と呼ばれる。肝細胞内でHBVが増殖するとウィルス粒子の"破片"として血中に放出される。HBs抗原（＋）は感染状態を示す。HBs抗原が低下するとHBs抗体が出現する。HBs抗体は中和抗体で（血中ウィルスを中和），HBs抗体（＋）は免疫獲得を示す（臨床的治癒）。

　HBe抗原はエンベロープの蛋白質で，肝細胞内でHBVが増殖すると"破片"として血中に放出される。HBe抗原（＋）は増殖状態を示す。増殖が低下するとHBe抗原が減少・陰性化し，HBe抗体が出現する。HBe抗体（＋）は感染力が弱いことを示す（HBe抗体にウィルス中和作用はない）。一般的にHBe抗原産生の野生株から非産生の変異株に変異すると同時にHBVの増殖がおさまる。またHBe抗体（＋）となる。しかし中にはHBe抗原（－），HBe抗体（＋）であっても感染力の強い変異株が存在するため，HBV DNA定量（核酸増幅検査）で確認するのが確実である。

　HBc抗原は一般臨床で測定されない。HBVに一度感染するとHBc抗体（＋）となる。HBc抗原は抗体産生能が高く，HBc抗体高値（高力価）は感染状態を，低値（低力価）は感染既往を示す。HBc抗体（＋）の場合には，免疫抑制を伴う病態や治療（分子標的薬など）によりHBVが再活性化するという問題がある。

　HBs抗原陽性者には無症候性（または非活動性）キャリアがある。母子感染が主な感染経路（垂直感染）であったが，母子感染予防対策によりHBV持続感染者（HBVキャリア）は減少し，HBVキャリア

の頻度は1％以下と考えられる。無症候性キャリアではHBs抗原（＋），ALT/GPT値正常，HBe抗原（－），HBe抗体（＋），HBc抗体が低値である。HBs抗原（＋）の場合は専門医の評価を一度は受けておくのが良い。

c）C型肝炎

C型肝炎ウィルス（HCV）の感染による。血液を介して感染し注射針，入墨，ボディーピアス，感染者の血液に触れる性行為がある。急性C型肝炎は無症状のことが多く，感染者の70〜80％が慢性肝炎に移行する。HCV抗体によるスクリーニングが行われ（感度92〜97％，偽陽性5％）[10]，感染後6〜8週間で陽性になる。HCV抗体陽性の場合は，感染既往（治癒）と持続感染の区別でHCV RNA定性（定量もある）が行われる。陽性であれば専門医に依頼する。ワクチンはない。

d）D型肝炎

D型肝炎ウィルス（HDV）の感染による。感染者の血液・体液を介して感染する。単独で生じることはなくHBV感染陽性者でみられ，HBs抗原陽性者の5％に重複感染がみられる。ワクチンはない。

e）E型肝炎

E型肝炎ウィルス（HEV）の感染による。糞便で汚染された水を介して経口感染する。日本ではまれである。

② 非アルコール性脂肪性肝疾患 non-alcoholic fatty liver disease：NAFLD

組織診断あるいは画像診断で脂肪肝を認め，アルコール性肝障害など他の肝疾患を除外した病態である[14]。エタノール換算で男性30g/日，女性20g/日以上の飲酒量でアルコール性肝障害を発症しうるので，NAFLDの飲酒量はそれ未満となる。肥満，糖尿病，脂質異常症，高血圧などを基盤に発症しメタボリックシンドローム（250頁）の肝病変ともとらえることができる。

NAFLDは非アルコール性脂肪肝（non-alcoholic fatty liver：NAFL）と非アルコール性脂肪性肝炎（non-alcoholic steatohepatitis：NASH）に分類される。前者は肝臓内に脂肪沈着するのみで病態は

進行せず，病理学的には肝細胞に大きな脂肪滴がみられる。後者のNASHではこれに加えて炎症と肝細胞の風船様変性がみられる。そして線維化が進行し肝硬変，肝癌に進展する危険がある。有病率はNAFLD 29.7%，NASH 3〜5%との報告がある[14]。

NASHとNAFLを区別する特異的な検査・画像所見はなく，肝生検が診断のgold standardである。NASHのリスクファクターとして肥満，AST << ALT（ALT優位），血小板低値，インスリン抵抗性，高中性脂肪血症，血清フェリチン高値，ヒアルロン酸および4型コラーゲン高値が報告されている。複数項目を満たす場合には肝生検も考慮される。治療では食事，運動療法による体重減少が推奨される。

③ アルコール性肝障害 alcoholic liver injury

酒類のアルコールはエタノール（エチルアルコール）であり（表36），エタノール40g/日を超える常習飲酒者のほとんどで脂肪肝をはじめとする肝障害，10〜15%で肝炎・肝線維症，多量飲酒者の10〜15%で肝硬変が生じる[15]。

エタノールはアルコール脱水素酵素（alcohol dehydrogenase：ADH）でアセトアルデヒド，そしてアルデヒド脱水素酵素（aldehyde dehydrogenase：ALDH）で酢酸となり，さらに代謝を受けエネルギー源または中性脂肪となる。エタノール1gは約7kcalである（参考：

表36 アルコール飲料のエタノール含有量

種類	度数	量	エタノール量
ビール	5度	1缶（350mL）	17.5g
日本酒	15度	1合（180mL）	27g
焼酎	25度	1合（180mL）	45g
ワイン	12度	1グラス（125mL）	15g
ウィスキー	40度	シングル（30mL）	12g

② 疾　患

炭水化物 4kcal/g，蛋白質 4kcal/g，脂質 9kcal/g）。

アセトアルデヒドは肝細胞毒性があり肝障害をきたす。また過剰，慢性飲酒で薬剤代謝酵素のチトクローム系酵素（cytochrome P4502E1）が誘導される。例えばエタノール 40g/日，1週間の摂取でこの酵素活性が認められる[14]。そしてアセトアルデヒドがさらに蓄積され，チトクローム系酵素による活性酸素類の産生により肝細胞障害が増長される。酔いはエタノールとアセトアルデヒド両者の作用によるが，アセトアルデヒドは二日酔い，悪酔いの原因になる。

AST≫ALT，γ-GTP，ALP 高値で発見されることが多い。γ-GTP は飲酒の継続や禁酒により変動しやすいので病勢を示す指標に用いられる。

④ 自己免疫性肝炎 autoimmune hepatitis：AIH

多くは慢性発症で，慢性肝炎に占める比率は 1.8% と本邦では比較的まれである。中高年の女性にみられる傾向がある。検査所見で ALT，AST の上昇（ALT>AST），血清 IgG 高値（基準上限値の 1.1 倍以上），抗核抗体（陽性率 89.1%）または抗平滑筋抗体（陽性率 42.5%）がみられる。基本的には除外診断とされる。

⑤ 薬物性肝障害 drug-induced liver injury：DILI

薬の添付文書の副作用欄に「肝機能障害」は多い。薬物に対する反応性は人により異なり，一過性の肝酵素上昇は少なくない。またその機序を明らかにすることは困難である。DILI は肝毒性の徴候を示す一定以上の肝酵素上昇がみられた場合とされている。定義にもよるがその頻度は低く，薬剤など使用者で 1～1.5 人/1 万人/年である。

本邦で使用されている DILI の定義は，ALT が基準上限の 2 倍，もしくは ALP が基準上限を超える場合で 3 種類に分類される（表37）[16]。本邦での調査で抗生剤（22%），解熱剤・鎮痛剤（11.9%）をはじめ原因薬剤は多種である。サプリメント（10%），漢方薬（7.1%）もある。1 週間以内の発生が 26%，3 カ月以降が 16% で服薬期間は広

❶ 消化器

表37 薬物性肝障害のタイプ*

タイプ	頻度	肝酵素値
肝細胞障害型	59%	ALT>2N +ALP≦N または ALT比/ALP比≧5
胆汁うっ帯型	20%	ALT≦N + ALP>2N または ALT比/ALP比≦2
混合型	20%	ALT>2N + ALP>N かつ ALT比/ALP比 2N～5N

(N:正常上限,ALT比＝ALT値/N,ALP比＝ALP値/N)
＊ 文献16による

範囲である[17]。

　発生機序から「中毒性」と「特異体質性」に分類される。前者は薬物自体またはその代謝産物が肝毒性をもち用量依存性である。アセトアミノフェンの大量内服（規定量の数倍以上を長期間，もしくは一度に10倍以上）による肝障害がよく知られている。

　DILIのほとんどは後者の特異体質性で詳細な機序は明らかにされていない。これはさらにアレルギー性特異体質と代謝性特異体質に分類される。アレルギー性では発熱，皮疹，皮膚掻痒，好酸球増加がみられ，薬剤によるリンパ球刺激試験（drug-induced lymphocyte stimulation test：DLST）が診断に用いられる。代謝性特異体質は薬物代謝関連酵素の個人差（遺伝的素因）に起因する。

　軽度の肝障害は自然に改善する。目安であるが，ALT値が100～300IU/Lの場合は肝酵素の経過を注意深く観察し，300IU/Lを超える場合は薬剤を中止し入院経過観察するのがよい。またビリルビン値が3mg/dL以上，または症状がある場合は薬剤を中止する。DILIを正確に診断するには他の肝疾患の除外が必要で，肝臓専門医に依頼する。

⑥ 原発性胆汁性胆管炎 primary biliary cholangitis：PBC,
　 原発性硬化性胆管炎 primary sclerosing cholangitis：PSC

　胆汁うっ帯性の慢性肝障害で，いずれも頻度はまれである。ALP，γ-GTPの上昇がみられる。PBCは女性に多く（90%），抗ミトコン

2 疾 患

表 38　肝生化学検査値異常への対応*

1	まず再検，追加確認検査をする（例，ALP 高値ではγ GTP 追加）。
2	慢性 C 型肝炎の検査は HCV 抗体で行い，確認は HCV-RNA（PCR）定性（または定量）を行う。HCV 感染の高リスクは経鼻・静脈薬，入墨，ボディピアス，輸血，感染者の血液に触れる性行為。急性 C 型肝炎の検査は HCV 抗体と HCV-RNA（PCR）による。
3	慢性 B 型肝炎の検査は HBs 抗原による。急性 B 型肝炎の検査は HBs 抗原と IgM HBc 抗体で行う。高リスクは罹患率の高い地域で出生，男性間性行為，薬物注射，透析，HIV 感染者，妊娠女性，感染者との同居，感染者との性行為。
4	急性 A 型肝炎の検査（IgM HAV）は急性肝炎で糞口感染の恐れがある場合に行われる。急性 E 型肝炎の検査（IgM H EV）は罹患率の高い地域から戻り A, B, C 型が陰性の場合に行われる。
5	BMI 高値で糖尿病，過体重・肥満，脂質異常症，高血圧などメタボリック症候群の所見があり ALT の軽度上昇がみられる場合は超音波検査で NAFLD のスクリーニングを行う。
6	女性で 140g/ 週，男性で 210g/ 週の飲酒（エタノール換算）があり AST>ALT の場合はアルコール性肝障害のリスクであるため飲酒を控える。
7	急性肝炎がなく肝機能異常がみられる場合は血清鉄，トランスフェリン飽和度，血清フェリチンで遺伝性ヘモクロマトーシスの検査をする。トランスフェリン飽和度≧ 45% または血清フェリチン高値の場合は HFE 遺伝子変異がないか調べる（ただし日本で遺伝性ヘモクロマトーシスはきわめてまれ）。
8	AST，ALT が高値で特に自己免疫疾患のある場合は自己免疫性肝疾患の検査として ANA，ASMA，グロブリン値を調べる。
9	AST と ALT が持続高値で特に 55 歳未満の場合は血清セルロプラスミン値で Wilson 病のスクリーニングを行う。血清セルロプラスミンが低値の場合は 24 時間銅尿排泄量増加と眼科検査で Kyser-Fleischer 角膜輪（角膜辺縁の銅沈着）を調べる。
10	AST，ALT の持続高値がある場合はα 1 アンチトリプシン欠損症検査として血清α 1 アンチトリプシン値と表現型検査を行う。

ドリア抗体が陽性になる（陽性率 95% 以上）。PSC は男性に多く潰瘍性大腸炎との合併が多い。特異的な自己抗体は発見されていないが，MRCP（magnetic resonance cholangiopancreatography）検査で特

表38 つづき

11	薬剤性肝障害の可能性がないか、薬、サプリの使用を確認する。
12	血液、画像検査で診断が明らかでない場合は肝生検も考慮する。
13	ALP が高値の場合は肝由来であることを確認するためγGTP が高値であるか調べる。γGTP は肝疾患の特異度が低く単独では肝疾患のスクリーニングに使用できない。
14	ALP 高値では原発性胆汁性胆管炎の検査として血中抗ミトコンドリア抗体値を調べる。
15	ALP 高値では原発性硬化性胆管炎の検査として血中 IgG4 値を調べ、MR 検査で胆管撮影を行う（または ERCP）。
16	ALT and/or AST が正常上限の5倍未満の場合、B 型肝炎、C 型肝炎、アルコール性肝炎、非アルコール性脂肪性肝炎、ヘモクロマトーシス、Wilson 病、α1アンチトリプシン欠損症、自己免疫性肝炎、薬剤性肝障害を考慮する。
17	ALT and/or AST が正常上限の5〜15倍の場合、これに加えて急性肝炎（A型、B型、C型）を考慮する。
18	ALT and/or AST が正常上限の15倍を超える場合、または ALT が 10,000IU/L を超える場合、アセトアミノフェン中毒（常用量を超える過剰内服）と肝虚血（ショック肝）を考慮する。
19	急性肝炎でプロトロンビン時間延長か脳症がみられる場合は至急専門医に依頼する。

ANA：anti-nuclear antibody（抗核抗体）
ASMA：anti-smooth muscle antibody（抗平滑筋抗体）
＊文献10の Table1 を参考に作成

徴的な画像所見（胆管の壁不整）がみられる。

肝生化学検査値異常への対応を表38に示した。

❾ 急性膵炎 acute pancreatitis

病態

膵液は腺房細胞から分泌される多種類の消化酵素（表39）と、導管部細胞から分泌される重炭酸イオン（HCO_3）液からなる。消化酵素の多くは活性を持たない前駆体として分泌され、蛋白分解酵素は

十二指腸粘膜から分泌される酵素の作用で活性化される。そして何らかの理由により膵内で膵酵素が活性化されると膵臓の自己消化（膵炎）が発生する。

　急性膵炎の原因にはアルコール（飲酒）34%，胆石27%，原因を特定できない場合（特発性）17%がある[18]。数多くの薬剤が急性膵炎の原因になるとされるが頻度は0.8%と少ない[18][19]。高脂血症を成因とする急性膵炎の頻度は1.8%との報告もあるが[18]，中性脂肪が1000～2000mg/dLを超えると発症率が増加する。腫瘍，胆道の形態異常など潜在的な膵・胆道疾患に起因する場合や医原性もある。

　アルコールの摂取量が多いと急性膵炎発症のリスクが上がることは分かっているが，大量飲酒による急性膵炎発症の機序は解明されていない[19]。アルコールによりOddi括約筋のけいれんで膵管閉塞をきたす可能性，分泌膵液が析出，沈殿し膵管内に蛋白栓（protein plug）が形成される可能性，また腺房細胞とそれに隣接して存在する星細胞（stellate cell）への影響が考えられている。

診　断

　腹痛症状があること，血中または尿中に膵酵素（リパーゼまたはアミラーゼ）の上昇があること（上限の3倍を超える），それと画像（超音波，CT）で診断される。

　血中リパーゼは発症後4～8時間以内に上昇し，24時間でピークに達し，1週間前後で正常化する。血中アミラーゼは発症後1～12時間で上昇し，1～2日でピークに達し，3～4日で正常化する。ただし唾液腺アミラーゼの存在があるためアイソザイムの検査が必要である。血中エラスターゼ1は他の膵酵素に比べ異常高値が最も長期持続し，急性膵炎の診断で最も有用な膵酵素である。血中リパーゼ値，アミラーゼ値は重症度と相関しない。CRP値（≧15mg/dL），プロカルシトニン（procalcitonin：PCT）値（>3.8ng/mL）は重症度の指

表39　膵臓の消化酵素

種　類	酵素名
蛋白分解酵素	Trypsinogen Chymotrypsinogen Proelastase Procarbosypeptidase A and B
アミラーゼ （デンプン分解酵素）	Amylase （α，β，グルコアミラーゼ）
脂質分解酵素	Lipase Nonspecific esterase Prophospholipase A2
核酸分解酵素	Deoxyribonuclease Ribonuclease

標になるとされる。

　厚生労働省急性膵炎重症度判定基準（2008）（表40）と造影CT所見で重症度が評価される。

治療

　数日で軽快する軽症例から集中治療を要する重症例まである。軽症例では全身状態は良好で，臓器障害はなく，画像検査で膵臓周囲貯留液はみられない。禁食，末梢輸液を行い数日間で軽快する。胃内減圧と胃液吸引のための経鼻胃管を留置する必要はない。また予防的抗菌薬は必要ない。

　軽症例以外では造影CT検査所見も参考にし注意深い管理が必要となる。予後因子（表40）9項目のうち3項目が該当すれば重症膵炎である。また造影CT検査で炎症が膵臓から離れた部位に進展して

2 疾　患

表 40　急性膵炎の重症度判定基準
（厚労省難治性膵疾患に関する調査研究班 2008 年）

	予後因子
1	Bace Excess ≦ －3mEq/L，またはショック（収縮期血圧≦ 80mmHg）
2	PaO_2 ≦60mmHg（room air），または呼吸不全（人工呼吸管理が必要）
3	BUN ≧ 40mg/dL（or cr ≧ 2mg/dL），または乏尿（輸液後も 1 日尿量が 400mL 以下）
4	LDH ≧基準値上限の 2 倍
5	血小板数 ≦ 10 万 /mm^3
6	総 Ca ≦ 7.5mg/dL
7	CRP ≧ 15mg/dL
8	SIRS 診断基準（＊）における陽性項目数 ≧ 3
9	年齢 ≧ 70 歳
SIRS（systemic inflammatory response syndrome, 全身性炎症反応症候群）診断基準項目	
（1）	体温 >38℃または <36℃
（2）	脈拍 >90 回 / 分
（3）	呼吸数 > 20 回 / 分または $PaCO_2$ < 32mmHg
（4）	白血球数 >12,000/mm^3 か <4,000mm^3 または 10% 幼弱球出現

いる所見や，膵臓の造影不良が頭部，体部，尾部の 2 つの区域に及んでいる場合は重症を示す所見で，厳重な管理が必要となる。

　胆石性膵炎で胆道通過障害が疑われる場合は早期に ERCP による検査，結石摘除，ドレナージを検討する。

⑩ 食中毒 food poisoning

病態

　冬季に発生する食中毒のほとんどはウィルスが原因で，その中でも90％以上がノロウィルスによる。食中毒全体でも約半数を占める。輸入感染症を含めず，国内で提供された食中毒全体での原因微生物の頻度は，ノロウィルス（35％）＞カンピロバクター（24％）＞＞サルモネラ（3.7％）＞ブドウ球菌（3.1％）＞ウェルシュ菌（2.0％）＞腸管出血性大腸菌（1.4％）＞その他の病原性大腸菌（1.2％）＞腸炎ビブリオ（1.0％）＞セレウス菌（0.9％）＞エルシニア菌（0.1％）であった。ボツリヌス菌，赤痢菌，コレラ菌，チフス菌・パラチフス菌は0％である。これは厚生労働省による病因物質別発生状況（2013年）からの一部引用で，アニサキス（9.5％），フグ毒などの自然毒（7.6％），メタノールなどの化学物質（1.1％），病因物質不明（3％）の約20％を含めた調査結果であるが，食中毒原因微生物の頻度を知る参考になる。

　このうち集団食中毒の原因になるのはカンピロバクター，病原性大腸菌，ウェルシュ菌の3者である。病原性大腸菌は血性下痢をきたす腸管出血性大腸菌と，その他の病原性大腸菌（腸管病原性，腸管侵入性，腸管毒素性など）に分類される。その他の病原性大腸菌による食中毒は下痢が主症状で，汚染された食物，水を介しての感染で発生する。特に発展途上国での乳幼児下痢症，東南アジアなどに旅行した時に起こる下痢症の主要な原因菌である。

　細菌性食中毒の中でサルモネラは一定の頻度で発生がみられる。鶏卵の頻度が高いとされる。殻つき卵のサルモネラ感染率は10数年前の調査で1万個に3個くらいの汚染卵が見つかったとされる。汚染卵に含まれる菌数は数個なので生食をしても食中毒になることはない。ただし養鶏場から食卓までに卵が不適切に扱われ菌が増殖することが考えられる。表41に食中毒の原因となる微生物の特徴を示した。

2 疾　患

診　断

消化器症状の経過と摂取した食物の内容から原因菌を推定することになるが，その際には前述した原因微生物の頻度が参考になる。

治　療

食中毒は一般的には自然軽快するので，食事制限と脱水に対する輸液療法が基本となる。止痢剤，鎮痙剤は腸内容の停滞を助長するので使用しない。整腸済や乳酸菌製剤は使用してもよい。細菌性腸炎では抗生剤を使用する場合がある。

① 抗生剤が必須

赤痢菌，コレラ菌，チフス菌，パラチフス A 菌（ただしこれらは国内発生がみられない）

② 重症例で使用

サルモネラ（アンピシリン，ホスホマイシン，ニューキノロン系），病原性大腸菌（ホスホマイシン，ニューキノロン系），カンピロバクター（マクロライド系），エルシニア菌（ニューキノロン系）

③ 通常適応がない

ブドウ球菌，腸炎ビブリオ菌，ボツリヌス菌，ウェルシュ菌，セレウス菌

【Note】

● カンピロバクターによる食中毒

鶏，家畜（牛，豚），ペット（イヌ，ネコ）などの腸内に生息し，土壌など周囲環境にも認められる。食中毒は鶏肉からの感染が最も多い。鶏肉処理の過程で完全除去は困難で，市販鶏肉での感染陽性率は約 40％ である。生肉に触れた調理器具からの感染もある。加熱殺菌されていない生乳，汚染水も感染源になる。800 個と少量の菌量でも下痢をきたす[20]。乾燥，加熱に弱く鶏肉は中心部まで 1 分以上加熱するとよい。

5〜7 月がピークで，摂取された菌量にもよるが潜伏期間は通常 1〜3 日

❶ 消化器

で発熱，腹痛，下痢（水様便，血便）が6日間程度続く。症状と原因食品があるかで診断する。確定診断の細菌培養検査は結果が得られるまでに数日を要する。一般的には脱水，電解質の補充で自然治癒を待つのでよい。重篤な場合はマクロライド系抗生剤（エリスロマイシン，クラリスロマイシン）が第一選択である。

⓫ アニサキス症 Anisakiasis

病 態

　アニサキスは魚介類の寄生虫でサバ，アジ，イワシ，イカ，サンマをはじめ極めて多種類の魚介類に寄生している。そしてこれらの魚介類を生食することで発症する。アニサキス症は諸外国に比べ日本で一番多い。

　魚介類の感染率を調べた報告では，サバで約70%の寄生率で1尾あたり平均寄生数は22個体であったという。海外の調査でも寄生率は0～100%と魚種により異なっている。野生サケにはほとんどが寄生しており，養殖サケに寄生はみられなかった。

　アニサキス幼虫は60℃で1分加熱すると死滅する。また70℃以上では瞬時に死滅する。一定の冷凍処理（−20℃，24時間以上）でも死滅する。虫体は2～2.5cmあり肉眼視できるので経験ある寿司職人は見つけることができる。アニサキスは寄生している魚介類が死亡すると，とどまっていた腹部内臓から筋肉に移動するので，漁獲後に速やかに内臓を除去することはアニサキス除去に有効である。

　胃アニサキス症は感染魚介類の摂取後1～8時間で急に腹痛が発生する。胃壁への刺入の直接刺激と局所の炎症反応により，急性の腹痛や嘔気・嘔吐を生じるものである。小腸アニサキス症は摂取後5～7日後に急性の腹痛で発症する。まれに腹腔内に達し炎症性腫瘤や膿瘍を形成する。ヒトは真の宿主でなく，ヒト腸管内での生存日数は数日とされる。

2 疾　患

表41　食中毒の原因となる微生物

種類	原因微生物	主たる感染経路	潜伏期間	特徴
細菌	*Campylobacter* カンピロバクター	加熱不十分の肉（特に鶏肉），飲料水，生野菜。	1〜3日	加熱で菌は死滅する。乾燥に弱い。集団食中毒の原因になる。
	Salmonella サルモネラ（非チフス）	自然界に広く分布。加熱不十分の鶏卵，肉，魚など。鶏卵は産出体内で感染が生じる。	1〜2日	熱に弱い。潜伏期間が短く食中毒と気付きやすい。
	Staphylococcus aureus 黄色ブドウ球菌	人常在菌。食物を扱う人の菌が付着し増殖する。おにぎり，弁当，巻きずし，調理パンなど。	1〜6時間	毒素（エンテロトキシン）は熱に強い。毒素型であり潜伏期間が短い。1〜3日で軽快し予後は良い。
	Clostridium perfringens ウェルシュ菌	人や動物の腸管，土壌などに広く存在する嫌気性菌。加熱に強い芽胞として食品中に残り，嫌気的環境で発育増殖する。	6〜18時間	菌が産生する毒素（エンテロトキシン）による。1〜2日で軽快する。集団食中毒の原因となり発生件数は少ないが1件あたりの患者数が大規模になる。
	Enterohemorrhagic E. coli 腸管出血性大腸菌	加熱不十分な肉，生野菜	2〜8日	O157などの種類（血清型）がある。加熱で死滅する。感染力が強く100個以下の菌量摂取でも感染する。ベロ毒素を産生し血性下痢をきたす。
	Other pathogenic E. coli 他の病原性大腸菌	加熱不十分な肉，生野菜，水	12時間〜5日	大腸菌はヒトの常在菌であるが食中毒の原因となる病原性大腸菌が数％存在するとされる。集団食中毒の原因になる。
	Vibrio parahaemolyticus 腸炎ビブリオ菌	生の海産魚介類	4〜28時間	食中毒菌の中で増殖力が最も高い。塩分を好む（好塩性）。真水，熱に弱い。夏季に生の魚介類を摂取後に発生した下痢ではまず疑う。日本で多くわが国で発見された唯一の食中毒原因菌。

表41 つづき

	Bacillus cereus セレウス菌	土壌や人の生活環境のさまざまな所に存在する。まれ（0.9％）。	1〜6時間	毒素（エンテロトキシン）は熱に強い。
	Yersinia enterocolitica エルシニア菌	哺乳動物（豚，犬，猫など）の腸管内に存在。加熱で死滅する。まれ（0.1％）。	1〜10日	冷蔵庫内でも菌は増殖する。予後は良い。
	Clostridium botulinum ボツリヌス菌	芽胞は土壌に広く分布。食品中のボツリヌス毒素による症状がでる。	12〜24時間	発生頻度は低いが致命率は30％と最も高い。消化器症状に引き続いて神経の麻痺症状がでる。
	Shigella 細菌性赤痢	糞便で汚染された食物，水分	1〜7日	年間1,000例程度だがほとんどが輸入感染症。
	Vibrio cholerae コレラ菌	河川，海に生息するが日本での常在的棲息はない。	数時間〜5日	年間30〜50例程度だがほとんどが輸入感染症。
	Salmonella typhi paratyphi A チフス菌，パラチフスA菌	人糞便で汚染された食物，水	8〜14日	腸チフス，パラチフス合わせて年間100例程度であるがほとんどが輸入感染症。
ウィルス	*Norovirus* ノロウィルス	カキなどの二枚貝，ウィルスに汚染された水，糞口感染，人々感染などがあるが，原因が特定できないケースも多い。	12時間〜2日	少量の菌数で感染をきたす。全年齢層で感染がみられる。2〜3日で軽快。熱に弱い（85℃以上で1分間以上加熱）。
	Rotavirus ロタウィルス	糞口感染	1〜3日	乳幼児での冬季の下痢症の原因として多い（白色便性下痢）。成人発症はまれ。予後は良い。
	Astrovirus アストロウィルス	糞口感染	1〜4日	乳幼児での冬季の下痢症の原因となる。症状は軽い。
	Sapovirus サポウィルス	カキなどの二枚貝，糞口感染，人々感染などがある。	12〜28時間	ノロウィルスと同じカリシウィルス科に属す。症状からノロウィルスと区別は困難。
	Enteric adenovirus 腸管アデノウィルス	糞口感染	5〜10日	成人ではみられない。
	Hepatitis A virus A型肝炎ウィルス	経口感染でカキなどの二枚貝，井戸水による。	2〜6週間	国内での感染事例は少ない。予後は良い。
	Hepatitis E virus E型肝炎ウィルス	経口感染で加熱不足の動物肉による。	2〜9週間	熱に弱い。ほとんど症状はない。多くは輸入感染症。
寄生虫	*Entamoeba histolytica* 赤痢アメーバ	土壌，淡水中に棲息する。経口感染で汚染された食物，水分による。	数日〜4カ月間	年間700人程度。輸入感染症または性病（感染者からの糞口感染）。メトロニダゾールが有効。

2 疾　患

　魚介類を生食する本邦では年間 2,000 ～ 3,000 例発生していると推測される。アニサキスによる食中毒が疑われる患者を診断した医師は，24 時間以内に最寄りの保健所に届け出る（食品衛生法）。

診　断

　魚介類の生食後数時間して激しい上腹部痛，悪心，嘔吐をもって発症するのが胃アニサキスの特徴である。吐物内または内視鏡で虫体を直接確認して診断する。

治　療

　胃内視鏡検査で胃粘膜に穿入する虫体を見つけ鉗子で摘除する。現在までのところ有効性が確立した駆虫薬はない。

⓬ 口内炎 stomatitis，口唇炎 cheilitis，口角炎 angular cheilitis

病　態

　アフタ性口内炎は歯牙・歯科金属による刺激，消化管疾患（クローン病，ベーチェット病，潰瘍性大腸炎など），細胞傷害性抗癌剤，頭頸部の放射線治療など原因が明らかな場合もあるが，多くは原因不明の"特発性"口腔内アフタである。細菌，ウィルス，物理化学的刺激，薬剤，免疫・アレルギーの関与も想定されているが，原因不明である。口腔内は痛覚が発達しているため，微小な粘膜傷害も自覚症状にいたる。

　特殊なタイプとして再発性アフタ性口内炎がある。口腔粘膜・皮膚の炎症で発赤，アフタ，潰瘍，水疱などの病変が生じる。再発性潰瘍は円形で疼痛があり，数日から数カ月の間隔で繰り返す。原因は不明である。耳鼻咽喉科または口腔外科に相談するのもよい。

　口唇炎では口唇の乾燥，亀裂，発赤，鱗屑（皮がめくれる）が生じる。多いのはアトピー性口唇炎，接触性口唇炎（口紅，リップクリーム，

薬剤などの化学的刺激）である。日光照射による光線口唇炎，ビタミンB2欠乏，感染（カンジダ，単純ヘルペス）などもある。慢性的に唇を舐めることで，口唇は乾燥し，また唾液成分の刺激で粘膜傷害をきたしやすくなる。

口角炎の原因の22％は物理化学的な刺激による[21]。過度の湿気，唾液による浸軟，指しゃぶり，唇をなめることなどである。義歯のある高齢者，歯科矯正具の装着，口腔内不衛生でも生じる。高齢者では唾液が口角に貯留しやすい。リップクリーム，歯磨き粉，化粧品，ガム，洗口液，食物などが刺激になる場合がある（接触性皮膚炎）。アトピー性皮膚炎の症状や，ある種の薬剤の副作用で生じる場合もある。その他，栄養障害では25％でビタミンBまたは鉄欠乏がみられるとされるが[22]，ビタミンBではB2，B3，B5，B6，B7，B12が関与するとされる。感染ではカンジダ，ブドウ球菌，A群β溶血性連鎖球菌による日和見感染で生じる。単純ヘルペスウィルス（333頁）による口唇ヘルペスの場合もある。

診断

口腔と周囲の炎症を確認することで診断は容易である。物理化学的刺激，アトピー体質，ビタミン欠乏リスク因子（259頁）がないか確認する。アフタ性口内炎では"特発性"が多いため原因を確定できない場合が少なくない。単純ヘルペスによる口唇，歯肉，口腔内粘膜の病変は発赤と多発する小水疱で疼痛を伴い，帯状疱疹でみられる皮疹に類似する。

治療

原因と考えられる刺激物を避ける。口角炎でビタミンの補充が必要な場合では，パンビタン®にはビタミンB群8種中ビオチン（B7）以外がすべて含まれているので，ビタミンB補充で利用できる（260

2 疾 患

頁：表75）。ビタミンB群8種すべてが含まれる健康補助食品（サプリメント）が市販されているので，過剰摂取にならない注意をして利用するのはよい。

① 口腔内・口唇部の衛生，保湿

唾液は口腔粘膜の保護作用があり，口腔内の乾燥は増悪因子になる。デカリニウム（SPトローチ®）とドミフェン（オラドールトローチ®）は殺菌作用と唾液分泌促進作用があり，口腔内の感染予防で利用できる。オラドールには含嗽液もある。口唇部にはワセリンなどの保湿剤をぬる。

② 局所ステロイド

トリアムシノロン（アフタッチ®，アフタシール®，ワプロン®は患部に貼付，ケナログ®は塗布）は抗炎症作用，抗アレルギー作用がある。デキサメタゾン軟膏（口腔用），噴霧式口内炎治療剤ベクロメタゾン（サルコートカプセル外用®）も用いられる。

③ 局所粘膜保護

スクラルファート（アルサルミン内用液®）（10mL，1日3回）は粘膜保護，潰瘍治癒促進作用で期待できる。

④ 局所鎮痛剤

表面麻酔剤（キシロカインビスカス® 2％ 100mL）15mLで2分間口をすすぎ，3時間ごとに繰り返す。

⑤ 感染症治療

口腔内カンジダ症では経口抗真菌剤のミコナゾール（フロリードゲル®），イトラコナゾール（イトリゾール内用液®），フルコナゾール（ジフルカン®のカプセル，ドライシロップ）が用いられる。口角部・皮膚のカンジダ症では抗真菌剤の外用ミコナゾール（フロリード軟膏®），クロトリマゾール（エンペシド外用薬®）が用いられる。ブドウ球菌感染では抗生剤軟膏（ゲンタシン軟膏®など），口唇，口角のヘルペスでは抗ウィルス外用薬（ゾビラックス®など）が用いられる。

文献

1) Kodsi BE et al：Candida esophagitis：a prospective study of 27 cases. Gastroenterology 71：715-719, 1976
2) 日本消化器病学会（編）：胃食道逆流症（GERD）診療ガイドライン2015, 南江堂, 2015
3) 日本消化器病学会（編）：消化性潰瘍診療ガイドライン2015, 南江堂, 2015
4) 日本消化器病学会（編）：機能性消化管疾患診療ガイドライン2014―機能性ディスペプシア（FD），南江堂, 2014
5) 日本消化器病学会（編）：機能性消化管疾患診療ガイドライン2014―過敏性腸症候群（IBS）南江堂, 2014
6) Wintery EM et al：Management of paralytic ileus. Indones J Gastroenterol Hepatol Dig Endos 4：80-88, 2003
7) Jackson PG et al：Evaluation and management of intestinal obstruction. Am Fam Physician 83：159-165, 2011
8) 日本消化器病学会（編）：胆石症診療ガイドライン, 南江堂, 2009
9) 急性胆管炎・胆嚢炎診療ガイドライン改訂出版委員会ほか（編）：急性胆管炎・胆嚢炎診療ガイドライン2013, 医学図書出版, 2013
10) Kwo PY et al：ACG clinical guideline：evaluation of abnormal liver chemistries. Am J Gastroenterol 112：18-35, 2017
11) Levitt DG et al：Human serum albumin homeostasis：a new look at the roles of synthesis, catabolism, renal and gastrointestinal excretion, and the clinical value of serum albumin measurements. Int J Gen Med 9：229-255, 2016
12) Santarpia L et al：Butyrylcholinesterase as a prognostic marker：a review of the literature. J Cachexia Sarcopenia Muscle 4：31-39, 2013
13) DePaola A et al：Bacteria and viral pathogen in live oyster：2007 United States market survey. Appl Environ Microbiol 76：2754-2768, 2010
14) 日本消化器病学会（編）：NAFLD/NASH診療ガイドライン2014, 南江堂, 2014
15) Stickel F et al：Pathophysiology and management of alcoholic liver disease：update 2016. Gut Liver 11：173-188, 2017
16) 滝川　一ほか：DDW-J 2004 ワークショップ薬物性肝障害診断基準の提案．肝臓 46：85-90, 2005
17) Takikawa H：Recent status of drug-induced liver injury and its problems in Japan. JMAJ 53：243-247, 2010
18) 急性膵炎診療ガイドライン2015 改訂出版委員会ほか（編）：急性膵炎診療ガイドライン2015, 金原出版, 2015
19) Lankisch PG et al：Acute pancreatitis. Lancet 386：85-96, 2015
20) Kaakoush NO et al：2015. Global epidemiology of campylobacter infection. Clin Microbiol Rev：28：687-720, 2015.
21) Park KK et al：Angular cheilitis, Part 1: local etiologies. Cutis 87：289-295, 2011
22) Park KK et al：Angular cheilitis, Part 2: nutritional, systemic, and drug-related causes and treatment. Cutis 88：27-32, 2011

2 疾　患

2　呼吸器

❶ 感　冒　common cold

病　態

　感冒（かぜ症候群）はウィルス感染によるもので，基本的には一過性の上気道炎である．その原因ウィルスは数多い．頻度別ではライノウィルス（*Rhinovirus*）が 30 〜 50% で最も高いが（表 42）[1]，このライノウィルスには亜型が 100 種類以上ある．感冒の原因ウィルスは亜型でみると 200 種類以上あり，まだ明らかにされていないウィルスもある．

　代表的なライノウィルスの感染でみると，生後 6 カ月までに 20% の小児が感染し，2 歳までには約 90% で抗体が認められる．託児所，

表 42　感冒の原因ウィルス*

ウィルスの種類	年間での発生比率
Rhinoviruse	30 〜 50%
Coronaviruses	10 〜 15%
Influenza viruses	5 〜 15%
Respirtory syncytial virus	5%
Parainfluenza viruse	5%
Adenoviruses	< 5%
Enteroviruses	< 5%
Metapneumoviruses	不明
不明	20 〜 30%

＊文献 1 より引用．インフルエンザウィルスを含む

保育所に行き出した幼児がウィルス感染で発熱することはよくあるが，数多くのウィルスに暴露され，この時期に抗体ができるのであろう。一般に学童期前では年間 5〜6 回程度の気道ウィルス感染を経験し，成人になると年間 2〜3 回程度である。それぞれのウィルスで季節性がみられ，ライノウィルスは秋に感染が多くみられる。

感冒ウィルスの感染ルートは 3 通りある。

① 接触感染

ウィルスは患者の手や物の表面（ドアノブ，手すり，電車のつり革など）で数時間は生存できる。そして手に付着したウィルスが目，鼻，口から侵入し感染をきたす。例えば手に付着したライノウィルスは目や鼻に入り，目からは涙管を通じ，鼻からは直接鼻腔に入り，主に鼻咽頭で増殖する。

② 飛沫感染

感染者のくしゃみ，咳からの飛沫による直接感染である。

③ 空気感染

空中に浮遊しているウィルスを吸い込み感染することがある。

診 断

感冒の症状（表 43）は，ウィルス感染により惹起される局所および全身の炎症・免疫反応で，生理的な生体反応である。発症には炎症メディエーターとサイトカインが関わっている。

炎症の化学伝達物質（inflammatory mediators）（表 44）は，ウィルスなどの異物侵入時に，免疫細胞から放出される生理活性物質である。血管作動性（血管拡張，透過性亢進），平滑筋の収縮，疼痛物質の産生などにかかわる。サイトカイン（cytokine）は，免疫細胞から分泌される可溶性タンパクで，特に全身症状の発現にかかわる。主たるサイトカインの 31 種を表 45 に示した[2]。

感冒では感染者の 75% で症状が発現し，潜伏期間は 10〜12 時間

② 疾　患

表 43　感冒，インフルエンザの症状

症　状	機　序
咽頭痛	感冒の初期症状で，鼻咽頭のウィルス感染で炎症メディエーター（ブラジキニン，プロスタグランジン）が産生されることによる。実験的にブラジキニンを鼻腔内に投与すると鼻炎，咽頭痛が生じる（*）。
くしゃみ	炎症でヒスタミンが遊離し，三叉神経終末のヒスタミン受容体を介し，三叉神経中枢で副交感神経が刺激されアセチルコリンが放出されくしゃみが生じる。三叉神経（第5脳神経）には知覚枝，運動枝と自律神経（交感神経と副交感神経）線維が含まれている。
鼻汁	三叉神経の副交感神経作用で分泌が増加する。
鼻閉	ブラジキニンなどの作用で鼻粘膜の静脈が拡張する。
上顎洞痛	静脈の拡張，炎症メディエーターの作用による。
涙目	鼻涙管の閉塞による。
咳	炎症メディエーターの刺激による。咽頭は三叉神経支配で，喉頭以下は迷走神経支配である。前者の刺激でくしゃみ，後者の刺激で咳が生じる。
頭痛	メカニズムは不明。サイトカインの中枢神経作用が考えられる。
悪寒，発熱	小児に比べると，成人が感冒で発熱をきたすことは少ない。多くのウィルスに暴露されてきたためと考えられている。発熱はサイトカインの中枢神経（視床下部）作用と考えられている。IL-1, IL-6 は強い発熱物質である。体の震えが起こりその結果で悪寒（寒気）が生じる。この体の震えもサイトカインの中枢神経作用である。
気分の不調，倦怠感	サイトカインの中枢神経作用によると考えられている。
食欲低下	感染により白血球で産生されるサイトカイン（ILs, TNFs, INFs）が，摂食行動に関係する視床下部に作用するためと考えられている。
筋肉痛	サイトカインによる筋蛋白の分解，およびプロスタグランジン E2 産生によると考えられている。プロスタグランジン E2 は炎症性疼痛の発生に関係している。NSAIDs はプロスタグランジン E2 の産生を抑制することで鎮痛効果がある。

* Eccles R：Understanding the symptoms of the common cold and influenza. Lancet Infect Dis 5：718-725, 2005

表44 炎症の化学伝達物質（炎症メディエーター）

化学伝達物質	由　来
histamine	mast cells, basophils
serotonin	platelets, mast cells（rodent）
PAF (platelet activating factor)	basophils, neutrophils, macrophages
IL-8	mast cells, endothelium, monocytes, lymphocytes
C3a	
C5a	
bradykinin	kinin system
fibrinopeptides and fibrin breakdown products	
prostaglandin E2	cyclo-oxygenase pathway, mast cells
leukotriene B4	
leukotriene D4	

と短い．ちなみにインフルエンザの潜伏期間は1〜7日間である．ウイルスによって感染ルート，主たる増殖部位，鼻咽頭・気道粘膜の傷害性，宿主の反応が異なり，症状は一定しない．また数多くあるウイルスの中から，原因ウイルスを想定するのは難しい．

治療

　感冒はウイルス感染に対する生体の一過性生理反応である．免疫反応では宿主（ホスト）側の因子もかかわる．身体的，精神的疲労は免疫能に影響を及ぼすと考えられ，日常生活上は，疲労困憊して体力

2 疾患

表45 主要サイトカイン（31種）*

サイトカイン（名称）	種類
Interferons（INFs）	α, β, γの3種類
Interleukins（ILs）	IL-1α〜IL-22の中の21種類
Colony stimulating factors（CSFs）	M, G, GMの3種類
Chemokines	
Tumor necrosis factors（TNFs）	α, βの2種類
Transforming growth factors（TFGs）	

＊ 文献2のAppendix3より

が消耗するのを避けるのが良い。

対症療法では解熱鎮痛剤（NSAIDs，アセトアミノフェン），抗プラスミン剤（トランサミン®），うがい薬（イソジンガーグル®）の他にくしゃみ・鼻水に抗コリン作動薬，鼻閉に血管収縮薬などがある。American Collage of Chest Physiciansのガイドラインで，上気道感染で鎮咳剤の使用は勧められていない。リン酸コデイン（有効でないとの報告もある）は麻薬処方が必要である。総合感冒薬のPL配合顆粒®はNSAIDs，アセトアミノフェン，抗ヒスタミン，それと無水カフェインが含まれており便利である（表46〜48）。

感冒の診断の確実性が高い場合，抗生剤は処方しない。不必要な抗生剤使用で問題となるのは，個人的には副作用（アレルギー，下痢など）で，社会的には耐性菌の出現と薬剤消費の増加である。副作用については，例えばジスロマックの場合，検査値異常を含め2%で多くは軽微なものである。ただし添付文書には100種以上も記載があり，極めてまれに重篤な副作用もあるとされる。

感冒と鑑別が必要な上気道の炎症性疾患には以下があり，抗生剤

表 46 感冒，インフルエンザの対症療法薬剤*

種　類	薬剤名（商品名）	処方例
鎮痛剤	アスピリン（バッファリン），アセトアミノフェン（カロナール）イブプロフェン（イブプロフェン，ブルフェン）	NSAIDs，アセトアミノフェン（カロナール）
鼻粘膜血管収縮薬（経口）	エフェドリン（エフェドリン）[1]	
点鼻用血管収縮薬	ナファゾリン（プリビナ液），トラマゾリン（トラマゾリン）	トラマゾリン点鼻液（血管収縮）
第一世代抗ヒスタミン薬	ジフェンヒドラミン（ベナ錠），クロルフェニラミン（ポララミン）	クロルフェニラミン（ポララミン）
鎮咳剤 [2]	デキストロメトルファン（メジコン），コデイン（リン酸コデイン）[3]	デキストロメトルファン（メジコン），コデイン（リン酸コデイン）
去痰薬，粘液溶解薬	アンブロキソール（ムコソルバン），アセチルシステイン（ムコフィリン），ブロムヘキシン（ビソルボン）	アンブロキソール（ムコソルバン），アセチルシステイン（ムコフィリン），ブロムヘキシン（ビソルボン）
抗コリン作動薬（鼻汁，くしゃみの抑制）	イプラトロピウム（アトロベント），チオトロピウム（スピリーバ）	イプラトロピウム（アトロベントエロゾル），チオトロピウム（スピリーバ）

1) エフェドリンはドーピング対象薬で注意が必要
2) ガイドライン（Am Coll Chest Phy）で上気道感染で鎮該剤は非勧奨
3) リン酸コデインは麻薬処方だがコデインの濃度が低く規制対象外

* Eccles R et al：Rationale for treatment of common cold and flu with multi-ingredient combination products for multi-symptom relief in adults. Open Journal of Respiratory Disease 4：73-82. https://file.scirp.org/pdf/OJRD_2014080414262518.pdf（2018年1月閲覧）を参考に作成

② 疾　患

表 47　その他の薬剤

種　類	薬剤名（商品名）	参　考
抗プラスミン薬	トラネキサム酸（トランサミン）	プラスミンで炎症性化学伝達物質が発生するのを抑制し抗炎症，抗止血作用がある。口内炎，咽頭炎に適用される。
咳嗽薬	ポビドンヨード（イソジンガーグル）	ヨードは細菌・ウィルスに有効
トローチ剤	臭化ドミフェン（オラドールトローチ），塩化デカリニウム（SPトローチ）	口内殺菌剤で細菌，真菌に有効。ウィルスには効果がない。
総合感冒薬	（PL配合顆粒）	成分はサリチルアミド（NSAID），アセトアミノフェン，プロメタジン（抗ヒスタミン剤のピレチア），無水カフェイン
漢方薬	（葛根湯）	感冒の初期に使用。

表 48 感冒の処方例（商品名）

① 総合感冒薬（PL配合顆粒）
② 抗プラスミン薬（トランサミン）
③ 咳嗽薬（イソジンガーグル）

が適応になるのは②の細菌性上気道炎である。

① インフルエンザ
② 細菌性上気道炎
　　溶血性連鎖球菌による咽頭炎（143頁）
　　マイコプラズマ感染症（144頁）
③ 伝染性単核球症
④ 急性喉頭炎
⑤ 他の咽頭痛を特徴とする疾患

【Note】

● 感冒での解熱剤使用について

発熱はウィルスに対する生体反応である。体温上昇はウィルスには抑制的に，生体防御反応には促進的に作用し，解熱剤の使用は罹患期間を長くする恐れがあるとの見方が一般的である。ライノウィルスは33〜35℃とやや低温の上気道が発育に至適温度で，45℃の空気を20分吸入すると感冒症状が改善するとの報告もある。発熱に対しては，水分と栄養を補給し自然に解熱するのを待つことになる。解熱剤はすべて解熱鎮痛剤であるが，平熱時の鎮痛に使用するのはよい。

❷ インフルエンザ influenza

病態

インフルエンザウィルスにはA，B，Cの3つの型がある。流行で問題になるのはA，B型で，大流行で問題になるのはA型である。

A型は人畜共通感染症で感染力が強い。B型は基本的には人にのみ感染し，抗原の多様性はなく，ワクチン接種でB型すべてに対して一定の効果が得られる。C型は人にのみ感染し，通年性で，感染力は弱く流行することはほとんどない。症状も軽い。C型ウィルスは変異をきたすことはほぼなく，ほとんどが幼児期に感染し，免疫は一生持続するとされる。A型インフルエンザが流行するのは，ウィルスの抗原性が変化し，以前のワクチンの効果がなくなるためである。

健常者ボランティアに，インフルエンザウィルスを鼻腔または咽頭に接種し，インフルエンザの自然経過を調べた研究がある[3]。感染の1日目（翌日）にはウィルスの排出がみられ，約5日間続いた。上気道症状は59%に，下気道症状（咳，呼吸苦，胸部不快感）は21%にみられた。発熱（37.8℃以上）は35%にみられた。気道症状は2〜3日目にピークとなり，8日目には軽快した。一方，全身症状（発熱，筋肉痛，疲労感，頭痛）は2日目にはピークとなり，気道症状より早

く軽快した。

　ウィルス排出は症状出現の1日前からみられる。しかし3人に1人で臨床症状がみられなかったため，症状から感染者と非感染者を確実には区別できない。

　学校保健安全法施行規則（2012年4月施行）のインフルエンザでの出席停止期間は，「発症した後5日を経過し，かつ解熱した後2日を経過するまで」と規定されている。

【Note】

● A型ウィルスの変異

A型インフルエンザが流行するのは，ウィルスの抗原性が変化し，以前のワクチンの効果がなくなるためである。A型ウィルスの外套（envelope）には，hemagglutinin（HA）と neuraminidase の2つの糖蛋白がある。この両者が抗原性をもち，主たる抗原性は HA による。そして H1～H18で18種類，N1～N11で11種類の亜型があり[4]，変異によりその構造の一部が変化する。

インフルエンザウィルスは RNA ウィルスで，24時間で1個のウィルスが 10^6 個に増加し，1～2万回に1回の割で複製ミスが生じる。DNA には自己修復機構があるが，RNA にはないため突然変異となる。その結果，ウィルスには無数の突然変異株が存在することになる。突然変異で HA の構造の一部が変化すると，ウィルスの抗原性が変化する。

H と N の組み合わせが変わる変異は大変異で，大流行（pandemic）と関係する。また H, N の一部が変わる変異は小変異で，一般的な流行（epidemic）に関係する。1918年のスペインかぜは H1N1，1957年アジアかぜは H2N2，1968年香港かぜは H3N2，1977年のソ連かぜは H1N1 のインフルエンザウィルスによる。

A型ウィルスの宿主は哺乳類ではヒト，ブタ，馬で，鳥類では多くの水鳥，ニワトリである。これらの動物の体内で生育し，人に感染して重篤な感染症を引き起こすことがある。2013年中国では，H7N9 ウィルスに感染している鳥から人が直接感染し，重篤な感染症が発生した。人から人への感染はみられなかった。

診断

迅速診断キットが用いられるが，RT-PCR，ウィル培養を基準にするとその感度は50〜70%，特異度は90〜95%とされる。結果は15分以内に判明する。PCRでは1〜6時間，ウィルス培養では3〜10日かかる。この迅速キットは，インフルエンザウィルスのRNAに含まれる核蛋白（nucleoprotein：NP）を抗原とし，試薬には抗NP抗体が含まれており，抗原抗体反応により検出するものである。

治療

① ワクチン

インフルエンザワクチン有効率の報告はさまざまである。理由は調査方法の違いにもよる。対象が小児，高齢者，健常者，患者か，調査時期，地域，感染の診断基準などにもよる。ワクチンに対する個人の反応，抗体産生の違いもある。そして大きな理由は，流行ウィルスとワクチン製造の原料となったウィルス株の抗原性が近い（マッチ）か否（ミスマッチ）かである。

ワクチン株が流行ウィルスに近くマッチしていれば，有効率は50〜60%と高い。2014〜2015年の季節性インフルエンザでの有効率が23%と予想外に低かったのは，ワクチン株と流行ウィルスのミスマッチのためであった。

A型は1968年以降，H1N1（スペインかぜ）とH3N2（香港かぜ）以外の流行はみられていないが，抗原性が変化するため，恒常的に有効なワクチンがない。毎年，流行シーズンに間に合うように，新しいワクチンが製造される。日本では国内で凍結保存している8000種以上のウィルス株のうち，A型株2種，B型株1〜2種を用いて混合ワクチンを製造している。ワクチン製造には何カ月も要する。流行を推測してワクチン株を選定しても，数カ月でウィルスが変異すると，期待された効果が得られない。

インフルエンザウィルスは高温，高湿度の環境では長時間生存できない。低温，低湿度の冬季に流行する。その年の南半球の冬季の流行も参考にし，北半球の流行予想株を WHO が 2 月頃に発表している。日本では WHO の推奨株を採用している。国立感染症研究所のホームページには選定経過が公開されている。

B 型は A 型と異なり抗原の多様性はなく，大きく 2 系統の株（山形系統とビクトリア系統）から製造される。変異がなければワクチンの効果は一定期間期待できる。

インフルエンザ予防で，ワクチンは完全ではないが最善とされる。感染のリスクを減らし症状の重篤化を低下させる。有効率が低い場合には，ワクチン以外の予防策で対応することになる。

② 抗インフルエンザ薬（表49）

抗インフルエンザ薬は症状発現後 2 日以上経過すると効果は期待できない。症状（局所または全身症状）の出現後早期に使用する必要がある。オセルタミビル（タミフル®）は世界で最も一般的に使用されている。成人で 1 回 1 カプセル（75mg），1 日 2 回，5 日間内服する（予防投与は 1 日 1 回 7 〜 10 日間）。局所使用のザナミビル（リレンザ®）は喘息，慢性呼吸器疾患のないことを確認して使用する。ラニナミビル（イナビル®）はまだ比較的新しい薬でオセルタミビル，ザナビルに比べ使用の経験は少ない。吸入操作で注意が必要であるが，1 回の局所使用で済むことが魅力である。

③ 予 防

インフルエンザ感染予防でのマスクの効果については議論がある。インフルエンザウィルスのサイズ 0.08 〜 0.12 μm（ミクロン）に比べ，市販マスクの粒子透過性は 5 μm と大きい。飛沫核物質のサイズ（空気感染の原因となる微小粒子）が 0.3 μm で，飛沫物質のサイズが 5 μm である。マスクは感染者が飛沫を散布しない効果と，非感染者ではウィルスが長時間存在できない保温・保湿の効果が期待される。

表49 抗インフルエンザ薬

一般名	商品名	分類	剤型	適応	注意	用法, 用量
Zanamivir	リレンザ	Neuraminidase inhibitor	吸入	A, B	慢性呼吸器疾患では使用禁止	1日2回 5日間
Oseltamivir	タミフル	Neuraminidase inhibitor	カプセル シロップ	A, B	世界で最も一般的に使用されている。異常行動との関連性は否定的	1日2回 5日間
Pevamivir	ラピアクタ	Neuraminidase inhibitor	点滴	A, B	経口, 吸入ができない場合に使用	15分で点滴 1回のみ
Laninamivir	イナビル	Neuraminidase inhibitor	吸入	A, B	新薬で使用経験が少ない。副作用10%。吸入操作で注意	1回のみ
Amantadine	シンメトリル	(抗パーキンソン剤)	錠剤 細粒	A	短期間に耐性が出現し米国では使用禁止	100mg/日, 分2, 3〜5日間

【Note】

● 粒子サイズの比較（1μm = 1/1,000 mm）

- 0.1μm　インフルエンザウィルス
- 0.3μm　飛沫核物質
- 1.0μm　細菌
- 5μm　飛沫物質
- 10μm　人の細胞
- 30μm　花粉

2 疾　患

● マスクの効果

呼吸器感染症で手洗いの効果は証明されているが，フェイスマスクの有効性は証明されていない[5]。しかし感染源コントロールの効果はある。フェイスマスクの装着で，患者から飛散するウィルスの量が低下する。フェイスマスクは感染者からの飛沫を減らし，またその飛沫を避ける効果は考えられる。感染防止効果がわずかなので，有効性の証明が難しいのかも知れない。

病院のナースを対象にインフルエンザ予防についてサージカルマスクとN95マスクを比較した研究では，サージカルマスクの非劣性が示されている[6]。しかしこれは両者に差がないということであり，コントロール群のない研究で有効性は不明である。

現時点でCDC（Centers for Disease Control and Prevention）がマスクの着用を勧めているのは特殊な状況である（2009年）。

a）高リスクの人は（高齢，妊婦，疾病など），流行時に混雑した場所（交通機関など）ではフェイスマスクまたは保護マスクを装着する。

b）流行時はインフルエンザ患者（またその疑いある患者）はフェイスマスクを装着する。

c）医療施設外で，インフルエンザ患者（またその疑いある患者）はフェイスマスクまたは保護マスクを装着する。

d）医療施設でスタッフはインフルエンザ患者のケア時は保護マスクを装着する。

● マスクの種類

家庭用マスクも医療用のサージカルマスクも，最近は不織布（繊維を織ることなく絡み合わせ布状にしたもの）が使用され区別されなくなった。これらの一般用フェイスマスク（face mask）の使用は，手術室で始まったとされる。患者の血液・体液の飛散から手術スタッフを守る効果がある。通気性は良い。そして咳，くしゃみでの鼻咽腔の分泌物，唾液など大きな飛散物を透過させない。しかし微粒子の透過を防止する効果はない。製品の構造・性能について規制はない。

一方，産業用の防塵マスクとして製造された保護マスク（respirator）のN95マスクなどには規制があり，一般のマスクとは区別される。$0.3\,\mu$m程度の粒子を95％捕集できるのがN95マスク，99％捕集できるのがN99マスク，99.9％以上捕集できるのがN100マスクである。Nはnot resistant to oil（耐油性がない，すなわち油の侵入は防げない）との意味である。医療用としても使用はできるが通気性が良くない。

❸ 細菌性上気道炎 bacterial upper respiratory tract infection

① 溶血性連鎖球菌による咽頭炎　strept throat

病態

　成人での咽頭炎の5〜15%を占める。A群β溶血性連鎖球菌(*Group A β-hemolytic streptococcus*)（溶連菌）は咽頭，皮膚の常在菌の一種で保菌者は多く，単に溶連菌（または化膿性連鎖球菌）とも呼ばれる。病原性をもち起炎菌となるメカニズムは明らかでないが，溶連菌には血清学的に数多くのタイプがあり，その中に病原性をもつタイプがあるのかも知れない。潜伏期は2〜4日で，咽頭痛で発症し通常は2〜5日で軽快する。1週間以上続く咽頭痛は溶連菌感染ではないとされる。

診断

　症状は扁桃腺の滲出液（exudate），頸部リンパ節炎，発熱があり，咳と鼻汁がないことが特徴である。診断ではCentor（センター）基準[7]が利用される。これはa) 扁桃腺の滲出液, b) 前頸部リンパ節の圧痛, c) 発熱, d) 咳がない，の4点がどの程度そろっているかで判定するものである。ウィルス性咽頭炎との区別が難しい場合がある。

　溶連菌による咽頭炎が疑われる場合には，診断で咽頭ぬぐい液の迅速抗原検査（rapid antigen detection test：RADT）が勧められる[8]。感度70〜90%, 特異度90〜100%である。10分程度で結果が判明する。細菌培養では1〜2日要する。ただしこの検査自体で保菌者と感染者を確実には区別できない。

治療

　咽頭炎で抗生剤が適用になるのはこの溶連菌感染のみである。治療ではペニシリン，第一世代セファロスポリン，クリンダマイシン，

2 疾　患

クラリスロマイシンを10日間，またはアジスロマイシンの5日間内服が勧められる。咽頭から溶連菌を排除するためである。

　成人で急性リウマチ熱の発生は極めて例外的であり，抗生剤を使用する主目的ではない。むしろ合併症（扁桃周囲膿瘍，乳様突起炎）の防止，病悩期間の短縮，伝染力を下げることが目的とされる。

② マイコプラズマ感染症　mycoplasmosis

病　態

　マイコプラズマ感染症は *Mycoplasma pneumoniae* の飛沫感染で生じる急性の呼吸器感染症（上気道炎，気管支炎，肺炎）である。感染者の5～10％で症状が発現する。潜伏期は2～3週間で，発症は緩徐で長引く乾性咳嗽（がいそう）が特徴であり，通常は数週間で軽快する。呼吸器症状の出る前に咽頭炎が生じることがある。

　Mycoplasma pneumoniae は細菌類としては最小で，ウィルスのように小さいが，増殖では宿主細胞を必要としない。気管・気管支の線毛（cilia）の間に感染し，線毛運動の阻害，線毛の脱落により咳をきたす。常在菌でないと考えられているが，感染後も気道粘膜に存在しているケースはある[9]。

　細菌と異なり細胞壁をもたない。このため細胞壁合成酵素の阻害薬であるβラクタム系抗生剤（ペニシリン系，セファロスポリン系，カルバペネム系）は効果がない。ちなみにβラクタム系抗生剤の効果がみられない肺炎は，細菌性肺炎と区別して非定型性肺炎と呼ばれる。*Mycoplasma pneumoniae*，*Chlamydophila pneumoniae*，*Legionella pneumophilia* が原因菌である。非定型肺炎は一般に重症化せず全身症状も悪くはないが，症状で通常の肺炎と区別するのは難しい。

診 断

　咽頭ぬぐい液による抗原の簡易検査キットで感度は60〜90%で，結果は15分で判明する．

治 療

　治療ではマクロライド系ではエリスロマイシン（エリスロシン®），クラリスロマイシン（クラリス®），アジスロマイシン（ジスロマック®），テトラサイクリン系ではミノサイクリン（ミノマイシン®），マクロライド系耐性ではレスピラトリーキノロン系のモキシフロキサシン（アベロックス®），レボフロキサシン（クラビット®），トスフロキサシン（オゼックス®）が使用される．

❹ 伝染性単核球症 infectious mononucleosis

病 態

　血中に異型リンパ球を含むリンパ球の増多がみられることが名称の由来である（図3）．感冒と同様にウィルス性咽頭炎の原因になる．咽頭痛患者の1%程度とされる．原因の90%はヘルペスウィルス属の *Epstein-Barr virus*（EBV）感染で，他には *Cytomegalovirus*, *Human herpesvirus* 6, *Toxoplasmosis*, *Adenovirus*, HIVがある[10]．

　EBVは成人までに90%に感染の既往がみられるが，小児期に感染しても無症状で経過することがある．口腔咽頭上皮にあるB細胞に感染し，4〜6週間の潜伏期間の後，若年者・成人では70%で伝染性単核球症になる．多くの症状は2〜4週間で軽快する．慢性疲労を伴うことも多いとされる．脾腫による脾臓破裂が1%以下ではあるが生じるとされる．感染後長期にBリンパ球内に残ることがある．口腔咽頭分泌物，特に唾液を介して感染するもので，伝染力は弱いが，直接感染者の唾液に濃厚接触することで感染するため，"キス病"とも

2 疾　患

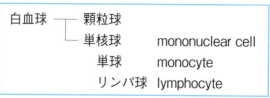

図3　単核球
単核球とは円形に近い核を有する白血球で単球とリンパ球の総称。伝染性単核球症では異型リンパ球を含むリンパ球増多がみられる。

呼ばれる。

診　断

　発熱，咽頭炎，頸部リンパ節炎に加えリンパ球増多が特徴である。血液検査では少なくとも50％のリンパ球増多と10％の異型リンパ球がみられ，AST/GOT，ALT/GPTの一過性上昇が80〜90％でみられる。

　扁桃腺には白色上塗り様の滲出液がみられる。細菌性の扁桃腺炎では斑点状の滲出液で，他のウィルス性扁桃腺炎では滲出液のない発赤が一般的なので区別に役立つ。口蓋の点状出血が25〜50％でみられる。頸部リンパ節腫脹は98％にみられ前方，後方三角領域である（図4）。細菌性の扁桃腺炎では扁桃リンパ節，前頸リンパ節（上方）の領域である。

治　療

　ウィルス性であり安静休養，水分・栄養補給，鎮痛剤などでの対症療法が行われる。アンピシリン（ABPC）（ビクシリン®）を誤って使用すると90％もの高頻度で皮疹が出現する。そしてこれは蕁麻疹と紛らわしいとされる。

❷ 呼吸器

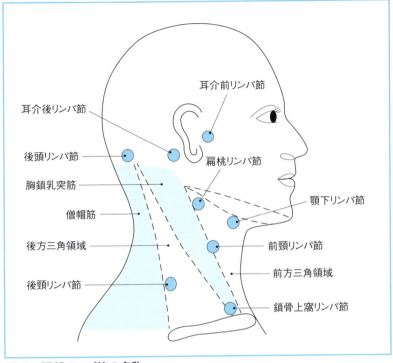

図4 頸部リンパ節の名称

❺ 急性喉頭炎 acute laryngitis

病態

　急性喉頭炎の原因には感染（ウィルス，細菌，真菌），物理的刺激（過剰な発声・咳），化学的刺激（胃酸逆流など）が考えられる。約半数はウィルス性で，感冒ウィルス，インフルエンザウィルスが多い。細菌性は15%で，溶連菌（A群β溶血性連鎖球菌），インフルエンザ菌（Hib）が多いとされる。真菌が10%近くを占めるとの報告もある。過剰な発声や慢性的な咳による声帯・喉頭への負荷でも炎症が生じる。

2 疾　患

診　断

　発声困難，嚥下痛，耳痛，喉の窒息感，咽喉頭異常感などの症状をきたす．溶連菌の診断は溶血性連鎖球菌による咽頭炎の項で述べた．Hib の診断ではグラム染色が行われる．真菌症では白色の斑点が特徴的だが発赤，浮腫のみの場合もある．発声困難が 3 週以上続けば，喉頭鏡による観察が勧められる．

治　療

　喉を湿潤に保ち，鼻歌が快適になるまで声を休める．細菌性であれば抗生剤，真菌症であれば抗真菌薬が適切なのであるが，原因の確定が難しいという問題がある．

【Note】

● インフルエンザ菌 haemophilus influenza
インフルエンザウィルスではなくインフルエンザ菌である．ヒトの上気道に常在するグラム陰性桿菌で，接触感染，飛沫感染をきたす．a 型から f 型まで 6 種類の血清型があり，有症状の感染症を起こすインフルエンザ菌の多くはインフルエンザ b 型（haemophilus influenza type b : Hib）である．グラム染色による迅速診断，細菌培養で確定が得られる．抗生剤は，外来治療であれば β - ラクタマーゼ阻害剤配合の合成ペニシリン系薬を用いるのが一般的である．CVA/AMPC（オーグメンチン®）もしくは SBTPC（ユナシン®）である．第 2，3 世代セフェム系，ニューキノロン系抗生剤も有効とされる．

● β - ラクタマーゼ阻害剤
抗生物質は β - ラクタム系，アミノグリコシド系，マクロライド系等々に分類される．そして β - ラクタム系にはペニシリン系，セフェム系，カルバペネム系等々が含まれる．β - ラクタム系は β - ラクタム構造をもつこと，細菌の細胞壁合成酵素に特異的に作用すること，毒性が低いことなどの特徴がある．問題は β - ラクタム構造を加水分解し，薬剤耐性となる β - ラクタマーゼ産生菌の出現である．この薬剤耐性菌もカバーするのが，既存の β - ラクタム系に β - ラクタマーゼ阻害剤を配合した抗生物質である．

❻ 喉頭蓋炎 epiglottitis

病態

気道閉塞をきたすおそれのある救急疾患で，細菌，ウィルス，真菌，外傷などが原因となる．病原菌が確定したケースではインフルエンザ菌（Hib）が最も高頻度で，全症例の 3 〜 14% を占めていたとされる．

診断

咽頭痛，嚥下痛が 90% 以上でみられる．声が出づらく，よだれ，喘鳴，嗄声と発熱がみられる．気道閉塞の徴候（発声困難，喘鳴，気道狭窄音，呼吸困難など）があれば気道確保が必要となるため緊急性がないか評価する．

治療

初期治療で細菌検査の結果を待たず抗生剤を使用する場合は経験的に Hib，ペニシリン耐性肺炎球菌，溶連菌（A 群 β 溶血性連鎖球菌），MRSA（*Methicillin-resistant staphylococcus aureus*）をカバーするため，第三世代セファロスポリン（ロセフィン®，セフォタックス®）とバンコマイシンの併用療法が勧められている．

❼ 咽頭痛を特徴とする他の疾患

①手足口病 hand, foot and mouth disease

手，足，口腔粘膜の水疱性発疹を主症状とする急性ウィルス感染症で，90% は 5 歳以下の小児で夏季に多い．原因ウィルスとしてエンテロウィルス属の *Enterovirus* 71，*Coxsackievirus* A16 が多い．感染ルートは主として糞口感染である．3 〜 5 日の潜伏期を経て口腔粘膜，手掌，

足に2〜5mmの水疱性発疹が出現する。発熱は38℃以下の場合がほとんどである。口腔内の発疹は口腔内のほぼ広い範囲に出現する。皮膚のかゆみ，指先のしびれもある。指先のしびれはウィルスの向神経性による。通常は3〜7日の経過で軽快する。2〜5週間は糞便中にウィルスの排泄がある。不顕性感染が60〜80%にあるとされる。

②ヘルパンギーナ herpangina

急性のウィルス性咽頭炎で，乳幼児を中心に夏季に流行する。90%は5歳以下の小児である。大多数はエンテロウィルス属のCoxsackievirus Aによる。感染ルートは主として糞口感染である。2〜4日の潜伏期を経て，突然の高熱に続いて咽頭痛が出現する。口腔内で主として口蓋垂付近（軟口蓋から口蓋弓）に発赤のある小水疱がみられる。手や足に水疱疹がみられることはない。

単純ヘルペス（333頁）は初感染時に歯肉口内炎，咽頭炎で発症することは多いが，その場合の口腔病変は歯肉と舌に顕著で，ヘルパンギーナと異なる。再燃時には口唇ヘルペスを生じ，発赤と多発する小水疱で疼痛を伴う。

③咽頭結膜炎 pharyngoconjunctivitis

高熱，咽頭痛，結膜炎を生じる。小児で夏季に多い。主にアデノウィルスの中でも3型が原因になることが多い。プールの水を介して感染することもあり「プール熱」と呼ばれる。潜伏期は5〜7日で，通常は3〜5日で軽快する。

夏に流行するウィルス感染症として①②③は「夏かぜ」とも言われる。

❽ 肺炎 pneumonia, 市中肺炎 community-acquired pneumonia

病態

　原因となる細菌・ウィルスとして肺炎連鎖球菌（肺炎球菌とも呼ばれる）の頻度が最も高く，次いでインフルエンザ菌，非定型性肺炎（マイコプラズマ肺炎，クラミジア肺炎，レジオネラ肺炎）の起炎菌とされる。参考として入院が必要となった起炎菌・ウィルスの種類を頻度別に表 50 に示した。3 分の 1 の症例で感冒ウィルス，インフルエンザウィルスも検出されているが，肺炎の主原因になっているかは分からない。また約半数では原因菌・ウィルスを確定できないが，そのうちの多くは，口腔と上気道の常在菌が原因と考えられる。

診断

　咳嗽，喀痰，胸痛，呼吸苦などの呼吸器症状と発熱，全身倦怠感の全身症状で急性に発症する。マイコプラズマをはじめとする非定型性肺炎では喀痰が少ない。血液検査，喀痰のグラム染色，胸部画像診断が行われる。

　CRP が 20mg/L より低値の場合は，市中肺炎が強く疑われなければ抗生剤は投与しないのがよいともされる。プロカルシトニン（procalcitonin：PCT）は（重症）細菌感染で上昇し，ウィルス感染では上昇しないため，市中肺炎での抗生剤投与を決める際に参考になる。正常値は 0.05 μg/L（ng/mL）未満で，0.5 μg/L（ng/mL）を超えると敗血症の可能性があるともされる。PCT が 0.25 μg/L（ng/mL）を超えると抗生剤投与を勧める報告もある[11]。

治療[12]

　外来患者での細菌性肺炎では，高容量のペニシリン系薬を中心とした治療が行われる。高齢者や肺に基礎疾患のある患者では，レスピ

表50　市中肺炎の原因菌（入院が必要となった例）

Common	Less common	Uncommon
Streptococcus pneumoniae	Pseudomonas aeruginosa	Mycobacterium tuberculosis
Haemophilus influenzae	other gram-negative rods	Nontuberculous mycobacteria
Staphylococcus aureus	Pneumocystis jirovecii	Nocardia species
Influenza virus	Moraxella catarrhalis	Legionella species
Respiratory viruses	他	Mycoplasma pneumoniae
		Chlamydophilia pneumoniae
		他

Musher DM et al：Community-acquired pneumonia. N Engl J Med 371：1619-1628, 2014 の Table 1 を参考に作成
■：市中肺炎の原因菌として頻度が高い

ラトリーキノロンの使用を考慮する。

　非定型性肺炎ではマクロライド系薬やテトラサイクリン系薬を第一選択とし，レスピラトリーキノロンは代替薬として温存する。

　細菌性肺炎か非定型性肺炎か明らかでない場合は，高用量ペニシリン系薬＋マクロライド系薬またテトラサイクリン系薬の併用療法を第一とする。レスピラトリーキノロンは代替薬として温存する。

【Note】

● 肺炎球菌ワクチン

肺炎球菌には 93 種類の血清型があり，ニューモバックス NP®（23 価肺炎球菌莢膜ポリサッカライドワクチン）は肺炎球菌の約 7 割をカバーするとされる（NP は New Process の略）。65 歳以上は予防接種法に基づき

自治体が定期接種を実施している。

プレベナー13®（13価肺炎球菌統合型ワクチン）は65歳以上で承認されている（2014年）。約7割の血清型をカバーすると考えられる。持続効果が長く鼻・喉の粘膜への菌定着を防止できる。ニューモバックスに比べ高価で公費補助はない。米国疾病対策センター（CDC）ではプレベナー13®を接種し6～12カ月後にニューモバックスNP®接種を推奨している（2014年）。これにより肺炎球菌を幅広くカバーできる。

● 肺炎治療で使用される経口抗生剤

1）合成ペニシリン系

AMPC　　サワシリン®

ABPC　　ビクシリン®

AMPC/CVA　オーグメンチン配合錠®

2）ニューキノロン系

呼吸器感染症の主要起炎菌に抗菌活性をもち，肺組織への移行が良好なニューキノロン系薬剤はレスピラトリーキノロンと通称される。

IIa世代

CPFX　　シプロキサン®

LVFX　　クラビット®

OFLX　　タリビット®

GRNX　　ジェニナック錠®

STFX　　グレースビット錠®

IIb世代

TFLX　　オゼックス®

IIIa世代

MFLX　　アベロックス®

3）マクロライド系

エリスロシン®，クラリス®，クラリスロマイシン®，ジスロマック®

4）テトラサイクリン系

ミノマイシン®

❾ 肺結核　pulmonary tuberculosis[13]

病態

　日本での結核罹患率（年間患者発生数）は人口10万人あたり約16人で，患者の約70％が60歳以上であった（2013年）。ホームレスの結核罹患率は一般人口の50〜100倍といわれる。糖尿病，透析患者，免疫抑制剤や副腎ステロイド使用，進行癌，免疫能低下などは高リスク因子である。結核患者の約20％が糖尿病患者である。ほとんどが飛沫核感染（空気感染）であり，排菌者から空気中に喀出された結核菌は長時間空中に浮遊する。感染症法で保健所に届け出ることが定められており，入院が必要な場合は，結核病床のある感染症指定医療機関への入院が勧められる。

診断

　呼吸器症状としては咳，痰，血痰・喀血，胸痛がある。2週間以上続く咳は肺結核も疑うべきとされる。また炎症が胸膜に及ぶと胸痛が生じる。炎症巣に由来するサイトカインなどの影響もあり全身症状として微熱，寝汗，易疲労感，体重減少など生じる。
　胸部画像検査で異常陰影を調べる。喀痰採取は1日1回，連続して3日間の検査（3連痰）が推奨されている。喀痰検査では塗抹検査（抗酸菌染色）と培養検査を行う。抗酸菌塗抹検査（鏡検）で菌量はガフキー（Gaffky）0〜9号で表示されるが，最近は−〜3＋で判定されている（表51）。塗抹検査では結核菌とそれ以外の抗酸菌を区別することはできない。抗酸菌が検出された場合は結核菌を同定可能なPCR検査（核酸増幅検査）が行われる。初診で結核の疑いが濃厚な場合は最初に核酸増幅検査を依頼する。培養検査では陰性の確定までに6〜8週間要する。

表51 抗酸菌塗抹検査での検出菌数

判定	菌数	ガフキー号数
−	陰性	G0
±	全視野で1〜2個	G1
1+	全視野で数個	G2
2+	1視野で数個	G5
3+	多数	G9

【Note】

● 結核菌のPCR検査

遺伝子（DNA）を増幅して調べる手法（polymerase chain reaction：PCR）が結核菌診断で保険適用になっている。結核菌のDNAを抽出増幅して調べるもので，測定に要する時間は数時間である。ただし生菌も死菌も区別なく検出され，菌数が多くても少なくても「陽性」判定となり，生死の判定と薬剤感受性試験のためには喀痰培養検査は必須である。結核菌の遺伝子検査にはPCR法以外にtranscription mediated amplification（TMA）法，transcription reverse transcription concerted reaction（TRC）法，loop-mediated isothermal amplification（LAMP）法などがある。

結核の既感染を診断する検査には，ツベルクリン反応とインターフェロンγ遊離試験がある。ツベルクリンはヒト型結核菌の培養液から分離精製した数種類のたんぱく質で，検査薬として使用される。BCG接種でツベルクリン反応は陽性になる。また非結核性抗酸菌症でも偽陽性になる。

インターフェロンγ遊離試験は，結核菌特異蛋白により結核既感染者のリンパ球を刺激するとIFN-γが放出されることを応用したものである。BCG接種やほとんどの非結核性抗酸菌症の影響を受けない。結核菌に暴露して2〜3カ月後に陽性となる。クォンティフェロン検査とTスポット検査があり，数日以内に結果が判明する。

治療

　予防としての BCG 接種は乳児期（1 歳に達するまで）に限定されている。ちなみに BCG はフランス語 Bacille de Calmette et Guérin（カルメット・ゲラン桿菌）の略で，フランスの研究者 Albert Calmette と Camille Guérin の人名に由来する。ウシ型結核菌の毒性を弱めた生ワクチンである。

　治療では抗結核薬 3 剤以上の併用療法が行われる。リファンピシン（RFP），イソニアジド（INH），ピラジナミド（PZA），ストレプトマイシン（SM），エタンブトール（EB）などである。

⓾ 非結核性抗酸菌症　nontuberculous mycobacteriosis[14]

病態

　非結核性抗酸菌症はやせ形の中高年女性に多い慢性の呼吸器感染症で，日本での罹患数は人口 10 万人あたり 5.7 人と推計されている（2007 年）。非結核性抗酸菌は結核菌と異なり水，土壌などの自然界中で長期間生息する環境常在菌である。代表が *Mycobacterium avium complex*（MAC）で，非結核性抗酸菌症の原因菌として 80% を占めるが，水道水，風呂水，家屋内の鉢植えの土など日常生活に密接な環境からも高頻度に分離される。気道からの侵入で発症するもので，人から人への伝染性はない。

診断

　全身症状として発熱，寝汗，全身倦怠感，体重減少がみられる。呼吸器症状としては咳嗽・喀痰，血痰・喀血，息切れ，胸痛があるが，いずれも非特異的症状である。健康診断で偶然発見される症例では臨床症状に乏しい。胸部 X 線画像が陰影の発見で役立つ。PET では活動性の病変部に高集積がみられるが，その臨床的意義について明らか

にされていない。喀痰の細菌培養検査が行われる。

治療

無治療で経過観察される場合もあるが、症状、肺所見が悪化する場合は化学療法が行われる。肺 MAC 症では 1 年間以上にわたる多剤併用療法が行われる。その薬剤は RFP（リファンピシン）、EB（エタンブトール）、CAM（クラリスロマイシン）、SM（ストレプトマイシン）、KM（カナマイシン）である。MAC 以外の菌では他の化学療法が行われる。

⓫ 気管支喘息（成人）bronchial asthma

病態

特定のアレルゲン、刺激物質に対し気道が過敏に反応し、気管支粘膜の炎症、粘液分泌、気管支平滑筋の攣縮が生じ、発作性の咳、喘鳴、呼吸苦をきたす。喘息発作の誘因には、アレルゲンとしてのダニ、ハウスダスト、小動物の鱗屑（りんせつ）、花粉、かびなどがある。アレルゲン以外では汚れた空気、天気・気圧の変化、過労・ストレス、呼吸器感染症、NSAIDs、常用薬の不使用などがある。小児ではアレルゲンによる場合が多いが（アトピー性）、成人喘息では約半数はアレルゲン以外の刺激物質による（非アトピー性）。

【Note】

● NSAIDs による喘息発作（379 頁）

成人気管支喘息患者の 5 ～ 10% が NSAIDs で喘息発作が誘発される。非アレルギー性の過敏反応と考えられるが、詳細な機序は不明である。アスピリン喘息とも呼ばれる。

2 疾 患

診 断

　呼吸苦，喘鳴，咳，胸が締めつけられる感じが生じる。ピークフローメーター（peak flow meter）（小さな器具で市販されている）で，自己のピークフロー値の80％に達しない場合は注意が必要で，50％に達しない場合は重症である。ピークフロー値は治療効果の評価にも利用できる。

治 療

　発作時には重症度に応じた治療が行われる。

　① 軽度　（軽度の呼吸困難で横になることができる）

　β2受容体刺激薬（短時間作用型）を定量噴霧吸入器もしくはネブライザーで吸入する。

　② 中等度　（起座呼吸）

　β2受容体刺激薬のネブライザー吸入を20～30分おきに反復する。脈拍は130/分以下に保つ。症状改善がみられなければ，アミノフィリン（6mg/kg）を等張補液200～250mLで約1時間かけ点滴する。テオフィリン血中濃度は10～15μg/mLが目標となる。ただしアミノフィリンの点滴は従来標準的に行われていたが，β2受容体刺激薬への追加効果が証明されず現在は推奨されていない。症状によりヒドロコルチゾン（200～500mg），またはメチルプレドニゾロン（40～125mg）を追加点滴静注する。これで改善がなければエピネフリン(0.1～0.3mL)を皮下注する。脈拍は130/分以下に保ち，20～30分間隔で反復する。酸素吸入は経鼻1～2L/分で行う。4～6時間の治療で軽快しない場合は入院とするのがよい。

　③ 高度　（呼吸困難で歩行は不可能，話をするのも困難）

　SpO_2 90％以下，血液ガス分析で$PaCO_2$ 45mmHg以上，PaO_2 60mmHg以下は高度の気道閉塞であり入院治療が必要である。β2受容体刺激薬のネブライザー吸入，アミノフィリン＋ステロイドの点

表 52 喘息治療薬

種類				一般名	商品名
① 気管支拡張薬	β2受容体刺激薬	長時間作用型	Long acting β2 agonist（LABA）	サルメテロール ホルモテロール ツロブテロール	セレベント, シムビコート, ホクナリンテープ
		短時間作用型	Short acting β2 agonist（SABA）	サルブタモール プロカテロール	サルタノール, ベネトリン, メプチン
	キサンチン系			テオフィリン アミノフィリン	テオドール, テオロング, ネオフィリン
	抗コリン薬			イプラトロピウム チオトロピウム グリコピロニウム	アトロベント, スピリーバ, シーブリ
② 抗炎症薬	ステロイド	吸入		フルチカゾン ベクロメタゾン	フルタイド, キュバール
③ 抗アレルギー薬	抗ロイコトリエン薬			モンテルカスト クロモグリク酸	シングレア, キプレス, インタール
④ 配合剤	ステロイド薬＋β2受容体刺激薬			フルチカゾン・サルメテロール ブデソニド・ホルモテロール	アドエア, シムビコート

滴，エピネフリン皮下注，酸素吸入などが行われる。

喘息治療薬を表 52 に示した。

【Note】
● アミノフィリンとテオフィリン
アミノフィリン（ネオフィリン®）はテオフィリン 2 分子からなるもので，いずれもキサンチン誘導体（カフェインも）である。

⓬ COPD（慢性閉塞性肺疾患）

病態

　ガイドライン[15]でCOPDとは「タバコ煙を主とする有害物質を長期に吸入暴露することで生じた肺の炎症性疾患である。呼吸機能検査で正常に復することのない気流閉塞を示す。気流閉塞は末梢気道病変と気腫性病変がさまざまな割合で複合的に作用することで起こり，通常は進行性である。臨床的には徐々に生じる体動時の呼吸困難や慢性の咳，痰を特徴とする」とある。

　日本人で40歳以上の有病率は8.6%と推測されている。原因の80～90%は喫煙で（受動喫煙を含む），喫煙者の15～20%がCOPDを発症する。職業，大気汚染による有毒物質の吸入も原因となり，非喫煙者のCOPDが5.8%ある。発症には遺伝，免疫の関与も考えられている。タバコ煙（数百種類の有害物質が含まれる）で正常肺胞構造が破壊される機序は十分解明されていない。

診断

　喫煙者で労作時の息切れ，慢性の咳嗽，喀痰症状がある場合に疑われる。診断ではスパイロメトリーによる気流閉塞の証明が最も重要で，診断基準は①②による。

① 気管支拡張薬投与後のスパイロメトリーで1秒率（FEV_1%）＜70%
② 気流閉塞をきたす他の疾患を除外する（気管支喘息，びまん性汎細気管支炎，先天性副鼻腔気管支症候群，閉塞性細気管支炎，気管支拡張症，肺結核，塵肺症，間質性肺炎など）。

　気管支拡張薬の吸入なしで1秒率が70%を超えればCOPDは否定的である。70%未満で気管支拡張薬吸入後の再検査で70%未満であればCOPDの所見である。吸入後の再検査で70%を超えれば，気道

の可逆性がみられるので気管支喘息の可能性が高い。

　胸部単純X線写真では肺の過膨張と透過性亢進，血液検査では長期の低酸素血症を反映して多血症がみられる．身体活動度の簡便な評価法に6分間歩行テストがある．酸素飽和度の変動，歩行距離，息切れの強さを調べるものである．

　肺気腫は基本的には病理形態学的診断名であるが，臨床診断名としても広く用いられている．肺胞壁，細気管支壁の破壊・拡張による気腔の拡大が認められるもので，CT画像で低吸収域となる．1秒率＜70%を満たせばCOPDと診断され，COPDの1つのタイプである．

　慢性気管支炎は症状による診断で，喀痰症状が年に3カ月以上あり，それが2年以上連続して認められる場合をいう．前述診断基準の①および②を満たせばCOPDである．

【Note】
● スパイロメトリーの測定項目
1) FVC (forced vital capacity) は肺活量で，最大深吸気により1回に呼出できる量．%VCは予測値に対する割合で，肺活量/予測肺活量 (%)．
2) FEV_1 (forced expiratory volume) は1秒量で，最初の1秒間に呼出できる量．FEV_1%は1秒率で，1秒量/肺活量 (%)．
3) %FEV_1は予測値に対する割合で，1秒量/予測1秒量 (%)．
(%VCと%FEV_1は予測値に対する割合であることに注意)
COPDの重症度評価では%FEV_1が用いられる（日本呼吸器学会の分類）．
　Ⅰ期　軽　度　　%FEV_1 ≧ 80%
　Ⅱ期　中等度　　50% ≦ %FEV_1 ＜ 80%
　Ⅲ期　高　度　　30% ≦ %FEV_1 ＜ 50%
　Ⅳ期　重　症　　%FEV_1 ＜ 30%

2 疾 患

治 療

　禁煙，予防接種（インフルエンザ，肺炎球菌ワクチン），栄養指導，運動療法，呼吸法（口すぼめ呼吸など）の指導が行われる。薬物療法は気管支拡張薬の吸入療法が中心となる（表52）。喀痰調整薬（去痰薬と同義）は補助的に使用される。作用機序から5種類に分類されるが気道粘液溶解薬（ムコフィリン®），気道粘液修復薬（ムコダイン®），気道潤滑薬（ムコソルバン®），気道分泌促進薬（ビソルボン®），界面活性薬（アレベール®）である。

　鎮咳剤の役割は不明で[16]，安定しているCOPDで鎮咳剤の使用は勧められていない[17]。進行例では在宅酸素療法（home oxygen therapy：HOT）が行われる。

⓭ 間質性肺炎 interstitial pneumonia

病 態

　肺の間質を中心に慢性炎症と線維化が種々の程度でみられるもので，200以上の疾患・亜型がある[18]。原因が特定できる疾患には膠原病，職業性肺疾患（じん肺），過敏性肺炎，薬剤性肺炎，放射線性肺炎，サルコイドーシスなどがある。

　原因不明の特発性間質性肺炎（idiopathic interstitial pneumonias：IIPs）は，臨床病理学的に主要な6種に分類される。まず特発性肺線維症（idiopathic pulmonary fibrosis：IPF）はIIPsの中で最も頻度が高く（80～90％），有病率は10万人対2～29人とされる[18]。進行性で予後不良である（平均余命が2～3年）。特発性非特異性間質性肺炎はIIPsの5～10％を占める。他に特発性器質化肺炎，急性間質性肺炎，剥離性間質性肺炎，呼吸細気管支炎を伴う間質性肺炎がある。

　IPFの発生機序は解明されていないが，遺伝的背景と環境暴露の関与が考えられている[19]。肺胞傷害が繰り返され創傷治癒の障害で，

異常な線維芽細胞が増殖し，間質の増生と正常肺構造の消失をきたすと考えられている。

間質性肺炎は感冒などの感染症をきっかけとして急激に進行・悪化することがある（急性増悪）。

診 断

間質性肺炎に共通する症状は乾性咳嗽と労作時呼吸困難で，聴診では捻髪音が聴取される。またばち指がみられることがある。呼吸機能を調べる運動テストとして，6分間歩行テストも利用評価できる[18]。白血球増加，CRP 高値，間質性肺炎の血清マーカー KL-6, SP-A, SP-D の上昇がみられる。肺機能検査（スパイロメーター）で拘束性障害（肺活量の低下）が認められる。胸部単純 X 線写真で細部を評価することは難しい。CT 検査では仰臥位と腹臥位の両者で撮影することで，重力の影響を除外できる。また高分解能 CT（high-resolution computerized tomography）は詳細な評価で役立つ。

IPF は予後が悪いことと治療法が異なることから，他の間質性肺炎との鑑別診断で特に重要である。

治 療

対症療法として鎮咳剤，去痰薬が用いられる。治療では副腎ステロイド剤，免疫抑制剤，特発性肺線維症では抗線維化剤（ピルフェニドン）が用いられる。肺移植も行われる。

⓴ 睡眠時無呼吸症候群 sleep apnea syndrome：SAS

病態

　SASにおける睡眠時無呼吸とは，10秒以上続く気流静止が1時間に平均5回以上みられる場合である。この気流静止には無呼吸と低呼吸がある。そして低呼吸とは「30%以上の気流低下が10秒以上あり，かつSpO_2が4%以上低下する」とされる[20]。大きないびきと無呼吸が典型的症状で，夜間頻尿，熟眠感の欠如，全身倦怠感，日中の過剰な眠気，起床時の頭痛などが生じる。成人男性の3～7%，女性の2～7%にみられる[21]。

　SASは閉塞性睡眠時無呼吸（obstructive sleep apnea：OSA）と中枢性睡眠時無呼吸（central sleep apnea：CSA）に大別されるが，ほとんどがOSAである。

　OSAでは口蓋垂，舌根部の沈下と，上気道を構成する筋肉群の弛緩で，上気道の閉塞・狭小化が生じている。要因には肥満，下顎の後退・小顎症などの形態的要因と，睡眠時の体位（仰臥位，頸部の屈曲など）の影響がある。OSAで急性の上気道閉塞が生じると，低酸素，高二酸化炭素血症のみでなく，胸腔内圧の変動で右心房への静脈灌流，肺動脈圧などの心血管系にも影響が生じる。また胸腔内陰圧が増大すると胃食道逆流症（GERD）をきたしやすくなる。

　CSAはSASの数%で頻度は低い。OSAと異なり上気道は開存しているが，胸腹の呼吸努力が認められない。心不全や脳卒中で比較的多く認められ，左心不全（左室収縮不全）では30～50%にも認められる[21]。心疾患，脳血管障害，腎不全などで呼吸の振幅が周期的に漸増漸減を繰り返すチェーン・ストークス（Cheyne-Stokes）呼吸もCSAの一種である。中枢性の呼吸調節障害，$PaCO_2$への感受性変化がみられるが，詳細な機序は解明されていない。確実な診断には食道内圧の測定が必要とされる[20]。

【Note】

● **閉塞性睡眠時無呼吸（OSA）の循環器系への影響**
気管・肺胞の内部は外気圧と等しく，胸膜腔の圧（胸腔内圧）は陰圧である。これにより肺は胸腔内で常に膨張した状態に保たれている。吸気時は横隔膜が下降し，胸腔内圧が-6〜$-8cmH_2O$に低下し空気を吸い込む。呼気時は横隔膜が上昇し胸腔内圧が-2〜$-4cmH_2O$になり空気を排出する。OSAで吸気の途中で呼吸が停止したまま（無呼吸），吸気努力が続くと胸腔内陰圧が増大する。高度の場合は$-50mmHg$（$-68cmH_2O$）以上の陰圧が一晩中繰り返して生じるとされる[20]。その結果右心房への静脈灌流量は増大し，肺動脈圧が上昇する。これらの心負荷と低酸素・高二酸化炭素血症で循環器系への悪影響が生じる。

診断

OSAの検査は専門診療科に依頼する。簡易無呼吸検査は自宅で実施できるもので，携帯装置で鼻孔の気流（呼吸），いびき音，心拍数，SpO_2（パルスオキシメーターによる）の4項目が記録できる。睡眠ポリグラフ検査（polysomnography：PSG）はOSA診断のゴールドスタンダードであり，入院で行われる。脳波，眼電図，頤（おとがい）筋の筋電図，心電図か脈拍，気流，呼吸努力，SpO_2の7項目以上を記録できる。重症度は無呼吸低呼吸指数（apnea hypopnea index：AHI）（1時間あたりの無呼吸低呼吸の回数）で評価され，軽症（AHI 5〜15），中等症（15〜30），重症（30以上）である。

治療

AHI ≧ 20で，日中の眠気などを認めるOSAでは，経鼻的持続陽圧呼吸療法（continuous positive airway pressure：CPAP）が標準的治療である。鼻に装着したCPAPマスクから陽圧で送気し，上気道を広げる対症療法である。

文献

1) Heikkinen T et al：The common cold. Lancet 361：51-59, 2003
2) Immunology. 7th Ed（ed: Male D et al）. Elsevier Ltd, 2006
3) Carrat F et al：Time lines of infection and disease in human influenza: a review of volunteer challenge studies. Am J Epidemiol 167：775-785, 2008
4) Webster RG et al：Continuing challenge in influenza. Ann N Y Acad Sci 1323：115-139, 2014
5) MacIntyre CR et al：Facemasks for the prevention of infection in healthcare and community settings. BMJ 350：h694, 2015
6) Loeb M et al：Surgical mask vs N95 respirator for preventing influenza among health care workers. A randomized trial. JAMA 302：1865-1871, 2009
7) Centor RM et al：The diagnosis of strep throat in adults in the emergency room. Med Decis Making 1：239-246, 1981
8) 米国感染症学会（Infectious Diseases Society of America: IDSA）のガイドライン（2012年）.Shulman ST et al：Clinical practice guideline for the diagnosis and management of group A streptococcal pharyngitis: 2012 update by the Infectious Diseases Society of America.（http://cid.oxfordjournals.org/content/early/2012/09/06/cid.cis629.full）（2018年1月閲覧）
9) Waites KB et al：Mycoplasma pneumonia and its role as a human pathogen. Clinical Microbiology Reviews 17：697-728, 2004
10) Lennon P et al：Infectious mononucleosis. BMJ 350：h1825, 2015
11) Prina E et al：Community-acquired pneumonia. Lancet 386：1097-1108, 2015
12) 三笠桂一ほか：JAID/JSC感染症治療ガイドライン―呼吸器感染症―. 日化療会誌 62: 1-109, 2014
13) 結核診療ガイドライン（改定第3版）（編：日本結核病学会），南江堂, 2015
14) 非結核性抗酸菌症　診療マニュアル（編：日本結核病学会），医学書院, 2015
15) 日本呼吸器学会COPDガイドライン第4版作成委員会：COPD（慢性閉塞性肺疾患）診断と治療のためのガイドライン第4版. 日本呼吸器学会, 2013
16) The Global initiative for chronic obstructive lung disease：Global strategy for the diagnosis, management, and prevention of chronic obstructive pulmonary disease（2017 report）.
17) NICE guideline：Chronic obstructive pulmonary disease in over 16s：diagnosis and management. June, 2010
18) Troy L et al：Interstitial lung disease in 2015：where are we now? Aust Fam Physician 44：546-552, 2015
19) Mikolasch TA et al：Update in diagnosis and management of interstitial lung disease. Clin Med 16：s71-s78, 2016
20) 循環器病の診断と治療に関するガイドライン（2008-2009年度合同研究班報告）：(ダ

イジェスト版）循環器領域における睡眠呼吸障害の診断・治療に関するガイドライン. Circulation Journal 74（Suppl. II）：1053-1084, 2010

21）日本呼吸器学会ホームページ. http://www.jrs.or.jp/modules/citizen/index.php?content_id=42（2018年1月閲覧）

 coffee break

手術室の風景

外科医は手術好きである。執刀医になりたがる。外科に入る前から好きだったというより，虫垂炎，ヘルニアから始まり腸切除・吻合などの術者を経験し，もっと上手くなりたい気持ちが強くなるのである。外科研修医が出向先を選ぶ基準は，手術症例数が給料より優先される。数多く手術に入りたいのである。人の体は一人一人で違い，教科書にあるようにはいかない。手術は経験がものをいう。

大きな手術の執刀前は緊張する。手術室では，手洗いしガウンを着用し，気を引き締め手術に向かう姿がみられる。私は一時期花粉症が強かったが，手術室で大きな手術の加刀前には花粉症がピタッと止まった。そして手術の山場を越え気が緩むと，症状が出てクシュン，クシュンした。術中は気持ちが術野に集中され雑念がなくなる。手術室を出てすっきりした気持ちになるのは，緊張感からの開放である。内科領域でも術者の技量に依存する侵襲的治療が増えた。きっと似た経験をしているでしょう。

2 疾患

3 循環器

❶ 高血圧 hypertension

病態

　成人のおよそ 40 ％は高血圧の診断を受けたことがあるとされる[1]。冠動脈疾患，脳卒中など心血管障害の最大の危険因子で，心疾患死亡の少なくとも 45 ％，脳卒中死亡の 51 ％ に高血圧が関与している。高血圧のコントロールは心血管障害の予防に効果があることが示されており，放置することの経済的，社会的影響は大きい。高血圧患者の多くは心疾患，脳卒中，腎障害，脂質異常，糖尿病，肥満，喫煙，アルコール多飲，不健康な食生活，運動不足など，他にも健康を害する因子を併せもつ。

　測定法に従って高血圧基準値が定められている。

　a）診察室血圧　≧ 140/90mmHg，至適血圧は 120/80 未満

　b）24 時間血圧測定　≧ 130/80mmHg

　c）家庭血圧　≧ 135/85mmHg

　血圧測定は元来水銀血圧計ではじまったものであるが，現在の自動血圧計（上腕カフ・オシロメトリック法）で正確な血圧が測定できる。診察室では背もたれつきの椅子に座って数分間の安静後に測定する。2 回以上測定し，安定した値の平均値を血圧値とする[2]。

　高血圧症の約 90％ を占める本態性高血圧症の原因は解明されていない。単独の成因でなく塩分摂取，肥満，インスリン感受性，レニン・アンギオテンシン系，交感神経系，遺伝的要素，血管内皮細胞の変化などが関わっているとされる[2]。少なくとも 10％ の高血圧患者が二次性高血圧と考えられている[3]。二次性高血圧の可能性が高い場合は専門医に依頼する。

① 腎性高血圧 renal hypertension

腎実質性高血圧は高血圧患者の2〜5%を占める。慢性腎臓病（chronic kidney disease：CKD）の多くは高血圧を発症し，高血圧は腎障害を進展させるためレニン・アンギオテンシン系阻害薬（ACE阻害薬，ARB）（171頁）で血圧コントロールが行われる。CKDと高血圧が合併している場合，どちらが原因でどちらが結果なのか判定できない場合が多い。

腎血管性高血圧は高血圧患者の1%を占める。腎動脈の狭窄・閉塞による。中・高年では粥状動脈硬化，若年では線維筋性異形成，大動脈炎症候群が多い。腎委縮または腎サイズの左右差は診断の手掛かりになる。

② 内分泌性高血圧 endocrine hypertension

原発性アルドステロン症（219頁）は高血圧患者の5〜10%を占める。高血圧があり原発性アルドステロン症のリスク（低カリウム血症，若年者，重度・治療抵抗性高血圧，副腎偶発腫瘍，若年脳血管障害発症）がある場合は，ホルモンのスクリーニング検査が勧められる。日本高血圧学会高血圧治療ガイドライン[3]で勧められているスクリーニング法は，血漿アルドステロン濃度（PAC）と血漿レニン活性（PRA），血漿活性型レニン濃度（ARC）を測定し，PAC >120 pg/mL（12 ng/dL）でかつPAC/PRA > 200 またはPAC/ARC >40 の場合を陽性とし，専門医へ依頼するのがよいとされる。

クッシング症候群ではクッシング徴候，治療抵抗性の高血圧と糖尿病の合併，副腎偶発腫瘍がみられる。褐色細胞腫では発作性高血圧や副腎偶発腫瘍がみられる。

③ 薬剤誘発性高血圧

NSAIDsは血管拡張，利尿作用のあるプロスタグランジン産生を阻害するため，血圧上昇作用が生じる場合があるとされる。カンゾウ（甘草）の有効成分であるグリチルリチン，糖質コルチコイド，シクロス

ポリン・タクロリムス，エリスロポイエチン，エストロゲン，交感神経刺激作用を有する薬剤，抗VEGF（vascular endothelial growth factor：血管内皮細胞増殖因子）抗体薬などが高血圧の原因になる。

その他に睡眠時無呼吸症候群，大動脈炎症候群，大動脈縮窄症，甲状腺機能異常（亢進症，低下症），副甲状腺機能亢進症，脳幹部血管圧迫などが高血圧の原因になる。

【Note】

● 血圧測定値の変動

自動血圧計で血圧を測定すると，測定値に変動がみられることはよくある。1回目が高く，回数を重ねると変動が少なくなるのは一般的である[4]。主たる要因として安静の効果が考えられる。ガイドラインでは，背もたれつきの椅子に座って数分の安静後，1〜2分の間隔をおいて少なくとも2回測定し，安定した値（測定値の差が5mmHg未満が目安）を示した2回の平均値を血圧値にする，と定められている。

測定時の状況で5〜10mmHgの範囲で変動が生じる。収縮期圧で背もたれがないと6〜10mmHg上昇，会話で10mmHg上昇，膀胱に尿が充満すると10mmHg以上高くなる。

血圧変動は分単位，心拍動ごとにも認められる[5]。中枢性の動揺，換気の影響，体液性の変化，局所の血管運動などの自動変動に加え，身体・精神的活動の影響，体位，気温などがかかわる。日内変動では睡眠中に低く，起床後に上昇し，夕方から夜にかけ下降する。夜間は日中に比べ20%低下するが自律神経の影響とされる[6]。

診 断

血液検査では血糖，電解質，クレアチニン，e-GFR，総コレステロール，HDLコレステロールを調べる。検尿でCKDの徴候がないか蛋白，アルブミン／クレアチニン比，血尿の有無を調べる。心電図（12誘導），眼科検査（高血圧性網膜症）も行われる。

治療

まず生活習慣の改善として塩分制限，適正体重の維持，運動，節酒，禁煙である。その他ストレス管理，睡眠の改善，防寒も勧められる。塩分摂取目標量は，健常者では男性 8.0g/日未満，女性 7.0g/日未満（厚生労働省，2015 年）で，高血圧患者では 6g 未満，WHO（世界保健機構）では健常者で 5g 未満が推奨されている（"塩分ハ 8, 7, 6, 5"で記憶）。食料品包装でのナトリウム（Na）表示で，ナトリウム 400mg は食塩 1g にほぼ相当するので，過剰摂取にならないよう注意する。1g の食塩摂取は一時的には 200～300mL の体液量を増加させる。塩分過剰摂取に対するカリウムの拮抗作用が認められており，カリウムを含む果物・野菜の積極的摂取は勧められる[3]。

生活習慣の改善で目標降圧レベルに達しない場合は薬物治療が行われる。Ca 拮抗薬，ACE 阻害剤，ARB，利尿薬，β受容体遮断薬（交感神経遮断薬）が第一選択薬となる。

① Ca 拮抗薬

血管平滑筋の収縮には細胞膜の Ca チャネルがかかわる。細胞内 Ca^{2+} イオンは細胞外の 1 万分の 1 程度と低い濃度勾配で保たれている。運動神経の電気刺激が神経筋接合部に達すると，Ca チャネルが開き Ca^{2+} が流入し細胞内 Ca^{2+} 濃度が上昇する。そしてトロポニン（収縮調節蛋白）に結合することで，血管平滑筋の収縮が生じる。Ca 拮抗薬はこの Ca^{2+} の流入を抑え，血管収縮を抑制することで降圧作用を示す。

本邦で降圧薬として用いられる Ca 拮抗薬にはジヒドロピリジン系（DHP）とベンゾチアゼピン系（BTZ）があるが，主に DHP 系 Ca 拮抗薬が用いられている。血管選択性が高く血管拡張作用が強く，現在用いられている降圧薬の中で最も降圧効果が強い。

② ACE 阻害薬と ARB

レニン - アンギオテンシン - アルドステロン系（renin-angiotensin-

2 疾　患

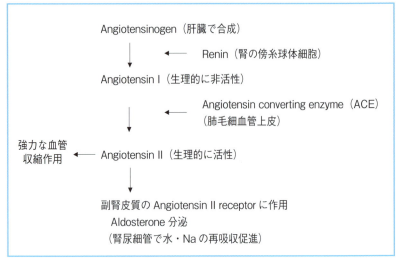

図5　Renin-Angiotensin-Aldosterone 系

aldosterone system）は体液量と血圧の調整にかかわる（図5）。アンギオテンシン変換酵素（angiotensin-converting enzyme：ACE）によりアンギオテンシンI（生理的に非活性）はアンギオテンシンII（生理的に活性）になる。このアンギオテンシンII自体に強力な血管収縮作用がある。また副腎皮質の受容体（angiotensin II receptor）に作用しアルドステロンを分泌する。アルドステロンは腎尿細管に作用しNa・水の再吸収を促進し，体液が貯留される。

　ACE阻害薬と，アンギオテンシンII受容体阻害薬ARB（angiotensin II receptor blocker）が降圧薬として使用される。

　ACE阻害薬はブラジキニン分解抑制の作用もあり，ブラジキニンの作用増強による降圧効果があるが，一方でブラジキニンによる空咳の副作用がある。ARBが本邦ではCa拮抗薬に次いで使用されている。

③ 降圧利尿薬

降圧薬としてはサイアザイド系利尿薬が使用されることが多い（表

表53　利尿薬の分類

薬物名	作用部位	作用機序	一般名	商品名	副作用
炭酸脱水酵素（carbonic anhydrase：CA）阻害薬	近位尿細管	尿細管細胞収のCA阻害でNa再吸収阻害	アセタゾラミド	ダイアモックス	低K血症
ループ利尿薬	ヘンレループ	Na再吸収阻害	フロセミド	ラシックス	低K血症 高血糖 高尿酸血症 聴力障害
サイアザイド系利尿薬	遠位尿細管	Na再吸収阻害	トリクロルメチアジド	フルイトラン	低K血症 高血糖 高尿酸血症 光過敏症
カリウム保持利尿薬	遠位尿細管集合管	アルドステロンに拮抗	スピロノラクトン	アルダクトン	高K血症
		直接作用でNa再吸収（K排泄）阻害	トリアムテレン	トリテレン	高K血症

53）。遠位尿細管でのNa再吸収を抑制することで循環血液量を減少させる。

④ 交感神経遮断薬

β（β1+β2）受容体遮断薬には心拍出量の低下，血管平滑筋の弛緩作用がある。α（α1）受容体遮断薬には血管平滑筋の弛緩作用がある。

【Note】

● ブラジキニン　bradykinin
9個のアミノ酸から成るペプチドで，炎症メディエーター（表44）の1つである。マスト細胞（肥満細胞）に作用しヒスタミンを遊離する。また毛細血管透過性を亢進させ炎症性浮腫をきたす。疼痛を引き起こす発痛物質でも

2 疾 患

表54　ノルアドレナリン受容体と生理作用

受容体	部　位	反　応	生理作用
α1	血管平滑筋	収縮	血管収縮
β1	洞房結節	心拍数↑	心機能亢進
	心筋	収縮力↑	心機能亢進
β2	血管平滑筋	弛緩	血管拡張
	冠動脈	拡張	冠動脈拡張
	静脈	弛緩	血管拡張
	気管支平滑筋	弛緩	気管支拡張
	消化管平滑筋	弛緩	蠕動低下
	肝臓	グリコーゲン分解	グリコーゲン分解促進
	腎	レニン分泌	レニン分泌促進
β1, β3	脂肪細胞	脂肪分解	脂肪分解促進
β2, β3	膀胱（排尿筋）	弛緩	膀胱弛緩，拡張

■：生理的に重要な作用

ある。血管の平滑筋を弛緩する作用があり，血圧低下をきたす。非血管性の平滑筋（腸管，気管支）は収縮する。

● 交感神経のノルアドレナリン受容体

自律神経末端の神経伝達物質にはアセチルコリンとノルアドレナリンがある。交感神経での神経・臓器接合部（節後線維末端）の神経伝達物質はノルアドレナリンである。臓器にはノルアドレナリンに対応する2種類の受容体がある。α受容体（α1, α2）とβ受容体（β1, β2, β3）である（表54）。

α1受容体刺激薬は血管収縮で昇圧作用がある。昇圧剤フェニレフリン（ネ

オシネジン®），血管収縮剤ナファゾリン（プリビナ®）として利用される。β1作動薬は心臓の心拍数，収縮力を高める。心収縮力増強剤ドブタミン（ドブトレックス®）として使用される。β2受容体刺激薬は気管支，血管の平滑筋を弛緩する作用がある。気管支拡張薬として使用される。

ちなみにアドレナリンは副腎髄質で産生され，交感神経刺激（神経伝達物質はアセチルコリン）により血中に放出されるもので，交感神経の神経伝達物質ではない。

❷ 不整脈 arrhythmia

病態

　正常の心筋収縮では，洞（房）結節で生じた脱分極（興奮）が心房筋，房室結節，His束，左右の脚，Purkinje線維を通じて心室筋に伝播する（図6）。洞結節，房室結節，His束，左右の脚，Purkinje線維は特殊な心筋組織で自動的に脱分極が生じる。そして自動性が最も高い洞結節がペースメーカーとして機能している。

　洞結節は上大静脈と右心房の境界部にある結節状の組織で，右冠状動脈が栄養血管である。自律神経支配を受け副交感神経（迷走神経）は洞結節と房室結節に分布し，交感神経は洞結節，房室結節以外に心房と心室筋にも分布している。自律神経の作用で洞結節の興奮の頻度は変化する。正常の心電図を図7に示した。P波は心房収縮，QRSは心室収縮を表す。不整脈の分類（表55）と緊急度（表56）を示した。

【Note】
- 心電図検査

十二誘導心電図検査では四肢誘導（I，II，III，aVR，aVL，aVF）と胸部誘導（V1〜V6）が調べられる。四肢誘導の電極は上肢（右，左），下肢（右，左）から赤，黄，黒（アース），緑の電極を装着する（"あき組"で記憶）。Vは

2 疾　患

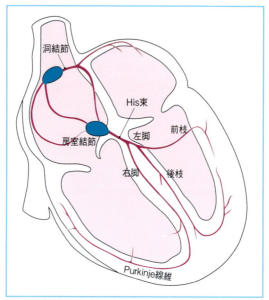

図6　心臓の刺激伝導系

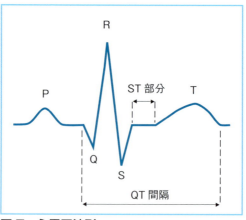

図7　心電図波形

表55　不整脈の分類

上室性不整脈	洞性不整脈
	洞性頻脈
	洞性徐脈
	上室性期外収縮 　心房性 　房室結合性
	発作性上室性頻拍 　心房性 　房室結合性
	心房細動 心房粗動
心室性不整脈	心室性期外収縮
	脚ブロック 　右脚ブロック 　左脚ブロック
	心室頻拍
	心室細動
伝導系の障害	WPW症候群
	洞不全症候群
	房室ブロック 　第1度房室ブロック 　第2度房室ブロック 　　Wenckebach型（MobitzⅠ型） 　　MobitzⅡ型 　第3度房室ブロック

表56 不整脈の緊急度*

緊急度	不整脈の種類
緊　急 （危険）	心室細動，心室頻拍
	torsades de pointes（多形性心室頻拍）
	Adams Stokes 発作のある第3度ブロック 　Mobitz II 型ブロック 　洞不全症候群の洞休止 　徐脈頻脈症候群
準緊急 （危険の予徴）	心室性期外収縮 　R on T（Lown 5），ショートラン（Lown 4b） 　2連発（Lown 4a），多形性心室性期外収縮（Lown 3）
待機的 （治療を要する）	上室性期外収縮 　頻発性，連発，房室ブロック
	発作性上室性頻拍
	心房細動 　慢性頻脈性，徐脈性，発作性心房細動 　第3度ブロックを伴う心房細動
	心房粗動
	心室性期外収縮 Lown 2
	WPW 症候群に伴う発作性心房細動
	洞不全症候群 　洞休止，洞房ブロック，徐脈頻脈症候群
	房室ブロック 　2：1房室ブロック 　第2度 Wenckebach 型，第2度ブロック（Mobitz II 型） 　第3度ブロック

表 56　つづき

緊急度	不整脈の種類
経過観察	洞性不整脈
	洞性頻脈
	洞性徐脈（生理的）
	上室性期外収縮，散発性
	心室性期外収縮 Lown 1
	第 1 度房室ブロック

＊ 小沢友紀雄，長澤正樹：緊急度別心電図ポケットブック（改訂版）
http://www.nissoken.com/book/268/contents.html（日総研）
（2018 年 1 月閲覧）を参考に作成

voltage，a は augmented（増幅された）の意味で，aVR は増幅肢誘導（augmented voltage right）で右上肢の電極からみる誘導の意味である。

---

① 洞性不整脈　sinus arrythmia
洞性の脈拍が呼吸の影響で不整になるもので生理的で通常の脈拍数（60 〜 100/ 分）である。

② 洞性頻脈　sinus tachycardia
運動，興奮，発熱，脱水などで生じるもので生理的である。

③ 洞性徐脈　sinus bradycardia
洞結節由来の興奮が緩徐となり通常の脈拍数に満たない状態である。生理的な場合と病的な場合がある。生理的には睡眠中，運動選手，鎮静剤やβ受容体遮断薬の使用，迷走神経の刺激で生じる。病的には下壁心筋梗塞，頭蓋内圧亢進，甲状腺機能低下や洞不全症候群（sick sinus syndrome：SSS）によっても生じる。徐脈で心拍出量が減少し一過性の脳灌流低下をきたした状態が Adams-Stokes 発作である。

④ **心房性期外収縮 premature atrial contraction：PAC**
上室性期外収縮 premature supraventricular contraction：PSVC

本来の洞結節からの興奮に先立ち心房・房室結合部付近で興奮が発生する。P波はしばしば確認できない。心房性と房室結合性を含めて上室性（supraventricular）という。上室性期外収縮が生じた場合，より早期であればあるほどその時の脈圧が小さくなる。そして次に来る正常収縮（QRS）まで（代償性）R-R 間隔が延び，心室の拡張時間が延長し，充満される血液量が増加する。そしてこの時には心室の収縮力も増強するため，心拍出量が増加し「胸がドキッ」と感じる。

⑤ **発作性心房性頻拍 paroxysmal atrial tachycardia：PAT**
発作性上室性頻拍 paroxysmal supraventricular tachycardia：PSVT

心房および房室結合部付近由来の上室性頻拍（supraventricular tachycardia：SVT）が突然発生し，多くは数分から数時間持続するものである。140〜180/分の頻脈になる。通常の刺激伝導経路とは別に，房室結節内とその近傍から，または心室から副伝導路を介し，異所性興奮が房室結節に伝導する経路である。そして興奮が早い速度で繰り返し房室結節に伝わり心室収縮が生じる。

心疾患（WPW症候群による場合を含む），動脈硬化，呼吸器疾患，甲状腺疾患や薬剤（ジギタリス，喘息治療薬，感冒薬）で生じるが，健常者で疲労，ストレス，飲酒，喫煙，カフェイン摂取，運動で誘因となって生じることがある。原因が不明の場合もある。動悸症状が突然始まるが，健常者のPSVTは一般に重篤でなく緊急性は低い。心電図でP波が確認できる場合とできない場合があるが，QRS幅は正常である。異所性興奮が頻回になると興奮が房室結節を通過できなくなり心電図で房室ブロックがみられる。

⑥ **心房細動 atrial fibrillation：Af**

心房内で異所性興奮が無秩序に350/分以上発生する。P波はなく基線の揺れのようなf波がみられる。f波の一部が房室結節から心室

に伝わり QRS（心室収縮）が発生する。R-R 間隔は不規則で，頻脈で R-R 間隔が短い場合は左室充満血液量が減少し脈が触れにくくなり，心拍数と脈拍数に差が生じる（心拍数≧脈拍数）。

重要な問題が2点ある。第一は頻脈による左室充満血液量の低下と心臓ポンプ機能の低下で心不全の状態になることである。頻脈自体による心筋障害も関わっていると考えられている。第二は，心房（右心房，左心房）の血流が低下し血栓が形成され，心房が洞調律に復帰した時，右房と左房の血栓が肺動脈および大動脈に駆出され血栓塞栓症をきたすことである。

心房細動の契機となる期外収縮はほとんどの場合に左房近傍の肺静脈の部位から発生するため，この部位に高周波アブレーション治療も行われる。

⑦ 心房粗動 atrial flatter：AF

心房細動に比べると頻度は低い（1/20 程度）。通常のタイプは心房内の三尖弁上を興奮が旋回し，P 波でなくのこぎり状の F 波が規則的に 250〜350/ 分みられる。心房内興奮が数回に1回の割合で心室に伝導され，規則的または不規則的な心室拍動が生じる。心室への伝導は粗動周期2〜4拍に対して1拍生じることが多い。4:1 伝導であれば脈拍は正常範囲であるが，すべてが伝導され 1:1 伝導になると 300/ 分以上の著しい頻脈となる。このような頻脈では左室充満血液量が減少し Adams-Stokes 発作を生じる。

右心房内で三尖弁輪上の伝導回路に高周波アブレーション治療も行われる。

⑧ 心室性期外収縮 premature ventricular contraction：PVC

洞結節からの興奮より早く心室で興奮が出現するもので，先行する P 波がなく QRS 幅は広くなる。期外収縮が早ければ早いほどその時の血圧は低目となる。そして次の興奮での左室収縮で心拍出量が増え「胸がドキッ」と感じることがある。

表 57　心室性期外収縮の重症度（Lown 分類）

grade	心室性期外収縮
0	心室期外収縮なし
1	単源性で 30 回 / 時間未満
2	単源性で 30 回 / 時間以上
3	多源性
4a	2 連発
4b	3 連発
5	R on T 現象

　PVC が規則的に 1 つおき（二段脈），2 つおき（三段脈）に出現すると PVC の数は多くなるが危険な不整脈ではない。これに対して PVC が連続して 2 回（2 連発），3 回（3 連発）と続く場合は心室頻拍の危険がある。3 連発以上は short run と呼ばれる。また QRS の波形が異なる多源性（多形性）は単源性（一定波形）に比べ危険性が高い。あまりに早いタイミングで PVC が出現し先行 T 波に重なると心室細動が引き起こされる危険がある（R on T）。PVC の重症度分類を表 57 に示した。

⑨ 脚ブロック　bundle branch block

a）右脚ブロック

　右脚の刺激伝導系が障害され，His 束からの興奮は左脚のみに伝導される。そして左室の興奮が先に起こり，それに引き続いて左室と心室中隔を介し右室に興奮が伝わる。右室の興奮終了は左室より遅れるため QRS 幅は広く変形する。右脚障害の程度により QRS 幅 0.12 秒以上が完全右脚ブロック，0.1 秒以上 0.12 秒未満が不完全右脚ブロックと呼ばれる。

b）左脚ブロック

左脚の障害によるもので，His 束からの興奮はまず右室に伝わり，遅れて左室に伝わる。心電図で右脚ブロックと左脚ブロックの識別法は，V1 で QRS の幅が上向きであれば右脚ブロック，下向きは左脚ブロックである。

⑩ 心室頻拍　ventricular tachycardia：VT

PVC が連続して発生し頻脈を呈するものである。日本不整脈心電学会ホームページには「心拍数が 1 分間に 120 回以上の頻度で PVC が 3 連発以上出現する場合」とある。PVC が引き金となり発作的に頻拍となる。心電図で QRS は幅広く脚ブロック型となる。持続性（30 秒以上続く）と非持続性に分けられ，非持続性で心拍数が 150/ 分以下であれば原則治療は要しない。持続性でも血行動態が安定していれば薬物治療が行われる。持続性で心拍数が 150/ 分を超えると，心拍出量が低下し血圧が低下するため徐細動の準備が必要となる。

QT 延長症候群で発生する多形性心室頻拍は，頻拍時の波形がねじれた形になり Torsade de pointes（トルサード・ド・ポアント）と呼ばれ，心室細動に移行する危険がある。

【Note】

● QT 延長症候群　long QT syndrome [7]
心電図上で QT 延長が認められる病態をいう。QT 間隔は心臓の電気的興奮が回復するまでの時間を示すがその遅延である。R-R 間隔で補正した QTc 時間で評価されるが，スクリーニング診察では T 波の終点が R-R の中点を越えていれば明らかに QT 延長とされる。先天性と二次性（薬剤性，電解質異常，各種心疾患など）がある。Torsade de pointes と呼ばれる特殊な心室頻拍，あるいは心室細動などの重症心室性不整脈を生じることが問題である。

● Brugada 症候群 [7]
明らかな器質的心疾患がなく，典型的な心電図異常（V1 – V3 で著しい

2 疾　患

ST 上昇）がみられる。心室細動による突然死をきたしうる疾患で，特に夜間に突然生じる心停止・心室細動である。アジア人の中高年男性に圧倒的に多く，日本人における Brugada 型心電図の頻度は，一般健常人の 0.05 ～ 0.1% とされる。年間での心事故発生率は無症候性で 0.5%，有症候性の失神，心停止既往例ではそれぞれ 1.7%，7.7% であったとされる。突然死の予防では植え込み型徐細動器（implantable cardioverter defibrillator：ICD）による発作時の徐細動のみが確実な方法とされる。

⑪ 心室細動　ventricular fibrillation：VF

心室内の無秩序な興奮で均一な収縮がなく，有効心拍出量のない心停止の状態である。原因で最も多いのは冠動脈疾患で次いで心筋症，他の心疾患である。不整脈に引き続いて生じる場合がある。心室頻拍，心室性期外収縮（Lown 分類 3 以上），QT 延長症候群，Brugada 症候群，WPW 症候群などである。胸部への鈍的外傷，感電によっても生じる。迅速な徐細動が必要である。

【Note】

● 心停止 cardiac arrest

心臓から血液が拍出されていない状態で，心電図上 4 通りに分類される。

1）心静止（asystole）：波形は平坦である。

2）無脈性電気活動（pulseless electrical activity：PEA）：心臓電気活動を示す波形がみられる。

3）無脈性心室頻拍（pulseless VT）：波形は心室頻拍である。

4）心室細動（VF）：波形は心室細動である。

3），4）は徐細動のみが有効で，自動体外式徐細動器（automated external defibrillator：AED）の適応である。

● カウンターショック

心臓に直流電気を通電するもので，① defibrillation（徐細動）と ② cardioversion の 2 種類がある。徐細動は心筋全体を一気に脱分極させ細動を停止させるもの。心電図同期はしない。Cardioversion は PAT，心房細動，循環動態の安定している VT などの頻拍性不整脈に対し，心電図同期

で施行し正常調律に復帰させるものである。Cardioversion の適切な日本語訳はまだない。①は屋外で一般人が AED として施行できる。②は不整脈の治療として病院内で医師が施行するものである。

● AED

病院外の心停止で AED の使用が認められるようになったのは 2004 年である。大阪で行われた 7 年間の調査[8] によると，病院外心停止は自宅以外では路上（652 件），職場（306 件），駅（118 件），スポーツ施設（93 件），公共施設（86 件），学校（31 件），空港（4 件），他（865 件）にみられた。AED の実施率は 2005 年の 0% から 2011 年には約 50% に増加し，発見から AED 実施までの平均時間が 5 分であった。神経障害の後遺症がないかまたは軽度で回復した症例が約 35% であった。また多変量解析で早期の AED 実施が良い結果に関連していることが分かった。このことから早期の AED 実施で 2～3 人に 1 人を後遺症の少ない段階で救命できると考えられる。

AED は心停止のうち無脈性心室頻拍と心室細動で適用される。手順は簡単で，まず電源を ON にし（フタを開けると自動電源 ON となる器具もあり），音声指示に従い電極パッド（2 枚）を胸に貼る。すると AED が心電図を自動解析するので，"ショックが必要です" の音声指示があればショックボタンを押す（人に触れない）。これを救急隊到着まで心臓マッサージと人工呼吸補助をしながら繰り返す。"ショックが必要です" の指示がなかった場合は心臓マッサージと人工呼吸を続けることになる。

⑫ WPW 症候群　Wolf-Parkinson-White syndrome

心房と心室の間には房室結節以外の副伝導路がある。心房からの興奮がこの副伝導路を経由し心室に伝導されることがある。房室結節より伝導速度が速い。副伝導路には Kent 束，James 束，Mahaim 束などある。代表が Kent 束でこれを有する疾患を WPW 症候群（別名は早期興奮症候群）という。

WPW 症候群は発作性の頻脈を起こし多くは自然に治まる。特有の心電図所見で，心室が早期に興奮することで P 波に続く QRS 波形にデルタ波が出現する。自覚症状がなければ経過観察が行われる。しかし心房に頻拍，細動，粗動などの頻拍性不整脈が発生すると，興奮

② 疾　患

がKent束を通り心室に伝導され，心室性頻脈または心室細動を引き起こすことがある。心臓突然死の原因の1つとも考えられている。

⑬ **洞不全症候群 sick sinus syndrome：SSS**

洞機能の低下により洞性徐脈，洞停止，洞房ブロックが複合して発生する。3つのタイプに分類される（Rubensteinらによる洞不全分類）。

Ⅰ型　持続性の洞性徐脈
Ⅱ型　洞停止または洞房ブロック

心電図でR-R間隔が不規則であれば洞停止，元のR-R間隔の整数倍であれば洞房ブロックである。

Ⅲ型　徐脈頻脈症候群（bradycardia-tachycardia syndrome）

SSSによる徐脈でめまい，失神の症状がある場合にはペースメーカーの適応になる（Adams-Stokes症候群）。

【Note】
● **Adams-Stokes症候群**
不整脈による心拍出量低下で脳灌流が低下し，めまい，失神，けいれんをきたすもの。多くは徐脈性不整脈（SSS，完全房室ブロック）によるが，頻脈性不整脈（心房細動，心室細動）でもみられる。予後は比較的良い。

⑭ **房室ブロック sinoatrial block**

房室結節からPurkinje線維への刺激伝導系の障害で生じる。原因の半数は伝導系が存在する部位の組織変性（線維化，石灰化など）による。次いで冠動脈疾患である。右冠動脈は房室結節の栄養血管で，この部位に閉塞や狭窄があると，房室結節への血液が障害される。他に薬剤，迷走神経緊張亢進，器質的心疾患がある。房室ブロックは障害の程度により1度，2度，3度（完全房室ブロック）に分類される。

a）第 1 度房室ブロック

房室結節およびその周辺の伝導障害で，心房から心室への興奮伝導時間が延長している状態である。心電図で P 波と QRS 波の間隔が延長し，P 波は先行する T 波に接近する。

b）第 2 度房室ブロック

心房の興奮が心室に伝導されず，心室の収縮が起こらない状態である。心室伝導がブロックされる前の P-Q 間隔の変化により Wenckebach 型（Mobitz I 型）と Mobitz II 型に分類される。

Wenckebach 型（Mobitz I 型）では，心房から心室への刺激伝導時間が徐々に延長し，ついには伝導が中断され心室興奮が脱落する。続く心拍で伝導ははじめの伝導時間に戻り，また徐々に延長して脱落する。この周期を Wenckebach 周期という。

Mobitz II 型房室ブロックでは，心房から心室へ一定間隔で伝導されていたものが，突然脱落し心室へ伝導されず心室収縮が起こらない。そのため P 波の後に QRS 波が突然続かなくなる。しばしばペースメーカーの適応となる。

c）第 3 度房室ブロック

心房からの興奮が心室に全く伝導されない状態である。P 波は正常の興奮回数を示す。心室は心室内の自動能により独自に興奮するが，興奮発生能力は低く徐脈となり心拍出量は低下する。Adams-Stokes 発作を生じるためペースメーカーの適応である。

【Note】

● 電解質異常と不整脈

高カリウム血症（$K > 5.5$ mEq/L）（252 頁）で，心筋は興奮からの回復時間が短くなり QT 間隔が短縮する。また特徴的なテント状 T 波が出現する。進行すると刺激伝導障害，幅広い QRS 波から徐脈になる。

低カリウム血症（$K < 3.5$ mEq/L）で，U 波の出現，T 波の平坦化・陰性化，ST の低下が生じる。K 濃度が著しく低下すると U 波が大きくなり，T 波と

U波が融合し，QT（U）間隔が延長し，心室細動が生じやすくなる。
高Ca血症（Ca＞10mg/dL）で，QT時間が短縮するが一般に重症不整脈には移行しない。低Ca血症（Ca＜8.5mg/dL）で，QT間隔が延長する。QT延長では心室性不整脈が生じやすくなる。

❸ 狭心症 angina pectoris

病態

　左右の冠動脈は大動脈基部（バルサルバ洞）から分枝する。冠血流量は安静時で全心拍出量の約5％とされるが，大動脈圧，冠動脈の直径，低酸素状態の有無，自律神経作用などで変化し自己調節性がある。ちなみに交感神経刺激で冠動脈が弛緩・拡張するのは他臓器の動脈への作用と異なる（迷走神経刺激で冠動脈が収縮するかは確証がない）。狭心症では心筋の酸素需要に対し酸素供給が低下し心筋虚血の症状がみられる（壊死は伴わない）。虚血は冠動脈のプラーク（動脈硬化性粥腫）と攣縮が原因である。

　冠動脈プラークは内膜の局所的肥厚で，泡沫化したマクロファージを核とし，結合織や平滑筋細胞からなる線維性被膜に覆われた構造である。この被膜が破綻すると血栓原性の高い内容物が露出し血栓を形成し血管内腔を閉塞する。易破綻性のプラークは不安定プラーク（vulnerable plaque）と呼ばれる。

　冠動脈攣縮は内膜の損傷，動脈硬化，プラークの存在などで血管平滑筋の過収縮が生じ心外膜冠動脈の攣縮をきたすものである。安静時にも出現し，貫壁性の心筋虚血でST上昇，非貫壁性の虚血でST下降を伴う狭心症発作が生じる。冠攣縮は異型狭心症のみならず，労作性狭心症および急性心筋梗塞の発生にも関与する。

　狭心症はいくつかのカテゴリーで分類されているが（表58），臨床的には次の①〜③のカテゴリーでとらえることができる。

表58 狭心症の分類

Ⅰ	発作の誘因	労作性狭心症 Effort angina	労作時に症状が生じる。
		安静時狭心症 Angina at rest	安静時にも症状が生じる。
Ⅱ	臨床経過	安定狭心症 Stable angina	病状が安定している。
		不安定狭心症 Unstable angina	病状が不安定である。
Ⅲ	虚血の機序	動脈硬化性狭窄 (atherosclerosis)	冠動脈プラークで生じる。
		冠動脈攣縮 Vasospastic angina	冠動脈攣縮で生じる。
Ⅳ	その他	異型狭心症 Variant angina	冠動脈の攣縮により安静時にも生じる。
		微小血管狭心症 Microvascular angina	微小血管の変化で生じる。
		他のまれな原因	重度高血圧,肥大型心筋症,大動脈疾患など。

① 労作性狭心症 effort angina

心外膜冠動脈の動脈硬化による。身体活動で心筋酸素消費量の増大を契機に発生しST低下がみられる。安静,硝酸薬の服用で治まる。慢性的経過で臨床的には安定狭心症(stable angina)と同義である(表59)。

典型的症状は胸骨後部の不快感,疼痛であるが,この不快感・疼痛は下顎から上腹部の広い範囲で生じうる(上腹部,背部,頸部・下顎,肩など)。不快感とは圧迫感,締めつける感じ,重圧感,灼熱感などである。症状の程度はさまざまで冠動脈病変の程度と関係しない。息切れ,疲労感,めまい,嘔気,げっぷの症状を伴うことがある。持続時間は短時間で通常は10分を超えない。精神的ストレスが関係する

2 疾　患

表59　安定狭心症の症状レベル*

Class	症状レベル
I	通常の活動で症状はない。力のいる，または急速な，あるいは持続の長い運動でのみ症状が生じる。
II	通常の活動で軽度の制限がある。早歩き，階段を早く上がる，坂を上がる，食後の運動，気温の低い天気，精神的ストレス，起床のほんの数時間後などで症状が生じる。
III	日常の身体活動で大きな制限がある。100〜200mの歩行，階段を1階上がるなどで症状が生じる。
IV	身体活動で不快感が生じる。

＊ Canadian Cardiovascular Society の重症度分類を参考に作成

場合もある。症状発生のメカニズムは明らかでないが，心筋虚血で生じる物質（ブラジキニン，アデノシンなど）の関与が考えられている。

　診断にあたっては虚血性心疾患の危険因子がないか確認する。すなわち，年齢（高齢），肥満，過労・精神的ストレス，喫煙・過量飲酒歴，高血圧，糖尿病，脂質異常症などである。そして心電図でQ波，ST波の変化の有無をみる。診察時に症状がなく心電図で異常が認められない場合は，待機的に循環器内科に依頼する。その場合は硝酸薬（舌下剤，舌下スプレー）を処方しておくのもよい。

　循環器内科では運動負荷試験などが行われる。また労作性狭心症が疑われる場合はアスピリンを開始すべきとされる[9]。治療では高血圧，脂質異常の管理をし，肥満の場合は減量，食事では脂肪分・糖分を控え目にして，喫煙者は禁煙など生活習慣の改善を指導する。薬物治療では β 受容体遮断薬，Ca拮抗薬，長時間作用性の硝酸薬が標準であるが，新規薬剤も使用されている[9]。

② 異型狭心症 variant angina

　安静時に狭心症発作が生じ，心電図でST上昇がみられ，速効性の

硝酸薬が著効するという臨床的特徴があり，1つの独立疾患として扱われる．冠動脈の攣縮による貫壁性虚血でSTが上昇する．プリンツメタル狭心症（Printzmetal's angina）とも呼ばれるが，臨床的には血管攣縮性狭心症（vasospastic angina）とほぼ同義である．

　冠攣縮による狭心症発作は，器質的狭窄による労作性狭心症発作に比べ症状の持続時間が長く，冷汗や意識障害を伴うことがある．発作は数分から15分程度で，心室頻拍，心室細動，房室ブロックなどの不整脈によるAdems-Strokes発作の危険がある．

　次の5つの条件の1つを満たしていれば診断が可能である[10]．①安静時（特に夜間から早朝），②早朝の運動能の著明な低下（早朝には軽度の労作によっても誘発されるが，午後からは激しい労作によっても誘発されない），③ST上昇，④過換気呼吸で誘発される，⑤カルシウム拮抗剤によって抑制されるがβ受容体遮断薬によっては抑制されない，である．

　治療では異型狭心症の危険因子で喫煙は突出しているので，禁煙を含めた生活習慣の是正を行う．冠攣縮はプラークの破綻と血栓形成を惹起する可能性があり，抗血栓療法など急性冠症候群の予防が必要となる．

　薬物療法では硝酸薬，カルシウム拮抗薬などが用いられる．発作時は速効性の硝酸薬が第一選択で，舌下またはスプレーの口腔内噴霧を行う．カルシウム拮抗薬は発作の予防で第一選択薬である．またβ受容体遮断薬も用いられる．

【Note】

● 硝酸薬　nitrate compounds

硝酸薬の亜硝酸アミルが狭心症に有効であることが1867年Lancetに報告されている[11]．その後にニトログリセリンの有効性が明らかになり，血管拡張作用の強い硝酸薬は現在狭心症治療で重要な位置を占めている．

2 疾　患

硝酸薬の作用機序は十分に解明されてないが，生体内で一酸化窒素（NO）に変化し血管平滑筋を弛緩させることは明らかにされている。末梢静脈の弛緩・拡張で心臓への静脈還流が低下し（前負荷軽減），動脈系の弛緩・拡張で血圧が低下する（後負荷軽減）。その結果，心負荷が軽減し心筋酸素需要量が低下する。また左室拡張期圧の低下で冠灌流圧が上昇する。ニトログリセリンには心外膜を走行する太い冠動脈を拡張する作用もあるとされる。
硝酸薬には以下のものがある。

1）ニトログリセリン（nitroglycerin：NTG）
　　三硝酸グリセリンとも呼ばれる。ニトログリセリン舌下錠®，ミオコールスプレー®など。
2）一硝酸イソソルビド（isosorbide mononitrate：ISMN）
　　アイトロール錠®など。
3）二硝酸イソソルビド（isosorbide dinitrate：ISDN）
　　単に硝酸イソソルビドとも呼ばれる。ニトロール®（錠，スプレー），フランドルテープ®など。
4）亜硝酸アミル（amyl nitrate）
　　亜硝酸アミル®（注射剤）

　他にニコランジル（シグマート®）は一酸化窒素（NO）供給体で，硝酸類似薬として用いられている。
　化学的に硝酸薬＝ニトロ化合物ではない。硝酸（HNO_3）は無色で刺激臭のある液体で硫酸と同様に強酸で，亜硝酸（HNO_2）は弱酸である。そして硝酸化合物（－ONO_2基）と亜硝酸化合物（－ONO基）で血管拡張作用のある薬剤が硝酸薬として狭心症治療で用いられている。一方，ニトロ化合物とはニトロ基（－NO_2）を有するもので硝酸化合物，亜硝酸化合物とは別である。ニトログリセリン（－ONO_2基）は「ニトロ」の名前がついているが，ニトロ化合物でなく硝酸化合物である。
　硝酸薬は低血圧（血圧が低下），閉塞偶角緑内障（眼圧が上昇），脳出血（頭蓋内圧が上昇）の症例では使用に注意する。

③その他の狭心症

a）微小血管狭心症

狭心症状がみられるが冠動脈造影で原因となる器質的狭窄，攣縮が認められない。小動脈レベルでの器質的，機能的障害（血管拡張能の低下，攣縮など）によると考えられている。臨床的な特徴は，閉経後の女性に多い，胸痛の性状と心電図所見で特徴的な所見がない，安静時および労作時に発作が生じる，発作持続時間が10分以上のことがまれでない，速効性硝酸薬の有効率が50％以下，などである。予後は良好である。

b）他のまれな原因

重度の高血圧，肥大型心筋症などで心筋負荷が大きく酸素需要量が増加する場合と，大動脈弁狭窄，大動脈弁閉鎖不全など大動脈弁の異常で，冠動脈の血流が影響を受ける場合がある。

【Note】
- 虚血性心疾患 ischemic heart disease：IHD

心筋への血液供給が低下し生じるもので狭心症と心筋梗塞に代表される。冠動脈の狭窄，閉塞で心筋血流が低下し生じる。その多くは冠動脈の動脈硬化性変化による。狭心症と心筋梗塞以外には無症候性心筋虚血，虚血性心筋症，心室瘤，冠動脈瘤，冠動脈解離などが含まれる（WHOの国際疾病分類ICD 10による）。

無症候性心筋虚血は，狭心症の症状がないが運動負荷試験やホルター心電図で一過性ST偏位がみられるものである。高齢，糖尿病，虚血領域が小さい，痛みを感知する個人差などが関係するとされる。

- 不安定狭心症 unstable angina

病状が安定している安定狭心症（労作性狭心症）に対比した分類である。1）最近3週間以内に発症した労作性狭心症，2）症状発現のパターンが変わった労作性狭心症の増悪，3）安静時の症状出現，の3病型が含まれ独立した疾患群として扱われる。心筋梗塞のリスクが高く急性冠症候群に含まれる。入院管理が必要である。

2 疾 患

従来，狭心症と心筋梗塞の境界領域，グレーゾーンとして使用されてきた。しかし心筋虚血のバイオマーカーである高感度心筋トロポニン（cardiac-specific troponin：cTn）（表14）により，従来不安定狭心症のカテゴリーに分類された症例の多くが心筋梗塞と診断されるようになった。今後も病態の解明が進むと，虚血性心疾患は基本的には狭心症と心筋梗塞に分けられるとの見解もある[12]。

● **急性冠症候群 acute coronary syndrome：ACS**
虚血性心疾患のうち急激な転帰をきたす病態で，不安定狭心症，心筋梗塞と心破裂を含む心臓突然死が含まれる。冠攣縮によっても生じるが，主として冠動脈のプラーク（動脈硬化性粥腫）に起因する。プラークの血管内腔への増大で冠動脈の狭窄・閉塞が生じ，または不安定プラークの破綻とその結果生じる血栓形成により，一過性の心筋虚血から壊死をきたす。救急対応が必要である。

❹ 心不全 heart failure

病 態

心不全は心臓の器質的・機能的障害で心拍出量が低下し，うっ血・灌流不全の徴候・症状が出現した状態で，①〜④のカテゴリーで分類される。

① **左心不全，右心不全，両心不全**
左心不全では左房圧上昇，肺うっ血が，右心不全で右房圧上昇，体静脈のうっ血が生じる。

② **急性心不全，慢性心不全**
日本のガイドラインで急性と慢性に分けられているが[13) 14)]，欧米のガイドラインでは分けられていない[15)]。

③ **収縮不全，拡張不全**
心臓のポンプ機能は収縮能と拡張能に分けられる。左室収縮能が低下するのが収縮性心不全（heart failure with reduced ejection fraction：HFrEF）である。一方EFは保たれ左室拡張能が低下

❸ 循環器

表60　NYHA（New York Heart Association）分類

Class	症状レベル
Ⅰ度	心疾患はあるが身体活動に制限はない。 日常的な身体活動では著しい疲労，動悸，呼吸困難あるいは狭心痛を生じない。
Ⅱ度	軽度の身体活動の制限がある。安静時には無症状。 日常的な身体活動で疲労，動悸，呼吸困難あるいは狭心痛を生じる。
Ⅲ度	高度な身体活動の制限がある。安静時には無症状。 日常的な身体活動以下の労作で疲労，動悸，呼吸困難あるいは狭心痛を生じる。
Ⅳ度	心疾患のためにいかなる身体活動も制限される。心不全症状や狭心痛が安静時にも存在する。わずかな労作でこれらの症状は増悪する。

（拡張終期容量の減少）するのが拡張性心不全（heart failure with preserved ejection fraction：HFpEF）である。

④ 低拍出性心不全，高拍出性心不全

高拍出性心不全（high-output heart failure）はまれであるが重症貧血，動静脈シャント，甲状腺中毒症，ビタミン B_{12} 欠乏（脚気心），敗血症でみられる。四肢は温かいにもかかわらず肺うっ血がみられる。

心不全の原因疾患では虚血性心疾患，心筋症，弁膜症，高血圧が多い。心不全の程度分類には，自覚症状で評価するNYHA（New York Heart Association）分類（表60）がある。

【Note】
- 駆出率　ejection fraction：EF
拍出量／心室容量で，心エコーで左室EF＝（左室拡張末期容積－左室収縮末期容積）／左室拡張末期容積で求められる。55〜80％がほぼ正常範囲とされる。右室EFは50〜55％である。

2 疾　患

診　断

　まず心不全であることを正しく診断する。心疾患，高血圧，あるいは慢性心不全など既往疾患の増悪であることが多い。また治療薬の服薬忘れ・自己中止，水分・塩分の摂取過多，腎機能低下など，多くの場合で発症の契機が明らかである。

　左心不全による左房圧上昇で肺静脈うっ血が生じる。息切れ，起座呼吸，発作性夜間呼吸困難，呼吸副雑音（水泡音），心雑音（III音によるギャロップ），血性泡沫状喀痰がみられる。右心不全による右房圧上昇で体静脈のうっ血が生じる。頸静脈怒張，肝腫大，腹部膨満，右季肋部痛，両下肢・顔面の浮腫である。低心拍出状態による末梢循環不全が進むと低血圧，頻脈，四肢冷感を生じる。

　血圧低下（100mmHgが目安）がみられる場合は緊急で循環器科に依頼する。血圧が安定している場合は，一般的検査としては血液・尿検査と肝，腎，脂質，甲状腺機能の血液検査が行われる。心不全に特異的な検査でBNP（brain natriuretic hormone，脳性ナトリウム利尿ペプチド）とNT-proBNP（N-terminal proBNP：脳性ナトリウム利尿ペプチド前駆体N端フラグメント）が有用であることが示されている。初期の評価では胸部X線撮影，心電図，心エコー検査も行われる。

【Note】

● BNP，NT-proBNP

BNPは1988年に日本の松尾・寒川らによりブタの脳から抽出され，その後に心臓から分泌されるナトリウム利尿ペプチドホルモンで，血中のNaを尿中に排泄し心臓の負担を減らす生理作用のあることが分かった。心室負荷により心室筋細胞で合成・分泌されるが心房からもわずかに（約10％）分泌される。

心室に圧負荷がかかるとproBNP（BNP前駆体）が合成され，生理活性を有する（成熟型）BNPと，生理活性のないN末端のNT-proBNPに分

❸ 循環器

かれる。半減期はBNPが約20分で，NT-proBNPは約120分である。NT-proBNPはほとんどが腎排泄のため血中濃度は腎機能の影響を受ける。BNPとNT-proBNPはいずれも心不全のスクリーニング，管理で役立つバイオマーカーである。両者の基準値はおよそ18.4pg/mL以下，55pg/mL以下である。心疾患のスクリーニングで，BNPが40〜100pg/mLでは軽度の心不全の可能性があるので経過観察または精査が勧められ，BNPで100pg/mL，NT-proBNPで400pg/mL以上は専門医受診が勧められる。BNPが18.4〜40pg/mLでは可能であれば経過観察が勧められる。
（日本心不全学会ホームページ「BNPに関する学会ステートメント」の「血中BNPやNT-proBNP値を用いた心不全治療の留意点について」（2018年1月閲覧）を参考）

治療

　心不全またはその疑いが強い場合は，入院が必要かどうか循環器科に相談する。血圧が保たれている場合は硝酸薬などの血管拡張薬が一時的に使用され，体液貯留に対して利尿薬が使用される。酸素療法ではSpO$_2$ 95%，PaO$_2$ 80mmHg以上を目指す。密着型マスクによる非侵襲的陽圧呼吸（noninvasive positive pressure ventilation：NPPV）も行われる。

　薬物療法では以下の薬剤が用いられる。

① ジギタリス製剤

② 利尿剤

　ループ利尿剤フロセミド（ラシックス®），抗アルドステロン薬のスピロノラクトン（アルダクトン®）など。

③ 血管拡張薬

　a）硝酸薬（ニトロール®）：狭心症治療薬であるが，血圧が保たれている場合は前負荷，後負荷を軽減するため一時的に使用される。

　b）ACE阻害薬とARB：高血圧治療薬のACE阻害薬（レニベース®）とARB（ブロプレス®）は体液貯留抑制効果もある。

c）カルシウム拮抗薬（ノルバスク®）

④β受容体遮断薬

選択的β1受容体遮断薬のビソプロロール（メインテート®）と，αβ受容体遮断薬のカロペジロール（アーチスト®）が使用される。

1gの食塩摂取は200～300mLの体液量を増加させる。塩分制限での食塩量は軽症で7g/日，中等症で5g/日以下，重症で3g/日以下が目安である。心不全の予後は厳しく5年死亡率は50%との報告もある[16]。

文献

1) World Health Organization：A global brief on hypertension. Geneva, World Health Organization, 2013（WHO/DCO/WHD/2013.2）
2) Beevers G et al：ABC of hypertension. The pathophysiology of hypertension. BMJ 322：912-916, 2001
3) 日本高血圧学会高血圧治療ガイドライン作成委員会編：高血圧治療ガイドライン2014年, 日本高血圧学会, 2014
4) Powers BJ et al：Measuring blood pressure for decision making and quality reporting: where and how many measures? Ann Intern Med 154：781-788, 2011
5) Mancia G：Short- and long- term blood pressure variability, present and future. Hypertension 60：512-517, 2012
6) Verdecchia P et al：Home blood pressure measurements will not replace 24-hour ambulatory blood pressure monitoring. Hypertension 54：188-195, 2009
7) 循環器病の診断と治療に関するガイドライン．QT延長症候群（先天性・二次性）とBrugada症候群の診療に関するガイドライン（2012年改訂版）．http://www.j-circ.or.jp/guideline/pdf/JCS2013_aonuma_h.pdf（2018年1月閲覧）
8) Murakami Y et al：Outcomes of out-of-hospital cardiac arrest by public location in the public-access defibrillation era. J Am Heart Assoc 3：e000533, 2014
9) Solomon CG：Chronic stable angina. N Engl J Med 374：1167-1176, 2016
10) 循環器病の診断と治療に関するガイドライン（2006-2007年度合同研究班報告）．冠攣縮性狭心症の診断と治療に関するガイドライン．http://www.j-circ.or.jp/guideline/pdf/JCS2008_ogawah_h.pdf（2018年1月閲覧）
11) Brunton TL：On the use of nitrite of amyl in angina pectoris. Lancet 2：97,

1867
12) Braunwald E et al：Unstable angina. Is it time for a requiem? Circulation 127：2452-2457, 2013
13) 循環器病の診断と治療に関するガイドライン（2010年度合同研究斑報告）．急性心不全治療ガイドライン（2011年改訂版）．http://www.j-circ.or.jp/guideline/pdf/JCS2011_izumi_h.pdf（2018年1月閲覧）
14) 循環器病の診断と治療に関するガイドライン（2009年度合同研究斑報告）．慢性心不全治療ガイドライン（2010年改訂版）．http://www.j-circ.or.jp/guideline/pdf/JCS2010_matsuzaki_h.pdf（2018年1月閲覧）
15) The task force for the diagnosis and treatment of acute and chronic heart failure of the European Society of Cardiology（ESC）：2016 ESC guidelines for the diagnosis and treatment of acute and chronic heart failure. Eur Heart J 37：2129-2200, 2016
16) Inamdar AA et al：Heart failure: diagnosis, management and utilization. J Clin Med 5：62, 2016

2 疾患

脳神経

❶ 脳卒中 stroke，脳血管障害 cerebrovascular disease

病態

　脳卒中は脳血管（図8）の閉塞または破裂で急激に脳症状をきたすものである。脳卒中の頻度は，アテローム性血管閉塞24.1%，ラクナ梗塞22.7%，心原性脳梗塞19.2%，高血圧性脳出血13.7%，くも膜下出血6.4%，一過性脳虚血発作（transient ischemic attack: TIA）5.8%，その他8.1%である（脳卒中データバンク2009）[1]。ただしTIAは厳

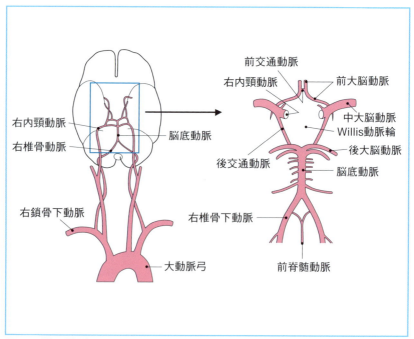

図8　脳の動脈

密な意味では脳卒中に含まれないので参考の頻度である。脳卒中とTIAは脳血管障害であり，以下脳血管障害について説明する。

① 脳梗塞，TIA

脳梗塞は臨床的にアテローム性血管閉塞，心原性脳梗塞，ラクナ梗塞，その他に分けられる。アテローム性血管閉塞は血栓自体による血管の閉塞・狭窄による場合と，血栓が遊離し塞栓をきたす場合がある。心原性では心房細動によることが多い。アテローム性および心原性は急性発症で局所の神経欠落症状がみられる。上下肢の片側性筋力低下・麻痺，発語・構音障害，歩行障害，眼症状，頭痛，めまいなどである。

ラクナ梗塞は主幹動脈から直接分枝する直径0.5mm以下の単一穿通枝動脈の病変による脳深部の小梗塞である。穿通枝動脈は終末動脈であり閉塞すると領域に15mm以下の限局した小梗塞巣を形成する。ラクナ梗塞は原則として意識障害や皮質症状を伴わない。代表的な症状は古典的ラクナ症候群の4型で，pure motor hemiparesis（顔面を含む半身の運動麻痺），pure sensory stroke（顔面を含む半身の感覚麻痺），ataxic hemiparesis（軽度の片麻痺と運動失調），dysartheria-clumsy hand syndrome（構音障害と片手の巧緻運動障害）である。

TIAでは脳虚血で局所の脳障害が一過性に出現し，数分〜数十分の間に完全に軽快する。内頸動脈領域のTIAでは半身の運動麻痺，感覚鈍麻，失語症が生じる。椎骨脳底動脈系のTIA（椎骨脳底動脈循環不全）は頸部の運動に伴い発生することが多く，めまい，意識障害がみられる。脳梗塞の前兆であるため脳梗塞発症の予防（抗血栓療法など）が必要となる。CT，MRIで虚血巣の同定は困難である。診察時に神経症状が消失している場合があり，詳細な病歴聴取のみで診断をつけなければならないことが多く，神経内科に依頼するのがよい。

② 脳出血（脳内出血）intracerebral hemorrhage

高血圧性脳出血が最も多く，脳アミロイド血管症，脳動静脈奇形，その他の原因がある。高血圧性脳出血は高血圧による小血管病変の破

綻による。大脳基底核に多く，他は視床，小脳，脳幹部である。脳アミロイド血管症ではアミロイド蛋白の沈着で脆くなった血管が破綻し脳出血が生じる。高血圧や出血源となる血管奇形がない高齢者の皮質下出血で疑う。脳動静脈奇形は若年者の脳出血では第一に疑うべき原因で，30歳代で出血することが多い。他の頭蓋内血管奇形には海綿状血管腫，髄質静脈奇形，毛細血管拡張症がある。その他，血液凝固異常による脳出血がある。

脳出血による症状は神経脱落症状，頭蓋内圧亢進症状，髄膜刺激症状である。脳出血は被殻（大脳基底核の一部），視床で生じることが多く，運動障害，感覚障害（しびれ，触覚・痛覚・温度感覚などの障害）がみられる。頭蓋内圧亢進症状として頭痛，嘔気・嘔吐，意識障害が生じる。髄膜刺激症状では項部硬直（仰臥位患者の頭部をもち上げると抵抗がある）がみられる。

③ くも膜下出血 subarachnoid hemorrhage：SAH

多くは60歳以下で，85%が動脈瘤の破裂による。10%は中脳周囲非動脈瘤性くも膜下出血で，軽度のくも膜下出血が中脳周囲に限局する特殊例で予後は良好である。5%は脳動静脈奇形を含むまれな原因である。

動脈瘤破裂による頭痛は突然，急速で激烈である。頭痛以外に嘔吐，意識障害が主な症状である。出血は脳の実質外で生じるため，局所の神経欠落症状で発症するものではない。

突発性の激しい頭痛はSAHの特徴であるが特異的ではない。突発の激しい頭痛のみが症状であった場合，SAHであるのは10%にすぎない。頭痛のみでは片頭痛，緊張型頭痛，雷鳴頭痛と鑑別が難しい。頭痛の90%で緊急性はないが，10%の破裂による状態不良を回避するためには専門医に依頼するのがよいともされる[2]。髄膜刺激症状（項部硬直）が明らかになるのは発症後何時間か経過してからである。

頭部単純CT検査が第一選択で，12時間以内に施行した場合の偽陰性は2%以内とされる。CT検査で異常ない場合は，MRIのfluidattenuated inversion recovery（FLAIR）法が有用とされる。画像所見が陰性で，それでもくも膜下出血が疑わしい場合は，腰椎穿刺により脳脊髄液の観察が行われる。ただし穿刺手技による血液の混入が問題になる。

④ **無症候性脳血管障害** asymptomatic cerebrovascular disorder

脳ドックの普及で無症候性脳血管障害は実際の診療でしばしば遭遇するようになった。無症候性脳梗塞（白質病変を含む），無症候性脳出血，無症候性頸部・脳内の血管狭窄・閉塞，未破裂脳動脈瘤，未破裂脳動静脈奇形などである。

未破裂脳動脈瘤で治療が検討されるのは a）5～7mm 以上，b）5mm 未満であっても i）症候性，ii）前交通動脈，および内頸動脈-後交通動脈部などの動脈瘤，iii）dome/neck 比（瘤の横径／頸部の長さ）が大きい，不整形，ブレブなどの形態的特徴をもつ動脈瘤とされる[3]。

⑤ **その他の脳血管障害**

頭蓋内・外の動脈剝離による脳卒中，モヤモヤ病（Willis 動脈輪閉塞症），心房中隔の卵円孔開存による右左シャントで生じる奇異性脳血栓症など特殊な原因によるもので頻度は低い。モヤモヤ病は Willis 動脈輪の閉塞によるもので，日本で発見，命名された疾患であり，脳血管撮影で側副路血管が「もやもやとした血管」にみえることに由来する。脳虚血，または破裂による出血の危険がある。

診 断

病歴と理学所見が重要である。そして脳卒中の診断では脳卒中類似疾患（stroke mimics）を除外する。すなわちけいれん，心因反応，片頭痛，低血糖，薬物・アルコール中毒，敗血症，失神，脳腫瘍などである[4]。心因反応とは転換性障害（ヒステリー），虚偽性精神障害，詐病で，自覚症状の訴えがあるが器質的疾患がみられない精神障害である。

出血では頭痛，嘔吐，拡張期血圧の上昇（>110mmHg），髄膜刺激

② 疾　患

表 61　意識レベルの表記法
Japan Coma Scale（JCS）

III. 刺激をしても覚醒しない状態
300. 痛み刺激に全く反応しない
200. 痛み刺激で少し手足を動かしたり顔をしかめる
100. 痛み刺激に対し払いのけるような動作をする
II. 刺激すると覚醒する状態
30. 痛み刺激を加えつつ呼びかけを繰り返すとかろうじて開眼する
20. 大きな声または体をゆさぶることにより開眼する
10. 普通の呼びかけで容易に開眼する
I. 刺激しないでも覚醒している状態
3. 自分の名前，生年月日が言えない
2. 見当識障害がある
1. 意識清明とは言えない

　症状，昏睡の頻度が高いが確定的ではなく，出血と梗塞の鑑別を確実にするには単純CT（またはMRI）が行われる。そして出血でなく梗塞であれば，遺伝子組み換え組織プラスミノゲンアクチベーター（recombinant tissue plasminogen activator：rt-PA）の開始を遅延させないことが最重要である。
　意識レベルの表記法を表61に示した。

治　療

　脳卒中は専門施設に速やかに搬送する。rt-PA治療は発症後4.5時間以内になるだけ早く使用すると有効である[3]。高張グリセロール静脈内投与が抗脳浮腫療法で行われる。マンニトールと副腎皮質ホルモ

表61 つづき
Glasgow Coma Scale (GCS)

1. 開眼 (eye opening, E)	E
自発的に開眼	4
呼びかけにより開眼	3
痛み刺激により開眼	2
なし	1
2. 最良言語反応 (best verval response, V)	V
見当識あり	5
混乱した会話	4
不適当な発語	3
理解不明の音声	2
なし	1
3. 最良運動反応 (best motor response, M)	M
命令に応じて可	6
疼痛部へ	5
逃避反応として	4
異常な屈曲運動	3
伸展反応（除脳姿勢）	2
なし	1

ンの有効性を示す明確な根拠はない。

❷ てんかん（成人）epilepsy

病態

　てんかん（癲癇）は原因，発作の症状，経過，薬物治療の効果などが異なるいくつかの病型からなる[5]。日本神経学会のてんかん治療ガイドライン[6]では，「慢性の脳の病気で，大脳の神経細胞が過剰に興奮するため，脳の症状（発作）が反復性（2回以上）に起こるものである。発作は突然に起こり，普通とは異なる身体症状や意識，運動および感覚の変化が生じる。明らかなけいれんがあればてんかんの可能性は高い」とある。てんかんの発症率は1/100人とされる[6]。

　異常な電気活動に巻き込まれる脳の部位で症状は異なる。発作は部分発作（焦点性発作とも呼ばれる）（focal seizure）と全般発作（generalized seizure）に分類される（表62）。部分発作では脳の一部分のみが異常興奮し体の一部分のみに運動，感覚異常が生じる。全般発作は両側の大脳半球から異常興奮が発生するものである。発作（seizure）は多くの場合でけいれん（convulsion）であるが，そうでない場合もあり，てんかん＝けいれんではない。欠神発作，脱力発作でけいれんはみられない。

　原因により特発性（idiopathic），原因不明・潜在性（cryptogenic），症候性（原因が特定できる）に分類される。特発性は約40%を占め遺伝の関与が考えられている。原因不明・潜在性とは症候性と思われるが原因が確定できない場合をさす。原因不明・潜在性と症候性では数多くの原因が考えられている。すなわち遺伝，先天的，染色体異常，代謝・ミトコンドリアの障害，脳皮質の形成異常，神経皮膚障害（神経線維腫症 neurofibromatosis など），後天的脳障害（脳腫瘍，脳炎，脳血管障害，脳の変性疾患，外傷など），環境（光刺激など），薬剤（アルコールなど）などである。光刺激によるてんかんは，光感受性者が映像などの光刺激でけいれんなど異常反応を示すもので，広義には光

表62　てんかん発作型の分類*

部分発作（3タイプ）

1. 部分発作（意識障害なし）	
Autonomic	自律神経性
Clonic	間代性
Hemiconvulsive	片側けいれん性
Subjective sensory /psychic	
（自覚的な感覚・精神的症状がある）	
2. Focal dyscognitive seizures with impairment of consciousness（認知障害と意識障害がある）	
3. Focal seizure evolving to a bilateral convulsive seizure（部分発作から両側けいれんに至る）	

全般発作（6タイプ）

1. Primary tonic - clonic	原発性強直間代性
2. Absence	欠神
Typical	典型的
Atypical	非典型的
Absence with special features	特徴ある欠神
Myoclonic absence	ミオクロニー欠神
Eyelid myoclonia	眼瞼ミオクロニー
3. Myoclonic	ミオクロニー
4. Tonic	強直性
5. Clonic	間代性
6. Atonic	脱力性

＊文献5のTable1，2を参考に作成

過敏性発作に含まれる。

　てんかんでは溺水，交通事故，外傷，転落，熱傷，誤嚥など事故

の危険がある。

診断

　発作の状況を問診で明らかにしていくが，家族が携帯で発作の動画を撮影していれば役立つ。鑑別ではけいれんまたはけいれん様症状をきたす疾患（epilepsy mimics）と区別する。すなわち，失神，心因反応（以前はヒステリーと呼ばれていた精神障害を含む），過呼吸やパニック障害，脳卒中，TIA，薬物中毒，急性代謝障害（低血糖，テタニーなど），急性腎不全，頭部外傷直後などがある。突然発症の意識消失で救急外来を訪れる患者では，神経調節性失神／心因反応が40％，てんかん29％，心原性失神7％とされる[6]。

　特殊なてんかんに側頭葉てんかんがある。てんかんの9％を占めるとの報告もある。前兆に続いて意識障害が生じ，意識消失の段階で自動運動が生じる。意識障害を伴う部分発作（表62，部分発作2）に分類される。前兆は上腹部不快感，恐怖感，既視感，未視感で，発作回復後はもうろう状態となる。失神との鑑別で注意がいる。

　失神はまず意識消失で始まる。そして意識消失後にけいれん（またはけいれん様症状）が生じた場合は，5〜10秒以上持続することはまれで進行性でない。発作後の意識変化はあってもわずかで，歯を食いしばるなどの自動運動はない。

　脳の器質的病変の除外ではCTまたはMRI検査が行われる。診断では脳波検査が行われる。てんかんの確定的な臨床診断は専門家に依頼する。

治療

　抗けいれん薬で発作の70〜80％はコントロールされるが，約2割は難治性てんかんである[6]。外科的治療，神経（迷走神経など）や脳（皮質，視床）を電気刺激する神経調節治療も行われる。

【Note】

● てんかん発作の種類

1）強直発作
手足を伸ばした格好で全身を硬くする。数秒～数十秒持続する。

2）間代発作
手足を一定のリズムで曲げたり伸ばしたりする。一般的には数十秒で終わる。

3）強直間代発作
強直性けいれんから間代性けいれんに移行する。

4）欠神発作
10～30秒程度ぼーっとした状態（欠神状態）がみられる。

5）脱力発作
筋緊張の突然の減弱が生じるもので，部分的な場合と，全身の筋緊張が低下しくずれるように倒れる場合もある。発作の持続時間は数秒以内で短い。

6）ミオクロニー発作
突然起こる短時間の筋収縮で，一部の筋群に限局する場合と全般性の場合がある。

7）てんかん重責状態
発作が5～10分間以上続く場合は重責状態として治療を開始する。

文 献

1) 脳卒中治療ガイドライン2009, I. 脳卒中一般，概説より引用.
http://www.jsts.gr.jp/jss08.html（2018年1月閲覧）
2) van Gij J et al：Subarachnoid haemorrhage: diagnosis, causes and management. Brain 124：249-278, 2001
3) 日本脳卒中学会　脳卒中ガイドライン委員会編：脳卒中治療ガイドライン2015. 協和企画, 2015
4) Yew KS et al：Diagnosis of acute stroke. Am Fam Physician 91：528-536, 2015
5) Sirvin JI：Epilepsy: a spectrum disorder. Cold Spring Herb Perspect Med 5：a022848, 2015
6) 日本神経学会（監），医学書院, 2010「てんかん治療ガイドライン」作成委員会編：てんかん治療ガイドライン2010. https://www.neurology-jp.org/guidelinem/tenkan.html（2018年1月閲覧）

2 疾　患

5 内　分　泌

❶ 糖尿病 diabetes mellitus[1]

病態

　糖尿病は1型と2型がある。1型は多くの場合で自己免疫機序により膵β細胞が破壊され絶対的インスリン欠乏にいたるものである。2型は糖尿病患者の95％以上を占め，相対的インスリン不足となったものである。

　2型糖尿病でみられるインスリン分泌低下，インスリン感受性低下は，遺伝的要因に加え環境要因（過食，運動不足，肥満，ストレス，加齢など）の影響が大きい。特に過食，運動不足，肥満の影響は大きい。

　血中ブドウ糖は膵β細胞に取り込まれ，糖代謝を受けインスリンが分泌される。しかし高血糖が持続すると，膵β細胞の糖代謝が障害されインスリン分泌が低下する。そしてインスリン分泌の低下はさらに高血糖をきたし，糖尿病では膵β細胞の機能低下が進行する。

　脂肪細胞から分泌されるアディポネクチン（adiponectine）は骨格筋，肝臓でのブドウ糖取り込みや，脂肪の燃焼にかかわり，インスリン感受性の維持で重要な抗糖尿病ホルモンである。しかし内臓脂肪が蓄積すると，脂肪細胞が肥大化し，アディポネクチンの分泌が低下する。高血糖と内臓脂肪蓄積の一次的原因は生活習慣（特に過食，運動不足）にある。

　糖尿病では微小血管障害が生じる。発生メカニズムは十分解明されていないが，持続する高血糖で微小血管（細動脈→毛細血管→細静脈）の内皮細胞の代謝に影響が生じ，基底膜肥厚，血管狭窄・閉塞，虚血，組織損傷をきたすとされる。そして網膜症（retinopathy），腎症（nephropathy），神経障害（neuropathy）の発生にかかわる。

表63　日本糖尿病学会の血糖基準値（2010年）

	正常域	糖尿病域
空腹時	< 110	≧ 126
75g OGTT 2時間後	< 140	≧ 200
75g OGTTの判定	両者をみたすものを正常型とする	いずれかをみたすものを糖尿病型とする
	正常型にも糖尿病型にも属さないものを境界型とする	

(単位　mg/dL)

付帯事項
随時血糖値≧200mg/dL および HbA1c（NGSP）≧6.5% の場合も糖尿病型とみなす。
正常型であっても1時間値が180mg/dL 以上の場合は境界型に準じて取り扱う。
空腹時血糖値100〜109mg/dL は正常高値と呼び OGTT が勧められる。

慢性高血糖は動脈硬化を促進する。アディポネクチンには動脈硬化を直接抑制する作用もあり、その低下で動脈硬化が促進される。動脈硬化の危険因子には糖尿病、高血圧、高LDL-C血症、肥満、喫煙がある。

診断

空腹時血糖値と75gOGTTの結果が診断に用いられる（表63）。そして糖尿病型の高血糖が別の日に2回確認できれば糖尿病と診断される。慢性高血糖指標HbA1c（NGSP）≧6.5% の場合は糖尿病型とされるが、HbA1cと血糖値の同日測定で両者が糖尿病型であれば1回の検査で糖尿病と診断できる。NGSP（National Glycohemoglobin Standardization Program）は国際基準値で、従来のJDS（Japan Diabetes Society）に0.4%を加えた値に一致する。

糖尿病の疑いが否定できずOGTTが推奨されるのは、空腹時血糖値110〜125mg/dL、随時血糖値が140〜199mg/dL、HbA1c（NGSP）が6.0〜6.4%の場合である。75gOGTTは10時間以上の絶食後に行う。

2 疾　患

　可能であれば空腹時と 30 分後のインスリン値を測定し，初期インスリン反応を調べる。

　腎症の検出では，尿中のアルブミン指数（尿中アルブミン / 尿中クレアチニン比）（< 30）と，eGFR（estimated glomerular filtration rate，推定糸球体濾過量，単位は mL/ 分 /1.73m^2）（≧ 90）が血清クレアチニン値，年齢，性別から算出される。網膜症の検出では，糖尿病の診断がついたら眼科診察を依頼する。神経障害の検出では，末梢神経障害は針で皮膚の痛覚を調べ，音叉で振動覚を調べる。自律神経障害（頻脈，起立性低血圧，勃起障害），消化機能障害（便秘，下痢），膀胱障害（膀胱炎の繰り返し）にも注意する。

治　療

　血糖基準値が境界型であった場合は生活指導（食事，運動，肥満があればその是正）を行い定期的に体重，血圧，血中脂質を含めた検査で経過をみる。薬物治療は専門医に依頼する。

① 低血糖 hypoglycemia

　糖尿病治療中に低血糖を生じることがある。低血糖症状（動悸，発汗，脱力，意識レベル低下など）があり，血糖値が 70mg/dL 以下の場合は低血糖として治療する。糖質の経口摂取，またはブドウ糖の静脈内投与（10 〜 20g）で，5% ブドウ糖液であれば 200 〜 400mL 点滴に相当する。グルカゴン 1 バイアル筋注も行われる。

② 糖尿病性ケトアシドーシス diabetic ketoacidosis

　極度のインスリン不足で高血糖（≧ 250mg/dL）となり，脂質分解により高ケトン（β - ヒドロキシ酪酸）血症，アシドーシス（PH<7.3，重炭酸塩濃度 <18mEq/dL）をきたした状態である。口渇，多飲，多尿，ケトン臭が生じる。治療の原則は脱水・電解質（Na，K）の補正，インスリン投与である。生理食塩水の点滴，速効型インスリンの少量持続静注（0.1 単位 /kg/ 時）が行われる。K は 20 〜 40mEq/ 時の速度

で補充してよい。1型糖尿病でみられるが，2型糖尿病患者で大量の糖質摂取で生じることがある（ソフトドリンクケトーシス）。

③ **高浸透圧高血糖症候群** hyperosmolar hyperglycemic syndrome：HHS

著明な高血糖（≧ 600mg/dL）と高浸透圧血症（≧ 320mOsm/L）をきたした状態で，浸透圧利尿による脱水が生じる。脂質分解による高ケトン血症がないので，アシドーシスはあっても軽度である。脂質分解を抑止するだけのインスリン量は保たれている。糖尿病性ケトアシドーシスが急性発症するのとは対照的に，発症までに数日の期間がある。症状は意識障害，脱水，多飲，多尿である。治療の原則は脱水と電解質の補正，インスリン投与で，生理食塩水の点滴と速効型インスリンの点滴静注が行われる。

❷ 甲状腺機能異常症 thyroid dysfunction[2]

病態

① **甲状腺中毒症** thyrotoxicosis

頻脈，体重減少，手指振戦，発汗などの症状があり甲状腺ホルモンの遊離 T_4（FT_4）または遊離 T_3（FT_3）が高値なら甲状腺中毒症と診断する。甲状腺中毒症にはバセドウ病，Plummer 病と甲状腺破壊による一過性のタイプがある（無痛性甲状腺炎，亜急性甲状腺炎，急性化膿性甲状腺炎）。甲状腺ホルモン製剤の過剰投与でも生じる。甲状腺の血液検査を表64 に示した。

a) バセドウ病 Basedow's disease

甲状腺中毒症状，びまん性甲状腺腫大，特有の眼症状（眼球突出）がみられる。検査所見では i) FT_4，FT_3 どちらかが高値, ii) TSH 低値（≦ 0.1 μU/mL）, iii) 抗 TSH 受容体抗体（TRAb）陽性または甲状腺刺激抗体（thyroid stimulating antibody：TSAb）陽性, iv) 放射性ヨード（またはテクネシウム）の甲状腺摂取率が高値でありシ

2 疾　患

表64　甲状腺の血液検査（ホルモンと自己抗体）

ホルモン	FT4	free thyroxine
	FT3	free triiodothyronine
	TSH	thyroid stimulating hormone
自己抗体	サイログロブリンに対する自己抗体	抗サイログロブリン抗体（TgAb）
		サイロイドテスト（TGHA）
	ペルオキシダーゼに対する自己抗体	抗甲状腺ペルオキシダーゼ抗体（TPOAb）
		マイクロゾームテスト（MCHA）
	TSH受容体に対する自己抗体	抗TSH受容体抗体（TRAb）

TgAb：thyroglobulin antibody
TPOAb：thyroid peroxidase antibody
TRAb：TSH receptor antibody
TGHA：thyroglobulin hemagglutination test
MCHA：microsome hemagglutination test

ンチグラフィでびまん性を示す．バセドウ病の確定はⅰ）〜ⅳ）すべてを有する場合とされる．TRAbが陽性であれば通常バセドウ病である．

b）Plummer病（中毒性結節性甲状腺腫）Plummer disease

甲状腺ホルモン産生腫瘍で多くは良性で摘出により軽快する．甲状腺機能亢進症の原因としてはバセドウ病に次いで多いとされるが，日本では甲状腺機能亢進症の0.3％と極めてまれである．

c）無痛性甲状腺炎　silent thyroiditis

甲状腺腫を伴わない甲状腺中毒症で，通常3カ月以内に自然改善する．慢性甲状腺炎，寛解バセドウ病の経過中に発症する．検査所見ではⅰ）FT4高値, ⅱ）TSH低値, ⅲ）TRAb陰性, ⅳ）放射性ヨード（またはテクネシウム）の甲状腺摂取率が低値で，ⅰ）〜ⅳ）のすべてを

有する場合に確定される。通常 TRAb が陰性であれば無痛性甲状腺炎が考えられる。

　d）亜急性甲状腺炎　subacute thyroiditis

　有痛性の甲状腺腫大があり発熱と炎症所見がみられる。CRP 陽性，FT₄ 高値，TSH 低値で，超音波検査で疼痛部に一致した低エコー域がみられる。原因は不明であるが上気道炎に続いて発症することがありウィルスが関与している可能性がある。治療では副腎皮質ホルモン剤が著効し自然治癒する。

　e）急性化膿性甲状腺炎　acute supprative thyroiditis

　咽頭からの細菌感染が甲状腺と周囲に広がるもので小児にみられる。一種の発生異常で下咽頭と甲状腺間に瘻孔（下咽頭梨状窩瘻）があることが原因で，根本治療として瘻孔の閉鎖が行われる。

② 甲状腺機能低下症 hypothyroidism

　無気力，易疲労感，眼瞼浮腫，寒がり，体重増加，動作緩慢，記憶力低下，便秘，嗄声などがあれば甲状腺機能（FT₄ と TSH）を調べる。FT₄ が低値であれば甲状腺機能低下症と診断する。多くの場合は橋本病であり自己抗体を調べる。TgAb，TPOAb いずれかが陽性であれば橋本病（原発性甲状腺機能低下症）と診断できる。橋本病における陽性率は TgAb 97％＞TPOAb 75％＞マイクロゾームテスト 63％＞サイロイドテスト 44％ であることから，まず TgAb を調べ，陰性であれば TPOAb を調べる。

　橋本病以外に中枢性甲状腺機能低下症がある。

診　断

　甲状腺の血液検査ではホルモン（FT₄，FT₃，TSH）と自己抗体が調べられる。自己抗体には甲状腺濾胞細胞内の糖蛋白サイログロブリン（thyroglobulin：Tg）に対する自己抗体と，甲状腺マイクロゾーム分画のペルオキシダーゼ（thyroid peroxidase：TPO）に対す

る自己抗体を調べる。従来から間接凝集反応で半定量的な測定法としてサイロイドテスト，マイクロゾームテストが使われてきた。最近ではTgあるいはTPOを抗原として血中抗体を直接定量的に調べるTgAb，TPOAbの検査が使用される。従来のサイロイドテスト，マイクロゾームテストより感度，特異度に優れている。またTSH受容体に対する自己抗体（TRAb）は，甲状腺のTSH受容体に結合し甲状腺を刺激しホルモン産生を促す。

治療

バセドウ病では抗甲状腺薬が用いられる。チアマゾール（メルカゾール®）が第一選択薬である。亜急性甲状腺炎では抗炎症薬，特にステロイド剤が用いられる。Plummer病では手術が行われる。橋本病では甲状腺ホルモン剤による治療が行われる。

❸ 副腎疾患 adrenal disorder

病態

副腎は皮質と髄質から成る。皮質からはステロイドホルモンが分泌される。そして多くの種類のステロイドが副腎組織から分離抽出されるが，生理学的に重要なのは糖質コルチコイド，鉱質コルチコイド，男性ホルモンの3種である（表65）。糖質コルチコイドの分泌量はコルチゾール：コルチコステロン＝7：1である。男性ホルモン（アンドロゲン）は主として精巣からテストステロンが分泌されるが，副腎皮質からもデヒドロエピアンドロステロン（dehydroepiandrosterone：DHEA）が分泌される。活性はテストステロンの1/5以下と低い。

髄質からはカテコールアミンが分泌される。そしてヒトで副腎静脈血中に出てくるカテコールアミンの総量の80％はアドレナリンで

表65 副腎のホルモン

部位	種類	ホルモン名
Cortex 皮質	Glucocorticoid 糖質コルチコイド	<u>cortisol</u> corticosterone
	Mineralcorticoid 鉱質（電解質）コルチコイド	<u>aldosterone</u>
	Androgen 男性ホルモン	dehydroepiandrosterone（<u>DHEA</u>）
Medulla 髄質	Catecholamine	<u>adrenalin</u>（epinephrine） noradrenalin（norepinephrin） dopamine

下線は主要ホルモン

ある。またアドレナリンが生成されるのはほぼ副腎髄質においてのみとされる。副腎を摘除するとノルアドレナリンの血中濃度は保たれるが，アドレナリンは事実上ゼロになる。

【Note】

● ステロイド steroid

ステロイド骨格（図9）を有する化合物の総称。自然界には数多くのステロイド化合物が存在する。コレステロール，ステロイドホルモン，ビタミンD，胆汁酸，ジギタリスなどである。副腎皮質にはコレステロールが多量に含ま

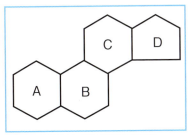

図9 ステロイドの基本骨格

れているが,すべてのステロイドホルモンはコレステロールから合成される。ステロイドホルモンは生理作用から糖質コルチコイド,鉱質コルチコイド,性ホルモンに分類される。副腎皮質以外では精巣でテストステロン,卵巣でプロゲステロンが生成される。

● ホルモン hormone

特定の細胞で作られ,血流で標的臓器に運ばれ微量で作用する物質。標的臓器には特異的なホルモン受容体(receptor)が存在する。化学構造上ペプチド・蛋白質,ステロイド,アミノ酸誘導体(アドレナリン,T4,T3,セロトニンなど)の3種に分類される。

① 副腎不全 adrenal insufficiency

副腎皮質ホルモンの分泌低下による。通常髄質機能は保たれる。後天性の原発性副腎不全はAddison病(原発性慢性副腎皮質機能低下症)とよばれ,自己免疫機序による副腎萎縮または結核が原因として多い。ただし原発性副腎不全症の有病率が911人/5年間との推計もあり,一般診療で遭遇することはまれである。二次的副腎不全は下垂体前葉から分泌されるACTH(adrenocorticotropic hormone,副腎皮質刺激ホルモン)や,視床下部から分泌されるCRH(corticotropin-releasing hormone,副腎皮質刺激ホルモン放出ホルモン)の分泌低下による。

症状には疲労感,食欲不振,体重減少,皮膚の色素沈着,血圧低下があり,低Na血症がみられる。女性ではDHEA低下で性毛(腋毛,恥毛)の脱落をきたす(男性では精巣由来テストステロンがある)。

外来では朝絶食し9時までの採血で,ACTHとコルチゾール値を測定する。そして早朝コルチゾール値が参考になる[3]。

a) ≧18μg/dLであれば副腎不全症を否定できる。
b) <4μg/dLであれば副腎不全の可能性が高い
c) 4μg/dL≦,<18は可能性を否定できない

b, cの場合はACTH負荷試験による確認のため専門医に依頼する。

ステロイド剤服用の自己中断やストレス時の不十分なステロイド服用量では,副腎クリーゼ(急性副腎不全)をきたす。全身倦怠,嘔気・

嘔吐，発熱，腹痛，低血圧となり重症では意識障害，ショックとなる。

② クッシング症候群 Cushing's syndrome

糖質コルチコイドが慢性的に過剰な状態で，糖質コルチコイドの服用によることが原因として最も多い。内因的な原因は，ACTH依存性と非依存性に分類される。ACTH依存性では，下垂体腺腫など下垂体自体の原因でACTHが過剰分泌となるクッシング病の頻度が最も高い。ACTH非依存性では，副腎腫瘍の腺腫（adenoma）の頻度が最も高い。中心性肥満，むくんだ赤ら顔，皮膚線条，皮膚が薄くなるなどの症状がみられる。高血圧，糖尿病，骨粗鬆症の原因になる。

スクリーニング検査として一晩少量デキサメサゾン抑制試験がある。血中コルチゾールは早朝（午前6時〜8時）には5〜25μg/dLで，徐々に低下して午前0時には1.8μg/dL未満になる。デキサメサゾンは糖質コルチコイド活性が極めて強い合成ステロイドホルモンで（150倍），その内服により大半の健常者では早朝コルチゾール値の低下がみられる（1.8μg/dL以下）。前日就寝前にデキサメサゾンを少量（0.5mg）服用し，採血は早朝（8〜10時）に約30分間の安静後に行う。そして早朝の血中コルチゾール値が3μg/dL以下になれば抑制あり（正常）とする。

③ 原発性アルドステロン症　primary aldosteronism

高血圧患者の5〜10％の頻度との報告がある。ほとんどが単発の副腎腺腫と両側副腎過形成による。腺腫は多くの場合2cm以下である。古典的な症状は，（治療抵抗性の）高血圧，低カリウム血症であるが，近年の症例ではしばしば血清カリウム値は正常範囲である。頭痛，多飲・多尿，皮膚の知覚異常・しびれ，筋肉けいれんなど非特異的症状が生じる。血液検査で高ナトリウム血症，高血糖，低カリウム血症の傾向がみられる。

原発性アルドステロン症のスクリーニング検査の対象となるのは，高血圧患者でa）治療抵抗性，b）若年者，c）低カリウム血症，d）

副腎偶発腫瘍が認められた場合である。

　血漿アルドステロン濃度（PAC）と血漿レニン活性（PRA），血漿活性型レニン濃度（ARC）を測定し，PAC >120 pg/mL（12 ng/dL）でかつ PAC/PRA > 200 または PAC/ARC >40 の場合を陽性とし，確定診断のための精密検査が必要になる。ただし降圧剤でアルドステロン拮抗薬のスピロノラクトン（アルダクトン A®），エプレレノン（セララ®）は検査前 6 週間休薬し，かつ血清カリウムが正常域になって施行する。

【Note】

● レニン - アンギオテンシン - アルドステロン系　（172 頁：図 5）

レニンは腎臓（傍糸球体細胞）から分泌される蛋白分解酵素（糖蛋白）である。アンギオテンシノーゲン（肝臓で合成）に作用し，アンギオテンシン I（生理的には非活性）が生成される。そしてアンギオテンシン I は変換酵素（大部分が肺に局在）の作用で 8 個のアミノ酸からなるアンギオテンシン II（生理的に活性）になる。

アンギオテンシン II は細動脈を収縮し，最も強力な昇圧物質でノルアドレナリンの 4 〜 8 倍の作用がある。半減期は 1 〜 2 分と短い。また副腎皮質に作用しアルドステロンの分泌を促す。アルドステロンは腎（集合管）で Na 再吸収（K 排泄）を促進し体液が増加する。

レニン分泌のメカニズムには体液性調節と神経性調節がある。体液性調節では腎血流量低下が傍糸球体細胞の圧受容器により感知される。また尿中 Cl^- の濃度低下が緻密斑にある遠位尿細管で感知される。

神経性調節では腎臓の交感神経が関わる。腎血流量の低下で，求心性腎神経からの刺激が脳の交感神経中枢に伝わり，末梢交感神経（腎交感神経）の終末からノルアドレナリンが分泌され，傍糸球体細胞のβ 1 受容体が刺激されレニンが分泌される。治療抵抗性高血圧の治療として腎交感神経除神経術の報告がある。

原発性アルドステロン症では negative feedback でレニン分泌が低下するので血清 アルドステロン / レニン比が上昇する。

④ 褐色細胞腫 pheochromcytoma

副腎髄質に発生した腫瘍が褐色細胞腫（85%）で，副腎外の腫瘍は傍神経節腫（paraganglioma）（15%）と呼ばれる。神経内分泌細胞（クロム親和性細胞）由来で，神経内分泌腫瘍（neuroendocrine tumor：NET）である。褐色細胞腫の90%は良性であるが，良悪性は組織像で判断できず，転移の有無で判定される。

有病率は不明であるが高血圧患者の0.1～1%に認められるとされる。また副腎腫瘍が偶然発見された患者の約5%に認められたともされる。

カテコールアミン産生過剰による症状で，一過性または持続性の高血圧，頭痛，動悸，発汗が生じる。スクリーニング検査の適応となるのはa, b, cいずれかの場合である。

a）三徴（頭痛，動悸，発汗）の発作エピソードがある。
b）家族歴がある。
c）副腎偶発腫瘍

スクリーニング検査として血液検査と尿検査がある。アドレナリン（エピネフリン）とノルアドレナリン（ノルエピネフリン）は間欠的に分泌されるが，その代謝産物のメタネフリン，ノルメタネフリンは持続的に上昇している（表66）。そして血中遊離メタネフリンの測定が欧米では広く用いられている。しかし日本では一部の施設で臨床研究として実施されている段階でまだ実用的でない。

遊離メタネフリンは抱合型となり尿中に排泄される。尿中メタネフリン2分画（メタネフリン，ノルメタネフリン）（抱合型）の排泄は比較的一定しており，日本で一般に測定されているのは尿検査である。24時間尿でのメタネフリン量測定は外来では困難なため，随時尿中のメタネフリン2分画とクレアチニン排泄量が調べられる。そしてメタネフリン2分画値／クレアチニン値≧$1.0\,\mu$g/mg Crなら感度・特異度が高い。また正常基準範囲内の結果が2, 3回得られれば褐色

2 疾　患

表66　Catecholamine 3分画とその代謝産物（英語名で表記）

Catecholamine	代謝産物
<u>Epinephrine</u>	<u>metanephrine</u>
<u>Norepinephrine</u>	<u>normetanephrine</u>, vanillmandelic acid（VMA）, 3,4-dihydroxymandelic acid, 3-methoxy-4-hydroxyphenylglycol, dihydroxyphenylethylene glycol
Dopamine	DOPAL, DOPAC, MOPET, hydroxytyrosol, 3-methyloxytryamine, homovanillic acid（HVA）

下線は主要カテコールアミンと代謝産物

細胞腫の可能性は極めて低い。画像診断ではCT，MRI検査が行われる。

【Note】

● 神経内分泌腫瘍（neuroendocrine tumor：NET）
人の生体には広く神経内分泌細胞が存在する。神経系と内分泌系は生体内での情報伝達にかかわるが，その両者に関係する細胞である。クロム親和性細胞（chromaffin cell），腸クロム親和性細胞（enterochromaffin cell），腸クロム親和性細胞様細胞（enterochromaffin-like cell），クルチスキー細胞（Kulchisky cell）と呼ばれるのはすべて神経内分泌細胞である。神経内分泌腫瘍が発生する臓器の代表は消化管，膵臓，肺であるが，それ以外にも下垂体前葉，甲状腺（髄様癌），副甲状腺，胸腺・縦隔，肝臓，胆囊，副腎髄質（褐色細胞腫），末梢神経，乳腺，泌尿生殖器，皮膚など数多くある。

⑤ 副腎偶発腫瘍 adrenal incidentaloma

通常，偶然発見された1cm以上の腫瘍が偶発腫瘍とされている。その取り扱い手順について全例でホルモン検査を勧めるガイドラインもあるが実用性で問題がある。有病率，機能性と非機能性腫瘍の頻度，適切なホルモンスクリーニング検査の項目，悪性腫瘍の頻度に関する

報告がある。

まず有病率については，剖検で副腎に腺腫が6%発見され，CTで4%に発見されたとされる[4]。一方でCT画像を注意深く読影すると1cmを超える腫瘍が12%にも認められている[5]。

機能性腫瘍の頻度について，一定のホルモン検査で348症例もの副腎偶発腫瘍を調べた報告がある[6]。全体でみると機能性腫瘍の頻度は17.8%である。種類別では褐色細胞腫7.2%，潜在的クッシング症候群6%，アルドステロン産生腫瘍4.6%であった。サイズ別に機能性腫瘍の頻度は1cm未満で6.6%，1cm以上，4cm以下で17%，4cmを超える腫瘍で30%に認められている。腫瘍のサイズが増大すると機能性腫瘍の頻度は高くなる。

スクリーニング検査の項目が報告で異なるが，褐色細胞腫，クッシング症候群，そして高血圧のある場合は高アルドステロン血症を調べることはほぼ一致している。そして三者それぞれで簡便な方法は，a）褐色細胞腫の検査として随時尿中のメタネフリン2分画とクレアチニン排泄量を調べる。また，b）クッシング症候群の検査として，一晩少量デキサメサゾン抑制試験として，前日就寝前に少量（0.5mg）服用し，早朝（8〜10時）の血中コルチゾール値が抑制されているか調べる。c）高アルドステロン血症の検査として，血清のアルドステロン，レニン値を調べることが行われる（詳細は前述）。

悪性腫瘍の頻度は，腫瘍サイズが1〜4cmが87%の母集団で2.6%に認められたとされる[6]。ちなみに副腎偶発腫瘍の病理組織は腺腫が最も多く，次いで過形成，囊胞，その他である。

CT画像を詳細にみれば副腎偶発腫瘍の頻度は比較的高い。潜在的内分泌異常を放置して臨床的に問題が生じるのか，副腎偶発腫瘍の自然経過が明らかでない。1つの目安であるが，高血圧のない無症状者であれば1.5cm以上でホルモン検査を実施し1年後をめどに単純CT検査で経過をみる。1.5cmに満たない場合は1年後に単純CT検査で

サイズの増大がないか経過をみる．ただし高血圧がある場合はホルモン検査を実施したうえで経過をみるのもよいと考えられる．ホルモン検査は a) + c) または a) + b) + c) が外来でのスクリーニング検査として実用的と考えられる．

文献

1) 日本糖尿病学会編：科学的根拠に基づく糖尿病診療ガイドライン2013. 南江堂, 2013
2) 日本甲状腺学会：甲状腺疾患診断ガイドライン2013. http://www.japanthyroid.jp/doctor/guideline/japanese.html（2018年1月閲覧）
3) 副腎クリーゼを含む副腎皮質機能低下症の診断と治療に関するガイドライン作成委員会：副腎クリーゼを含む副腎皮質機能低下症の診断と治療に関する指針（第一案），2014. http://square.umin.ac.jp/endocrine/hottopics/20140311sinryousisin.pdf（2018年1月閲覧）
4) Young WF Jr：The incidentally discovered adrenal mass. N Engl J Med 356：601-610, 2007
5) Minnaar EM et al：An adrenal incidentaloma: how often is it detected and what are the consequences? ISRN Radiol. 2013; 2013: 871959. Published online 2012 Nov 28.
6) Kim J et al：Clinical characteristics for 348 patients with adrenal incidentaloma. Endocrinol Metab 28：20-25, 2013

coffee break

おかしさに癒される

車で病院から自宅に戻る時のこと。仕事の問題が頭をめぐり気が晴れず悶々としていた。信号待ちで車を一時停止し，ふと右車線に停止したワゴン車の荷台に目をやった所，バケツやらモップやら色んな荷物と一緒に狭い中，人が一人窓ガラスに頬をペタッとくっつけ乗りこんでいた。ふと目と目がピタッと合い，おかしさでそれまでの悶々とした気持ちがはれた。

米国イリノイ州ペオリアに2カ月滞在したことがある。日曜に車で約3時間のシカゴに見物に行った。そして夕方帰途につく際，高速道路を乗り間違え，高速運転しながら次々と車線変更し，疲労困憊して正しい道路に戻った。それからペオリアに向かう長い道のりをひたすら走った。午後8時頃，強烈な雷雨となりワイパーを全開，ヘッドライトをつけ走り続けた。暗く車もまばらな平原の道路で，この車に万が一落雷があったらどうしょうと，疲労と不安いっぱいで走り続けた。その時すぐ右の車道に，左運転席のドアが丸々ない軽トラックで，運転手が平気な顔して走っているのを見て，おかしさでそれまでの不安が和らいだ。

2 疾患

6 血液

❶ 貧血 anemia

病態

　貧血は血中ヘモグロビン濃度が減少している状態で，WHO 基準（成人）では男性 13g/dL 未満，女性（非妊娠時）12g/dL 未満と定められている（表 67）。ただし心不全などでの体液量増加による血液希釈や，脱水などでの体液量減少による血液濃縮の影響を考慮して判断する。原因は鉄欠乏（29％），慢性疾患（27.5％），急性出血（17.5％），溶血（17.5％），その他（9％）である[1]。

　末梢赤血球は，骨髄造血幹細胞→赤芽球→網（状）赤血球→成熟赤血球の過程を経ている。骨髄中では赤芽球の段階まで核を有し，核が抜け細胞内小器官が残っている段階が網状赤血球である。網状赤血球は骨髄中で約 2 日存在し，末梢流血中に出て 1 ～ 2 日で成熟赤血球に分化する。末梢血中の網状赤血球の比率はおよそ 1％であるが，骨髄造血の亢進でその比率は上昇する。エリスロポイエチン（erythropoietin）（糖蛋白）は骨髄での造血を促進するホルモンで，その産生細胞は腎臓の間質に存在するとされており，動脈血の酸素分圧に応じて分泌される。

表 67　貧血の程度（ヘモグロビン g/dL），WHO の基準

	正常	軽度	中等度	重傷
男性	13 以上	11 ～ 12.9	8 ～ 10.9	8 未満
女性（非妊娠時）	12 以上	11 ～ 11.9	8 ～ 10.9	8 未満

❻ 血液

　赤血球は両凹円盤状の細胞である（核によるふくらみがない）。赤血球の乾燥重量の90%がヘモグロビン（蛋白）で，ヘモグロビンは鉄原子を含むヘム分子と，グロビン（ポリペプチド）から成る。この鉄原子が酸素と可逆的に結合することで，ヘモグロビンは酸素運搬機能をもつ蛋白として機能する。生体には約4gの鉄が存在し，その約2/3がヘモグロビンに含まれる。赤血球は変形能力が高く，直径以下の毛細血管内を通過できる。末梢赤血球の寿命は約120日で，脾臓などの網内系マクロファージに貪食されグロブリンとヘムに分解される。

　赤血球数の基準範囲は測定法，外的条件（喫煙，標高，細胞外水分量），性別，年齢で異なるが，およそ男性430〜555×10^4/μL，女性400〜530×10^4/μLである[2]。血液1mm^3（mm^3＝μL）におよそ500万個も存在することになる。網状赤血球（reticulocyte）は男性0.5〜2.0%，女性0.8〜2.6%で，絶対数は男性3.66〜10.8万/μL，女性3.39〜11.2万/μLである。赤血球指数（恒数）で小球性，正球性，大球性，低色素性，正色素性に分類される。

　平均赤血球容量（mean corpuscular volume：MCV）：
　基準値83〜98 fL（1フェムトリットルは$1/10^{15}$L）
　平均赤血球色素量（mean corpuscular hemoglobin：MCH）：
　基準値27〜33 pg
　平均赤血球色素濃度（mean corpuscular hemoglobin concentration：MCHC）：
　基準値31〜35 g/dL
　（日本臨床検査標準協議会の共用基準範囲を参考）

①貧血の分類（表68）

　赤血球指数と網状赤血球数に基づく分類が参考になる。小球性低色素性貧血はヘモグロビン（ヘムまたはグロビン）の合成障害を示す。圧倒的に鉄欠乏が多い。正球性貧血で網状赤血球数の増加があれば，

2 疾　患

表68　貧血の分類

赤血球指数	網状赤血球	
	低値（＜5万/μL）	高値（＞10万/μL）
小球性 低色素	鉄欠乏 慢性疾患 サラセミア	
正球性 （正色素）	再生不良性貧血 慢性疾患 腎性貧血 骨髄腫瘍浸潤 骨髄異形成症候群	出血 溶血
大球性 （正色素）	巨赤芽球性貧血 　ビタミンB12欠乏，悪性貧血， 　葉酸欠乏 肝疾患 骨髄異形成症候群	

骨髄での造血に問題がなく溶血性貧血か急性出血が考えられる。溶血が疑われた場合はCoombs試験で抗赤血球抗体の関与する自己免疫性溶血性貧血か否かを見極める。大球性貧血は骨髄造血細胞でのDNA合成障害を反映している。

②貧血の原因

　a）鉄欠乏性貧血　iron deficiency anemia

　貧血の原因で最も多く特に閉経前の女性でみられる。胃十二指腸潰瘍，内痔核，子宮筋腫などによる慢性の失血は原因になる。鉄の主たる吸収部位は十二指腸であるが，吸収障害（胃切除，無酸症 achlorhydria）あるいは需要の増加（妊娠，授乳）でも生じる。H. pylori感染の影響や，遺伝的な影響もある[1]。血清鉄低下，フェリチン低値（体内鉄貯蔵を反映），総鉄結合能（total iron binding capacity：TIBC）上昇（欠乏に反応）を確認できれば鉄欠乏性貧血と診断できる。網状赤血球数は減少～正常範囲である。

　b）巨赤芽球性貧血　megaloblastic anemia

　葉酸，B12 の欠乏で巨赤芽球性貧血が生じる。葉酸は DNA の合成にかかわり，B12 は葉酸の活性化に必要である。どちらかの欠乏で細胞分裂の活発な骨髄内の赤芽球をはじめとする造血細胞の DNA 合成障害が生じる。DNA の合成障害があると細胞が大型化する。そして正常な赤芽球ではなく巨赤芽球が産生される。また末梢では巨赤血球が現れ大球性正色素性貧血を呈する。骨髄で巨赤芽球がみられるが，葉酸，B12 が簡単に測定できるので骨髄検査が施行されることはない。

　葉酸は通常の食事で欠乏はない。原因の多くはアルコール摂取，葉酸の吸収・代謝を阻害する薬剤，抗癌剤，妊娠である。

　B12 は動物性食品に含まれる。そして胃酸の存在のもとに胃壁細胞から分泌される内因子（糖蛋白）と結合し，回腸末端で吸収される。よって胃切除後，制酸剤内服で生じやすい。特に胃粘膜萎縮による内因子の低下で B12 が欠乏して生じる巨赤芽球性貧血は悪性貧血とよばれる。糖尿病薬のメトホルミンの長期内服は B12 吸収を妨げる。

　葉酸欠乏と B12 欠乏の区別には血中の葉酸，B12 レベルの測定が必要となる。血清 B12 濃度の正常範囲は 150 ～ 900ng/L である。それ以下の場合は内因子抗体を検査し悪性貧血でないかを確かめる。内因子抗体検査の感度は 50 ～ 60％ で，特異度はほぼ 100％ である。

　c）慢性疾患による貧血　anemia in chronic disease

　感染症，悪性腫瘍，自己免疫疾患などの慢性炎症でみられる貧血は，鉄欠乏性貧血に次いで頻度が高い。貧血の発生には炎症性サイトカインが関わっている。炎症性サイトカインにより肝からヘプシジン（hepcidin）が産生され，ヘプシジンの作用で十二指腸での鉄吸収とマクロファージからの鉄遊離が阻害され，血清鉄が低下する。また炎症性サイトカインは骨髄中でエリスロポイエチンおよび赤血球前駆細

胞に作用し，赤血球造血が障害される[1]。

d）再生不良性貧血 aplastic anemia

まれな疾患で貧血，出血傾向，時に発熱がみられる。骨髄の細胞密度低下（低形成）と汎血球減少で，ヘモグロビン＜19g/dL，好中球＜1500μL，血小板＜10万/μLとなる。

e）骨髄異形成症候群 myelodysplastic syndrome：MDS

原因不明，後天性の骨髄幹細胞の異常による。骨髄中の無効造血で骨髄細胞数は増加する一方で，末梢血では汎血球減少となる。前白血病状態ともされる。

f）腎性貧血 anemia in chronic kidney disease

エリスロポイエチンは骨髄幹細胞と赤血球前駆細胞に作用し赤血球造血を促進する。低酸素に反応して主として腎臓で産生されるが，慢性腎不全では産生が低下し正球性の貧血が生じる。エリスロポイエチン製剤の投与で改善する。

g）溶血性貧血 hemolytic anemia

溶血性貧血の診断基準はa）網状赤血球増加，b）血清間接ビリルビン上昇，c）尿中・便中ウロビリン体増加，d）血清ハプトグロビン値低下，e）骨髄赤芽球増加である。a）～d）で溶血性貧血が疑われる場合は血液内科に依頼するのがよい。

自己免疫性と非免疫性がある。頻度は自己免疫性溶血性貧血＞発作性夜間ヘモグロビン尿症＞先天性溶血性貧血（特に遺伝性溶血性貧血）とされる[3]。

自己免疫性溶血性貧血（autoimmune hemolytic anemia：AIHA）では溶血性貧血の診断基準に加え，通常は直接Coombs試験が陽性となる。特発性（primary）と二次性（secondary）があり，二次性の原因にはリンパ増殖性疾患（悪性リンパ腫，慢性リンパ性白血病），感染（マイコプラズマなど），薬剤性（まれ），自己免疫疾患（SLE，関節リウマチ）などがある。赤血球膜上の抗原と反応する抗赤血球自

己抗体の出現で，赤血球が破壊され赤血球寿命が短縮する。推定患者数は100万対3〜10人で，比較的まれな疾患である（自己免疫性溶血性貧血，診療の参照ガイド，平成26年度改訂版より）。

【Note】
- ハプトグロビン haptoglobin

  溶血性貧血では血清ハプトグロビン値は低下する。ハプトグロビンは主として肝臓で産生される蛋白で，溶血で遊離したヘモグロビンに特異的に結合し肝臓で代謝を受けることにより，ヘモグロビンによる腎障害が回避される（ヘム分子には腎毒性がある）。名称はヘモグロビン（globin）に親和性を有するハプテン（hapten）が由来。

　非免疫性溶血性貧血にはいくつかの疾患がある。遺伝性球状赤血球症は先天性で20歳以上の発症は全体の40％である[3]。赤血球膜蛋白の異常で変形能が低下し，脾臓で破壊・貪食されやすくなる。溶血は軽度で胆石（ビリルビン結石），肝障害，脾腫の合併が多い。溶血がありCoombs試験陰性で，小型球状赤血球があり，MCHCが高値で，家族歴があれば，遺伝性球状赤血球症と診断できる。貧血をきたさない症例もある。

　発作性夜間ヘモグロビン尿症は，造血幹細胞の異常で赤血球細胞膜が補体の作用で破壊されやすくなる。そして感染症などを契機に，補体が活性化され溶血をきたす。

　ヘモグロビンの異常で生じる鎌状赤血球貧血はほぼ黒人のみである。サラセミア（地中海貧血）はグロビン鎖の遺伝的異常で日本でも軽症例（ヘテロ接合体）の頻度は高いが（およそ1/1000人），溶血をきたす頻度は低い（6％）。赤血球は小球で，代償的に赤血球増多がみられる。小球性貧血では鉄欠乏性貧血に次いで多く，鉄欠乏性貧血に酷似するが，血清鉄，血清フェリチンは正常である。鉄不応性の小球

2 疾　患

性赤血球症として発見されることが多い．

その他，赤血球の酵素異常としてグルコース６リン酸脱水素酵素（G6PD）の欠乏がある．また赤血球破砕症候群として心臓弁膜症，微小血管障害，マラソン・長距離歩行（足底部で赤血球が物理的に破壊），膠原病（SLEなど），熱傷，薬剤などがある．脾腫による赤血球の破壊亢進でも溶血性貧血がみられる．ビタミンEは脂肪組織内の貯蔵が多く欠乏症は極めてまれであるが，欠乏で赤血球細胞膜が脆弱になり軽度の溶血性貧血を生じる．

h）急性出血による貧血 hemorrhagic anemia

急性出血による貧血は正球性で，２〜３日目になると網状赤血球の増加が明らかになる．慢性出血では鉄欠乏により小球性低色素性貧血となる．

❷ 赤血球増多症 erythrocytosis

病態

赤血球増多症は男性でHb>18.5g/dL（またはHt>52%）以上，女性でHb>16.5g/dL（またはHt>48%）の場合に強く疑われる．赤血球増多の原因には一次性増多症，二次性増多症と，見かけ上の増多がある．一次性増多症は真性多血症で，複数血球成分（赤血球，白血球，血小板）の増多が認められる．

二次性増多症で多いのは喫煙，心肺疾患，睡眠時無呼吸症候群（SAS），薬剤（利尿剤，ステロイド），高地居住者である．重度喫煙者では酸素親和性が高い一酸化炭素がヘモグロビンと結合し，赤血球の酸素運搬能が低下し，代償性に赤血球増多となる．低酸素血症をきたす心肺疾患でも代償性の赤血球増多がみられる．SASで睡眠時の低酸素血症が続くと赤血球増多となる．二次性赤血球増多症では血中エリスロポイエチン値の上昇がみられる．

見かけ上の赤血球増多は性別，体格に応じた赤血球量としては基準範囲内であるが，血漿成分の減少で血液が濃縮して赤血球増多の所見がみられるものである．脱水による血漿成分の減少，肥満，過剰飲酒，高血圧などでみられる[4]．

赤血球増多症で問題となるのは血液粘稠度増加と血栓症である．血液粘稠度増加による症状には胸腹部痛，筋肉痛・脱力感，疲労，頭痛，網膜の循環障害による眼症状，異常知覚，精神鈍麻がある．

診断

血液所見で赤血球増多の所見がみられた場合は，一過性の所見でないか過去の血液データと比較する．また頻度の高い疾患がないか，血液粘稠度増大に起因する症状がないかみる．そして後日1週間以上を経て再検査する．パルスオキメーターで酸素飽和度をみることは役立つ．尿検査で腎疾患がないかスクリーニングする（EPOは腎臓の間質にある細胞から腎動脈の酸素分圧に応じて分泌される）．赤血球増多が確認されたら，血液内科に相談しておくのがよい．瀉血（しゃけつ）が考慮されるのは血栓症のリスクが高い場合とHt>54%の場合である．

【Note】

● **真性多血症　polycythemia vera**
骨髄増殖性疾患で，骨髄中の幼若血液細胞EPO受容体の異常（JAK2遺伝子変異）で，血中EPO濃度が低いにもかかわらず骨髄造血が亢進し末梢血中に赤血球，好中球，血小板の増加がみられるものである．2/3で脾腫が認められる．赤ら顔，頭痛，脱力感，高血圧など赤血球増多と血液粘稠度増加に起因する症状がみられる．治療として瀉血（約450mL/1回），アスピリンの内服などが行われる．米国で有病率はおよそ1人/2000人との報告がみられるが[4]，本邦では極めてまれとされる．

❸ 出血性疾患 hemorrhagic disorder

病態

外傷後の止血遅延，皮下出血，歯肉出血，鼻出血，内痔核出血，月経過多などでは出血傾向のある「異常出血症状」でないか考慮する必要がある。

小血管が損傷を受けると，血管内皮細胞の破壊で血小板の粘着，凝集が生じ一時的血栓が形成される。血小板血栓はフィブリン網で固められ最終的な凝血になるが，この過程で一連の段階的反応（血液凝固カスケード）が惹起される（図10）。血液凝固は血漿の可溶性蛋白フィブリノゲンからフィブリン網が形成される反応といえる。

血液中には12種類の凝固因子があり，歴史的に複数の名称で呼ば

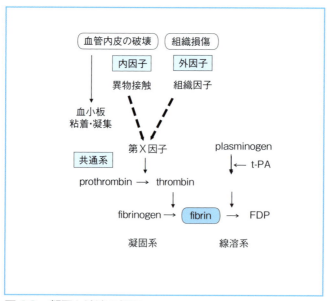

図10 凝固と線溶の概要

表 69 凝固因子 12 種類

因子番号	名 称
I	fibrinogen
II	prothrombin
III	高組織因子 組織 thromboplastin
IV	Ca^{2+}
V	不安定因子 Ac-globulin proaccelein
VII	安定因子 proconvertin
VIII	抗血友病因子 A
IX	抗血友病因子 B Chrismas 因子
X	Stuart 因子
XI	抗血友病因子 C 血漿トロンボプラスチン前駆因子
XII	Hageman 因子
XIII	フィブリン安定化因子

れてきたが現在は番号で示される(表 69)。I~XIII のうち第 IV 因子の Ca^{2+} 以外は蛋白質である(VI は欠番)。第 II,VII,IX,X の 4 因子は肝臓で合成されビタミン K が必要である(ビタミン K 依存性凝固因子)。血友病 A は第 VIII 因子欠乏,血友病 B は第 IX 因子欠乏に起因する。

　血液凝固過程は内因系と外因系に分けられ,活性化の契機が異な

② 疾　患

る。内因系は血液と血管腔外物質との物理的接触による。血液とガラス（試験管内での凝固），血管腔内に露出したコラーゲン線維との接触などである。外因系は血液凝固の主たる経路で，損傷組織で血管外膜・壁外の組織液（組織因子）が混入し惹起される。両者はいずれも第Ⅹ因子の活性化に至り，それ以降は共通系と呼ばれる。

線溶系ではプラスミノゲンが血管内皮細胞由来の組織プラスミノゲンアクチベーター（tissue plasminogen activator：t-PA）で活性化されプラスミンとなり，フィブリンを分解しフィブリン分解産物（fibrin/fibrinogen degradation product：FDP）が生じる。

【Note】

● ヘパリン　heparin（表 70）

肝細胞から発見された heparin（ギリシア語 hepar 由来）は，生体内の肝，肺，小腸，肥満細胞などに広く分布する。生体内での機能は解明されてないが，抗凝固薬として利用されている。ヘパリン製剤はブタ腸粘膜を材料とする生物由来製品である。化学的には一種の多糖類であるが，単一物質ではなく分子量が 5000 〜 30000 の混合物から成り，未処理のものが未分画ヘパリンである。その分画に酵素，化学処理し得られるのが分子量 1000 〜 10000 の低分子ヘパリンである。アンチトロンビン（ATⅢ）活性化によりトロンビンなどを不活化し，血液凝固阻止作用を示す。この作用はプロタミンで中和される。ヘパリンには既に形成された血栓を溶解する作用はない。

● ワーファリン warfarin

ワーファリンの抗凝固作用はビタミンＫの阻害による。ビタミンＫ（独語 Koagulation に由来）は肝臓での凝固因子合成に必須である（ビタミンＫ依存凝固 4 因子 Ⅱ，Ⅶ，Ⅸ，Ⅹ）。ワーファリン治療中はワーファリンの効果を一定に保つため，ビタミンＫの過剰摂取を避けるが，一般的な推奨量（120 μg/ 日）の範囲内であれば問題ない。

表70　ヘパリン製剤

種　類	商品名	特　徴
未分画ヘパリン 　ヘパリンナトリウム 　ヘパリンカルシウム	ヘパリンNa ヘパリンカルシウム	分子量5,000〜30,000の混合物
低分子ヘパリン 　ダルテパリンナトリウム 　エノキサパリンナトリウム	フラグミン クレキサン	平均分子量4,500〜5,000
低分子ヘパリン製剤 　ダナパロイドナトリウム	オルガラン	平均分子量5,500。ヘパラン硫酸を主成分とするヘパリン類似物質（ヘパリノイド）で抗Xa活性の特異性が高い。
フォンダパリヌクス	アリクストラ	分子量1,728。合成Xa選択的阻害薬。ヘパリンに含まれる低分子物質（硫酸ペンタサッカロイド）の完全化学合成品

診　断

　一般初期診療でのスクリーニング検査は血小板数，PT，ATPPであるが，他にもいくつかの検査がある。

① Rumpel-Leede試験

　血圧計で収縮期と拡張期の中間血圧を5分間加えた後，肘部〜前腕に生じる皮膚の点状出血斑を調べる。20個以上が陽性の目安である。毛細血管の脆弱性を反映する。

②出血時間

　耳たぶに小さな傷をつけ出血させ，止血までの時間を調べる（参考値2〜5分）。血小板数，血小板機能の低下をみるが，血小板数は血液検査で容易に分かるため，血小板機能を調べる意義がある。一般的スクリーニング検査としては行われない。

③プロトロンビン時間　prothrombin time：PT
活性化部分トロンボプラスチン時間 activated partial thromboplastin time：APTT

いずれも血液凝固系を調べる基本的検査である。PT時間の測定法は，試験管内の血漿に組織因子を添加し，外因系凝固機能が正常に作動するか調べるものである。凝固因子 I，II，V，VII，X の欠乏で遅延する。そもそもプロトロンビン（第II因子）の測定法として発達した歴史的経緯が「プロトロンビン時間」名称の由来である。PT時間（秒）またはPT活性（%）で表示される。PT-INR はプロトロンビン時間の標準比で（基準は1.0），ワーファリンのコントロールで使用される。

APTT は試験管内の血漿に試薬を添加し，内因系凝固機能が正常に作動するか調べるものである。凝固因子 I，II，V，VII，IX，X，XI，XII の欠乏で遅延する。試薬に部分トロンボプラスチン（トロンボプラスチンのリン脂質部分）と凝固時間を短縮させる活性化物質が含まれることが「活性化部分トロンボプラスチン」名称の由来である。

④フィブリノゲン

血中に多量に存在する糖蛋白（第I因子）で，肝臓で合成され約80%が血漿中に存在する。半減期4日で，主たる生理機能はフィブリン網で凝血を形成することである。凝固因子としての機能以外にも炎症，感染，悪性腫瘍で増加がみられる。全身的凝固亢進で消費量が合成量を超えた場合（播種性血管内凝固症候群：DIC），血中濃度の低下がみられる。先天性無フィブリノゲン血症・フィブリノゲン異常症は極めてまれである（1/100万人）。

⑤ D-dimer，FDP

生体内でフィブリン血栓の線溶が進行していることをしめす重要な線溶マーカーである。血栓性疾患以外では感染症，悪性腫瘍，肝疾患，血腫，外傷などで高値になる場合がある。フィブリン線溶検出の特異性では FDP に比べ D-dimer がすぐれ，院内検査で即日に結果が得ら

れることもあり，深部静脈血栓症（deep vein thrombosis：DVT）の診断で広く利用されている．D-dimerは陰性的中率が高く，血栓の除外診断で役立つ．

【Note】

● D-dimer
フィブリノゲン分子のD領域（Dドメイン）は単量体（monomer）として存在するが，フィブリンに変化すると二量体（dimer）を形成する．そしてフィブリンが分解すると血中にD-dimerが出現する．D-dimerはフィブリン分解産物で，血栓線溶を示す．一方，FDP（fibrin/fibrinogen degradation products）はフィブリンとフィブリノゲン両者の分解産物であり，D-dimerはFDPの一分画である．通常FDPとD-dimerの血中レベルは相関するが，D-dimer正常でFDP高値の乖離例がある．悪性腫瘍によるフィブリノゲン蛋白分解酵素による場合と[5]，フィブリノゲン分解亢進の特殊な場合（極めて高度な線溶亢進）である．

⑥出血傾向をきたす病態と疾患

皮下出血，鼻出血，歯肉出血，内痔核出血，月経過多で「異常出血症状」と考えられる場合に念頭に置く病態，疾患を表71に示した．臨床所見または血液検査で出血性素因が疑われる場合は血液内科に依頼する．

特発性血小板減少性紫斑病（idiopathic thrombocytopenic purpura：ITP）は血小板に対する自己抗体による後天性疾患で，免疫性血小板減少性紫斑病とも呼ばれる．血小板単独の減少で10万/μL未満である．成人では20〜40歳代の若年女性に発症ピークがみられる．

血栓性血小板性紫斑病（thrombotic thrombocytopenic purpura：TTP）は微小動脈に血小板凝集，血栓が生じ，血小板数は10万/μL未満で1〜3万/μLとなり，破砕赤血球のある溶血性貧血がみら

2 疾　患

表 71　出血傾向をきたす病態と疾患

分　類	病態, 疾患	特記事項
血小板数減少	血小板減少性紫斑病（ITP, TTP）	有病率は ITP 1 人 /1 万人, TTP 1 〜 5 人 /1 万人
	肝障害	肝でのトロンボポイエチン（血小板造血刺激因子）の産生低下と脾腫による
	抗癌剤, 放射線治療	
	血液造血器疾患	
血小板機能障害	血小板無力症	小児疾患できわめてまれ
血液凝固障害	血友病	1 人 /5,000 人（出生男児で）
	von Willebrand 病	有病率は 0.6 〜 1.3%
	肝障害	凝固因子産生低下による
	ビタミン K 欠乏	ビタミン K 欠乏はまれで「ビタミン欠乏リスク因子」（259 頁）があれば考慮する
	血液造血器疾患	
血管壁・毛細血管障害	遺伝性出血性末梢血管拡張症	有病率は 1 人 /1 万人
	Schönlein-Henoch 紫斑病	小児疾患できわめてまれ
	老人性紫斑病	毛細血管脆弱性によるもので病的ではない
薬剤性障害	抗血小板薬, 抗凝固薬の使用	

れる。成人で後天性 TTP がみられることがある。

　血小板無力症は先天性の血小板機能異常症で極めてまれな小児疾患である。

　von Willebrand 病は有病率が米国女性で 0.6 〜 1.3% と高いとする報告があり, 念頭に置く必要がある（性差はない）[6]。

【Note】

● von Willebrand 病

血友病の類縁疾患で遺伝性があり，臨床症状は軽症血友病 A に似る。von Willebrand 因子は血管損傷部で血小板粘着・凝集の接着因子として作用する。また第 VIII 因子活性化の作用がある。血液凝固スクリーニング検査で異常がみられない場合でも，鼻出血，外傷出血の止血に時間がかかる，高度貧血をきたす月経過多など，臨床症状で異常出血症状が認められる場合に考慮する。von Willebrand 病のある女性はない女性に比べ月経過多が 5 倍多い[5]。診断は血液内科に依頼する。検査では von Willebrand 抗原，von Willebrand 因子（リストセチン）活性，第 VIII 因子活性が測定される。

文献

1) Lambert JF et al：Pathophysiology and differential diagnosis of anaemia. In: ESb Handbook on Disorders of Iron Metabolism（2009）.The handbook 2009 edition. IRON2009_CAP.4（108-141）:EBMT2008 4-12-2009 16:05 Pagina 109. http://www.esh.org/files/doc/IRON2009_CAP.4（108-141）.pdf（2018 年 1 月閲覧）
2) Hove LV et al：Anemia diagnosis, classification, and monitoring using cell-dyn technology reviewed for the new millennium. Lab Hematol 6：93-108, 2000
3) 臼杵憲祐：溶血性貧血：診断と治療. 日内会誌 104：1389-1396, 2015
4) Keohane C et al：The diagnosis and management of erythrocytosis. BMJ 347：f6667, 2013 doi：10.1136/bmj.f6667
5) 出口　晃ほか：自動定量法による D-dimer 値の臨床的意義ならびに FDP 値との関連性. 血栓止血誌 2：511-517, 1991
6) Committee on Adolescent Health Care; Committee on Gynecological Practice：Committee opinion No.580：von Willebrand disease in women. Obstet Gynecol 122：1368-1373, 2013

2 疾　患

7 脂質・代謝・電解質・ビタミン

❶ 脂質異常症 dyslipidemia

病　態

　脂質（lipid）は水に不溶で有機溶媒に可溶の生物由来低分子である。血中脂質の99％以上は中性脂肪（トリグリセリド：TG），脂肪酸，コレステロール，リン脂質が占める。また食物脂質の95％以上は中性脂肪で，他は脂肪酸，コレステロール，リン脂質，脂溶性ビタミンである。中性脂肪は脂肪酸を含むため，食物脂質により多くの脂肪酸が取り込まれることになる。また食物として過剰摂取された炭水化物は脂肪酸に転換される。そして過剰の脂質と炭水化物に由来する脂肪酸が，中性脂肪として主に体脂肪に貯蔵される。

　体脂肪（fat）中の脂肪細胞は，中性脂肪（脂肪酸＋グリセロール）が脂肪滴として貯蔵されているものである。そして必要時に分解され脂肪酸が放出され，各臓器でエネルギー源となる。中性脂肪も脂肪酸も水に不溶であり，血中では種々の蛋白（アポ蛋白類，アルブミン）と結合し，リポ蛋白として溶解している。

【Note】

● 脂肪酸

食物に含まれる脂肪酸は10〜20種類以上ある。カルボキシル基(-COOH)をもつ脂肪酸（R-COOH）は，R分子の炭素間に二重結合のない飽和脂肪酸と，二重結合のある不飽和脂肪酸に分けられる。二重結合が多いと酸素と結合する余地があり，空気中で酸化し劣化しやすい。不飽和脂肪酸で最初の二重結合が3番目のC-C結合にあるのがn-3脂肪酸，6番目にあるのがn-6脂肪酸と呼ばれる。栄養学的に摂取推奨量が国連機関で示されている（表72）。

❼ 脂質・代謝・電解質・ビタミン

表72 食餌摂取での脂肪と脂肪酸の推奨量（成人）＊

種類		エネルギー摂取に占める割合
総脂肪		20〜35%
飽和脂肪酸		≦10%
不飽和脂肪酸	一価	＊＊
	多価	6〜11%
	n-6	2.5〜9%
	n-3	0.5〜2%
	トランス脂肪酸	＜1%

＊ Food and Agriculture Organization of the Unated Nations：Fats and fatty acids in human nutrition：Report of an expert consultation. 2008のTable 2.1を参考に作成
＊＊ 不足分を一価不飽和脂肪酸で補う

脂肪酸はブドウ糖と並ぶ重要なエネルギー源で，脳以外の組織で直接利用されると考えられている。食物として過剰摂取された炭水化物と脂肪は脂肪酸となり，中性脂肪として脂肪組織に貯蔵される。蛋白質（アミノ酸）が脂肪酸になる代謝経路もあるが，どの程度中性脂肪として脂肪組織に貯蔵されるか定かでない。

血中脂肪酸の95%は中性脂肪，コレステロール，リン脂質に結合し，5%が遊離脂肪酸(free fatty acid：FFA)でアルブミンと結合して溶解している。

リポ蛋白は脂質・蛋白複合体であり，蛋白質，中性脂肪，脂肪酸，コレステロール（遊離型とエステル化型），リン脂質で構成される。脂肪は水より密度（単位体積あたりの質量 g/cm^3）が低く，リポ蛋白で脂肪の比率が増すと密度が低くなる。そして免疫電気泳動法により，リポ蛋白は四種に分類される（表73）。

2 疾　患

表73　リポ蛋白の組成*

	CM	VLDL	LDL	HDL
密度（g/cm^3）	＜0.94	0.94〜1.006	1.006〜1.063	1.063〜1.210
長径（Å）	6,000〜2,000	600	250	70〜120
総脂質（湿重量%）**	99	91	80	44
中性脂肪	85%	55%	10%	6%
コレステロールエステル	3%	18%	50%	40%
遊離コレステロール	3%	7%	11%	7%
リン脂質	3%	20%	29%	46%

＊ The American Oil Chemists' Society の Lipid Library, Plasma lipoprotein（2015年）を参考に作成
＊＊ 残り成分の大半はアポ蛋白
■ 含量の多い脂質

① CM（chylomicron，カイロミクロン）

　ほぼ中性脂肪からなる最大のリポ蛋白である。食物中の中性脂肪とコレステロールは腸粘膜から吸収されCMを形成し，リンパ管から左鎖骨下静脈で体循環に入る。そして脂肪，筋肉組織で脂肪酸が利用され（エネルギー源または貯蔵），肝臓でコレステロールが利用される。CMの主たる働きは，食物から吸収された中性脂肪を組織に輸送することである。

② VLDL（very low density lipoprotein，超低密度リポタンパク）

　中性脂肪の含量が多い（55%）リポ蛋白で，中性脂肪を肝臓から肝外（脂肪，筋肉など）に輸送する働きがある。肝臓で生成される。

③ LDL（low density lipoprotein，低密度リポタンパク）

　最もコレステロールの含量が多いリポ蛋白で，コレステロールを肝臓から肝外に輸送する。コレステロールはステロイドの合成（副腎，精巣，卵巣）や細胞膜の構成で利用される。余剰LDLは肝臓で処理

されるが，処理しきれない過剰な LDL はマクロファージに取り込まれ動脈硬化プラークの泡沫細胞を形成する。LDL 血中濃度の上昇は冠動脈疾患の発生に関与し，LDL コレステロール（LDL-C）の血中レベルの管理は重要とされる（日本動脈硬化学会編，動脈硬化性疾患予防ガイドライン 2017 年版による）。LDL は肝臓で VLDL から合成されるとされる。

④ HDL（high density lipoprotein，高密度リポタンパク）

肝外の末梢組織から過剰なコレステロールを肝臓に運ぶ作用がある（逆転送）。肝臓に運ばれたコレステロールは胆汁酸となり胆汁中に流出する。HDL 自体に抗炎症作用，抗酸化作用，血管拡張作用があり，総体的に抗動脈硬化の作用が認められている。小腸，肝臓などで合成されるとされる。

高 LDL 血症と高リポ蛋白（a）血症は動脈硬化，冠動脈疾患の重要なリスク要因であるとされる。高 LDL 血症では LDL を低下させると冠動脈疾患の発生が低下するとされる。低 HDL 血症と動脈硬化の関係については議論がある。低 HDL 血症で HDL 値を上げても冠動脈疾患の有意な低下は認められていないため，低 HDL 血症そのものは治療の対象にならない。高リポ蛋白（a）血症は食事，運動，薬で改善できないため他のリスク要因を低くする対策がとられる。

高中性脂肪血症は糖尿病患者で心血管系の合併症が高くなる。また 875mg/dL をこえると急性膵炎の原因になる。高中性脂肪血症そのものは異常高値（≧ 500mg/dL）でないと治療の対象にならない。

【Note】

● リポ蛋白（a）
血中リポ蛋白（a）の上昇は動脈硬化の独立した危険因子である。70 〜 80％ は遺伝的に決定されている。プラスミノゲンと相同性が高く，プラスミノゲンの線溶作用を阻害することで，血栓形成を促進し動脈硬化に寄与す

2 疾　患

表 74　脂質異常症の診断基準（10 時間以上の絶食）*

LDL コレステロール	140mg/dL 以上	高 LDL コレステロール血症
	120 〜 139mg/dL	境界域高 LDL コレステロール血症
HDL コレステロール	40mg/dL 未満	低 HDL コレステロール血症
中性脂肪 （トリグリセリド）	150mg/dL 以上	高中性脂肪血症
Non-HDL コレステロール	170mg/dL 以上	高 non-HDL コレステロール血症
	150 〜 169mg/dL	境界域 non-HDL コレステロール血症

＊日本動脈硬化学会 (編)：動脈硬化性疾患予防ガイドライン 2017 年版より

ると考えられる。

診 断

　血液検査では少なくとも総コレステロール（TC）と HDL コレステロール（HDL-C）は必要で，TC − HDL-C から non-HDL-C を算出できる。通常は TC，TG，HDL-C，LDL-C が測定される[1]。高リスク症例ではリポ蛋白（a）も測定される。血液検査は早朝空腹時で少なくとも 10 時間の空腹の状態で行われる（表 74）。LDL-C の血中レベルの管理は重要であるが，Non-HDL-C ＝ TC − HDL-C が LDL-C 以上に重要とされる[2]。また家族性高コレステロール血症を見逃さないことである。

　甲状腺ホルモンはコレステロール代謝に影響するため，脂質異常症では甲状腺機能亢進・低下がないか TSH を全例で調べるのが良い。

・甲状腺機能亢進症で TC ↓，HDL-C ↓，LDL-C ↓，TG →。
・（臨床的）甲状腺機能低下症で TC ↑，HDL-C ↑，LDL-C ↑，TG ↑。
・潜在的甲状腺機能低下症（FT_3，FT_4 正常，TSH 高値）で

TC↑，HDL-C↓，LDL-C↑，TG↑となる[3]。

【Note】

● コレステロールの代謝

食物中のコレステロールは卵黄，動物性脂肪に含まれる。摂取されたおよそ50％が回腸で吸収され，中性脂肪など他の脂質と一塊となりカイロミクロンを形成しリンパ管から大循環に移行する。一方，生体内では主に肝臓でacetyl CoAからコレステロールが合成される。その合成経路にHMG-CoA還元酵素（hydroxymethylglutaryl-CoA reductase）が関わっており，HMG-CoA還元酵素阻害薬（スタチン系薬）は肝臓でのコレステロール合成を低下させる。体内合成量が多いこともあり，食事コレステロール量と血中コレステロール値は必ずしも関連しない。

コレステロールは血液に不溶で，リポ蛋白を形成して溶解している。リポ蛋白表面の遊離型（非エステル型）コレステロールは，エステル化を受けリポ蛋白の深部で"貯蔵型（脂肪酸とのエステル結合）"として運搬される。血中では70～80％がエステル型で，20～30％が遊離型である（表73）。コレステロールは細胞膜，神経細胞軸索ミエリン鞘の構成々分で，ステロイドホルモン，胆汁酸の合成でも重要な脂質である。

治療

高LDL-C血症による動脈硬化のリスクを下げるには食事療法，運動，肥満では体重減少を行う。食事療法では野菜，果物，全粒穀物，低脂肪の乳製品，鶏肉，魚，豆類，非熱帯産植物油，ナッツ（木の実）類が勧められる。そしてスウィーツ，糖分の多い飲料，牛肉・羊肉（red meat）は控え目が良い。

脂質と脂肪酸の摂取では，総量とバランスの推奨がある（表72）。脂質量（g）＝目標摂取エネルギー×（20～35％）÷9（脂質，脂肪酸1g≒9kcal）で，エネルギー量を2,400kcal/日として計算すると，総脂質量（53～80g），飽和脂肪酸量（≦27g），多価脂肪酸（16～29g），n-6脂肪酸（7～24g），n-3脂肪酸（1.3～5.3g），トランス

2 疾　患

脂肪酸（＜ 2.7g）となる。

　牛肉（ロース）100g に飽和脂肪酸は 10g 含まれ，多価脂肪酸は少ない。鶏肉（皮），豚肉（ばら），魚，豆類は多価脂肪酸が多い。n-6 脂肪酸は植物油，マヨネーズ，揚げ物の油等に含まれ，通常の食生活で不足することはないとされる。n-3 脂肪酸は青魚，ナッツに多く含まれるが，特にクルミ 1 個（実 6g）に 0.5g 含まれる。トランス脂肪酸はマーガリン，ファットスプレッド，ショートニング，牛肉の脂肪に含まれる。実際の脂質・脂肪酸の摂取量を調べるには，1 日の食品の種類・量の一覧を作成し計算する必要があり，栄養士に依頼するのがよい。

　水溶性線維（101 頁）は小腸でコレステロール，胆汁酸を取り込み，腸吸収を低下させる作用がある[4]。海藻類，大麦（麦ご飯）などに多く含まれる。高 LDL-C 血症改善での食事療法の影響度は 10 〜 20% 程度とされ，定期的な運動と，適正体重に保つことも指導する。治療薬での第一選択はスタチン系薬である。

【Note】
● **スタチン系薬（メバロチン®，リピトール®）**
HMG-CoA 還元酵素の阻害薬であり，肝臓でのコレステロール生合成を低下させる。その結果，コレステロール恒常性維持のため肝臓での LDL 受容体発現が上昇し，末梢から肝臓に LDL-C の取り込みが促進される。高 LDL-C 患者において心筋梗塞，脳血管障害の発症が低下するとされる。

● **家族性高コレステロール血症　familial hypercholesterolemia**
高 LDL 血症，黄色腫（皮膚，アキレス腱肥厚），若年発症の冠動脈疾患が特徴である。常染色体優性遺伝で，ホモ接合体は 1/100 万人，ヘテロ接合体は 1/200 〜 500 人の頻度である。総コレステロール値はホモ接合体で 600mg/dL を超え，ヘテロ接合体で 230 〜 400mg/dL である。疑われる場合は遺伝子検査が行われる。

❷ 痛　風 gout

> 病　態

　　痛風は高尿酸血症に起因する。尿酸はプリン環から成り（図11），プリン環をもつ物質がプリン体と総称される。食事摂取されたプリン体の最終代謝産物として尿酸が産生されるが，生体内で尿酸はグリシン（アミノ酸）からも直接合成される。そして体内合成される尿酸は食物由来に比べ多い。尿酸は2/3が腎排泄，1/3が腸管排泄である。高尿酸血症は食事と腎排泄の程度が主たる要因であり，高尿酸血症の90％は腎排泄に問題があるとされる[5]。

　　尿酸値が7.0mg/dLを超えると高尿酸血症と言われる。尿酸は血中でほとんどが尿酸ナトリウムとして存在するが，血中溶解度に限界があり，関節炎発作（痛風），組織への尿酸沈着（痛風結節），尿路結石（尿酸結石），尿酸沈着による腎障害の原因になる。慢性の高尿酸血症は痛風の原因となるが，痛風を発症しない人もいる。

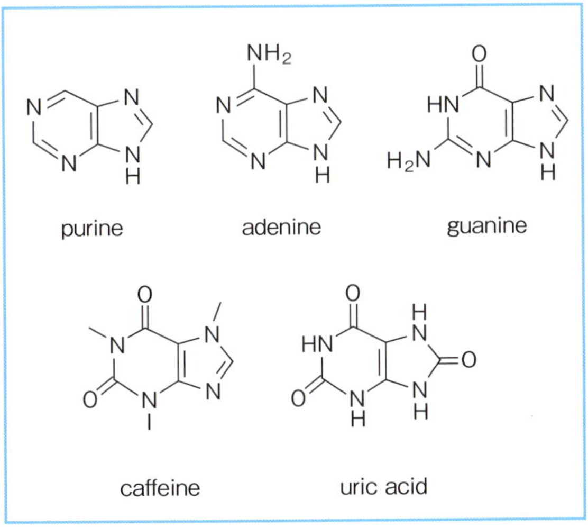

図11　プリン環からなるプリン体

2 疾　患

　高尿酸血症，痛風は他の生活習慣病を合わせもつことが多いという特徴がある。肥満者で痛風の発生率が高いなど，高血圧，耐糖能不良・糖尿病，メタボリックシンドローム，腎障害，心血管障害との併存が疫学的に認められている[5]。

【Note】

● メタボリックシンドローム　metabolic syndrome

心血管疾患と 2 型糖尿病の高リスク群で，生活習慣の改善が必要とされる。日本における診断基準は以下の通りである。
必須項目：ウエスト周囲長が男性≧ 85cm，女性≧ 90cm。
かつ以下のうち 2 項目以上：
中性脂肪≧ 150mg/dL または HDL-C ＜ 40mg/dL
血圧≧ 130/85 mmHg
空腹時血糖≧ 110mg/dL

診　断

　痛風発作は足の第 1 中足趾節関節，その他の足趾関節，膝関節が好発部位で発赤，熱感，腫脹がみられる。痛風発作中に尿酸値は必ずしも高値を示さない。関節液（または痛風結節）中の尿酸結晶を顕微鏡検査で同定できれば確実である。

治　療

　痛風発作の前兆があればコルヒチン 1 錠（0.5mg）で発作を抑える。痛風発作が頻発する場合はコルヒチン 1 日 1 錠を連日服用する「コルヒチン・カバー」が有効である[6]。痛風発作は異物である尿酸結晶を好中球が貪食することで生じるが，コルヒチンは好中球遊走を阻害する発症予防薬である。
　発作時には NSAIDs が有効で，最大量で使用を開始し，数日かけ漸減していく。NSAIDs が使用できない，あるいは無効，または多発

性の関節炎の場合は，経口副腎皮質ステロイドが用いられる。

　痛風発作時に尿酸値を変動させると発作の増悪を認めることが多いため，発作中には尿酸降下薬を開始しないことが原則とされる。アスピリンは尿酸値を低下させる作用があるため使用しない。

　高尿酸血症に対する長期治療では，①尿酸排泄促進薬と②尿酸生成抑制薬が用いられる。

　①尿酸排泄促進薬：尿酸の腎臓での再吸収を抑制し，尿中排泄を促進する。プロベネシド（ベネシッド®），ブコローム（パラミヂン®），ベンズブロマロン（ユリノーム®）が用いられる。尿PHは通常6.0〜6.5程度で弱酸性（4.5〜8.0の範囲で変動）である。酸性尿では尿酸の溶解度が低下するので，尿路結石予防に尿アルカリ化薬のクエン酸カリウム・クエン酸ナトリウム（ウラリット®）が併用される。

　②尿酸生成抑制薬：アロプリノール（ザイロリック®），フェブキソスタット（フェブリク®）が用いられる。

　高尿酸血症では長期的にみて食事療法の重要性が示されている[7]。肥満者は減量で尿酸値が有意に低下したとの報告がある。アルコールではビール，蒸留酒（ウィスキー，ブランデー，焼酎など）は控え目がよい。プリン体の負荷とは別に，アルコールの過剰摂取で尿酸値が上昇する代謝経路があるとされる。ワインは問題ないとされる。炭水化物では果糖が唯一尿酸値を上げることが分かっており，果糖入りソフトドリンクの過剰摂取は控える。果糖の代謝亢進が尿酸産生を促進するためである。動物性蛋白では特に内臓（レバー），魚貝類では特に魚の干物はプリン体含量が多い。

　勧められる食事には植物性タンパク質（大豆，小麦），野菜，果物，豆類，木の実（ナッツ），低・無脂肪の乳製品などがある。乳製品は尿酸排泄を促進させる効果があるとされる。またビタミンCは尿酸値を下げる効果があるが，尿酸の生成を抑制し排泄を促進する作用が推測されている[7]。

それぞれの食品には，尿酸値に与える影響以外の栄養学的なメリットもあるので，一律に避けるのでなく過剰摂取にならない生活習慣がよいと考えられる。

❸ 高カリウム血症 hyperkalemia，低カリウム血症 hypokalemia

病態

生体の総 K 量は 50mEq/kg とされる。その 98% は細胞内で，そのうちの 3/4 は骨格筋細胞に存在する。2% が細胞外液中にあり，血清中に存在するのは総 K 量の 0.4% にすぎない[8]。そして血清 K 値は 3.5〜5.0mEq/L と狭い範囲に調整されている。血清 K 値は摂取，排泄それと細胞内・外の K^+ 輸送で調整されている。K^+ 排泄の 90% は腎排泄による（50〜100mEq/日）。便中には多くて 10mEq/日排泄されるが下痢では増加する。

細胞膜の"Na ポンプ"（Na^+/K^+-ATPase）により K^+ が細胞内，Na^+ が細胞外に高い勾配で保たれている。この細胞内・外の K^+ 輸送に影響する因子に，動脈血 pH，代謝性変化，アルドステロンがある。代謝性アシドーシスで水素イオン（H^+）が増加すると，過剰な H^+ が細胞内に移行し，細胞内 K^+ が細胞外に放出され血清 K 値が上昇する。反対にアルカローシスでは細胞内 H^+ が細胞外に放出され，K^+ が細胞内に移行する。インスリンの作用でブドウ糖が細胞内に取り込まれる際に K^+ も K^+-ブドウ糖 6 リン酸として同時に取り込まれるため，血清 K 値が低下する。$β2$ 受容体刺激薬（気管支拡張薬など）は K^+ の細胞内輸送を促進させる。アルドステロンは腎の"Na ポンプ"に作用し Na^+ を保持し K^+ を排泄する。

【Note】

● アルドステロン

副腎皮質ホルモンの一種で腎の遠位尿細管に作用し Na^+ の再吸収（K^+ の排泄）を生じる。過剰分泌（原発性アルドステロン症）で高血圧，低カリウム血症となる。原発性アルドステロン症は高血圧の 5 〜 10％ を占めるとされる。

診 断

高カリウム血症は K > 5.5mEq/L，低カリウム血症は K < 3.6mEq/L とされる[8]。採血検体の溶血で細胞から K^+ が遊出して見かけ上高値になることがある（偽性高カリウム血症）。

高カリウム血症は通常 7.0mEq/L を超えないと無症状である。6.5mEq/L を超えると心電図変化がみられ（T 波増高，P 波消失，QRS 幅拡大），8mEq/L を超えると重篤な心室性不整脈の危険が高くなる。

低カリウム血症では 3.0mEq/L を下まわると脱力感（下肢），便秘，心筋への影響で心電図の波形変化，不整脈，腎機能への影響で多尿・多飲などがみられる。

治 療

① 高カリウム血症

高カリウム血症において，血清 K 1mEq/L あたり体内では 100 〜 200mEq の過剰とされる。徐々に増加した無症状の高カリウム血症で，血清 K が 6.5mEq/L 以下で心電図変化がみられない場合は外来通院で治療できる。イオン交換樹脂（アーガメイトゼリー®，カリメート®，ケイキサレート® など）の内服で腸内の K^+ を吸着排泄する。

心電図変化がみられる場合は 10％ グルコン酸カルシウム 10 〜 20mL の静注が有効である。高カリウム血症の心筋に対する作用にカルシウムが保護的に働く。またグルコース・インスリン療法（GI 療法）

2 疾　患

として，レギュラーインスリン 10 単位を 50g のブドウ糖液（10% ブドウ糖 500mL）に入れ点滴静注する。フロセミド（ラシックス®）の静注で K^+ の尿中排泄を促す。K イオン交換樹脂の経口または注腸投与と，重症例では透析療法が行われる。

急速な上昇例，7.0mEq/L 以上，有症状（筋の脱力），心電図変化，腎機能障害のある症例では心電図モニターと迅速な治療が必要となる。

② 低カリウム血症

低カリウム血症において，血清 K 1mEq/L あたり体内では 200 〜 400mEq の欠乏とされる。軽度（3.0 〜 3.5mEq/L）では K 製剤の内服が行われる。緊急対応例（<3.0mEq/L）では例えば塩化カリウム（KCL®）1 アンプル（20mEq/20mL）を生食（500mL）に入れ点滴する。カリウムの投与速度は 20mEq/ 時を超えないようにする。

メカニズムは不明であるが低 Mg 血症では K^+ の腎排泄が高く Mg の補充が必要である。

❹ 高ナトリウム血症 hypernatremia，低ナトリウム血症 hyponatremia

病　態

ヒト細胞は至適な細胞外液塩分濃度の中に保たれている。生体内で Na^+ は細胞外液に，K^+ は細胞内に高濃度に保たれるが，これは細胞膜 "Na ポンプ"（Na^+/K^+-ATPase）の能動輸送による。そして血清 Na は 135 〜 145mEq/L の範囲に保たれている。

何らかの理由で血清 Na 濃度に変化が生じると，血液の浸透圧が変化する。血清 Na 濃度は細胞の容量に影響を及ぼし，高 Na 血症は高張で細胞の縮小をきたし，低 Na 血症は低張で細胞の膨化をもたらす。高 Na，低 Na では血液浸透圧の変化で精神神経症状が生じる[9]。

血液浸透圧は 275 〜 290mOsm/mOsm/L（血漿または血清）に保

たれている．血液浸透圧は Na⁺，ブドウ糖，尿素窒素の三者でほぼ規定される．ちなみに血液浸透圧の計算式は Na⁺（mEq/L）× 2 + BS（mg/dL）/18 + BUN（mg/dL）/2.8 で，Na⁺ は血漿浸透圧に及ぼす影響が最も大きく，ほぼ血液浸透圧 ≒ 2 × Na⁺ となる．0.9% 食塩水と 5% ブドウ糖液は血液と等張である．

診 断

高 Na 血症（Na > 145mEq/L）の原因は脱水・発汗，嘔吐・下痢で水分喪失によることが多い．利尿剤，腎障害，Na⁺ 過剰投与，原発性アルドステロン症，本態性高 Na 血症による場合もある．

低 Na 血症（Na < 135mEq/L）の原因は，ナトリウムに比べ水が過剰で生じる．水分の増加がナトリウムを上回るのは心不全,肝硬変，ネフローゼ症候群，腎不全などで，浮腫が認められる．ナトリウムの喪失は腎障害，嘔吐・下痢，利尿剤でみられる．薬剤，アルドステロンの欠乏，疼痛・ストレスでも生じる．低 Na 血症の症状は，120 〜 130mEq/L で軽度の疲労感，120mEq/L 以下で頭痛，嘔吐，食欲不振，精神症状など重篤となる．急速な低下では血液浸透圧の低下で脳浮腫をきたす．

ADH 不適合分泌症候群（SIADH）は ADH の過剰分泌により，腎での水再吸収が増加した水過剰の状態である．低 Na 血症，血液浸透圧の低下が生じる．

【Note】

● ADH（antidiuretic hormone，抗利尿ホルモン）
脳下垂体後葉から分泌されるペプチドホルモンでバゾプレシン（vasopressin）ともいう．腎の集合管に作用し水の再吸収を促進することで，血漿浸透圧の恒常性を保つ働きがある．

● ADH 不適合分泌症候群（syndrome of inappropriate secretion of ADH：SIADH）
ADH の過剰分泌で腎の集合管での水再吸収が増加する．血漿浸透圧は低下

② 疾　患

し，280mOsm/mOsm/L を下回る。原因には中枢神経疾患，肺疾患，異所性 ADH 産生腫瘍，薬剤などがある。

治療

　高 Na 血症，低 Na 血症において急激な血清 Na の変化，もしくは重篤な症状があれば救急設備のある施設へ搬送する。そうでなければ急速な補正はしない。

　高 Na 血症があると，血漿浸透圧が上昇するので口渇が生じ飲水が刺激される。また ADH の分泌で水分が保持され血清 Na 低下に作用する。点滴では 5% ブドウ糖液が用いられる。

　低 Na 血症では，Na^+ と水分を制限し利尿剤を使用する。重症例では高張食塩水（3% 食塩水）の点滴を行う。3% 食塩水の作り方は，生理食塩水（0.9% 食塩水）400mL に 10% 食塩水 6A（120mL）を加える。

　SIADH での治療の原則は水制限である。フロセミドで水分を排泄し Na^+ を生理食塩水の点滴で補う。薬物療法にデメクロサイクリン（レダマイシン®）がある。

❺ 高カルシウム血症 hypercalcemia，低カルシウム血症 hypocalcemia

病態

　血中カルシウム（Ca）濃度は腸吸収・分泌，腎排泄，骨組織との移行で保たれている。食事での摂取量はおよそ 1,000mg/ 日（牛乳 1L に相当）で，便中に 900mg/ 日排泄される。体内 Ca の 99% は骨に貯蔵され，1% が細胞外液，0.1% が細胞内液に分布する。Ca は骨格筋・心筋の収縮，血液凝固，神経細胞の興奮性，神経筋伝達にかかわる。神経細胞など興奮性の細胞は Ca 濃度に敏感で，高 Ca 血症では心筋・刺激伝導系の興奮性が低下し不整脈が生じ，低 Ca 血症では神経細胞

の自動的興奮性が高まりテタニーと呼ばれるけいれんが生じる。

血中 Ca のおよそ 40% は蛋白質，10% はリン酸などの陰イオンと結合し，50% はイオン化カルシウム（Ca^{2+}）の状態で存在する。生理的に重要なのはこの Ca^{2+} で，毛細血管透過性，細胞膜への生物学的活性がある。血中 Ca 濃度の調節では副甲状腺（上皮小体）ホルモン（parathyroid hormone: PTH），カルシトニン（calcitonin），ビタミン D が関与する。

① PTH

血中 Ca 濃度を一定に保つ作用があり，血中 Ca 濃度が低下すると，副甲状腺から PTH が分泌される。標的臓器は骨，腸，腎で破骨細胞による骨吸収（血中への放出），ビタミン D 活性化による腸管からの Ca 吸収促進，腎での再吸収促進により血中 Ca 濃度を上げる。副甲状腺機能亢進症では高 Ca 血症となり，機能低下症では低 Ca 血症となる。

② カルシトニン

甲状腺 C 細胞から分泌され，PTH と反対に血中 Ca 濃度を下げる。標的臓器は骨，腸，腎である。

③ ビタミン D

ビタミン D の主たる機能は腸管での Ca 吸収，骨 Ca 濃度の維持，腎での Ca 再吸収である。

診 断

臨床検査で測定されるのは総 Ca 濃度で，基準値は 8.8 〜 10.1 mg/dL である（日本臨床検査標準化協議会の共用範囲基準より）。Ca^{2+} 濃度の測定は一般的には行われない。

血清総 Ca 濃度は血清アルブミン値と正の相関が認められる。そして低アルブミン血症（< 4g/dL）では総 Ca 濃度が低値となる。しかし Ca^{2+} 濃度は大きく影響を受けない。このため低アルブミン血症で

はPayneの式による補正Ca濃度を用いると，健常者と同様の基準を適用できる[10]。この補正式はネフローゼ症候群による低アルブミン血症には適用できない。

　補正総Ca（mg/dL）＝総Ca（mg/dL）＋4－血清アルブミン値（g/dL）

　高Ca血症の原因の90％以上は原発性副甲状腺機能亢進症と悪性腫瘍（骨転移，PTH産生腫瘍）である[11]。その他ビタミンD過剰，サイアザイド系利尿薬がある。症状は多飲，多尿，嘔気，食欲低下，便秘，筋力低下，不穏などである。原発性副甲状腺機能亢進症は有病率が成人1,000人中1～7人との報告もありまれではない[12]。副甲状腺の腺腫，過形成による。血中Ca濃度は正常上限にとどまる場合もある。一般的には血中intact PTH濃度を調べる。

　低Ca血症の原因には副甲状腺機能低下症，ビタミンD欠乏，慢性腎不全，低マグネシウム（Mg）血症がある。口周囲，四肢末端の知覚異常，手足の攣縮が生じる。顔面神経を叩いて刺激すると攣縮が誘発され（Chvostek徴候），マンシェットで上腕部に圧をかけると特徴的な手指攣縮がみられる（Trousseau徴候）。

治療

　高Ca血症で無症状または軽度の症状の場合は，飲水により尿中Ca排泄を促す。血清Ca濃度が12mg/dLを超え，症状が重篤な場合の対応では，生理食塩水の点滴と利尿薬，カルシトニン製剤（エルシトニン）の筋注，ビスホスホネート製剤（ゾメタ）の点滴などが行われる[11]。

　低Ca血症で症状が軽度の場合は，経口のCa製剤，ビタミンDが用いられる。Mg欠乏があればその補充が行われる。重篤な場合の対応では，グルコン酸カルシウム（カルチコール）の静注または点滴が行われる。

❻ ビタミン欠乏 vitamin deficiency，ビタミン過剰 hypervitaminosis

病態

　ビタミンは生体に必要なごく微量の有機化合物で食事での摂取が不可欠である(表75)。通常の食生活で不足することは基本的になく，欠乏症を考慮するのは特殊な状況である。すなわち，過度の偏食，食事摂取不良，消化吸収障害，消耗性疾患による需要の増大，妊婦，多量飲酒，ある種の薬剤使用などで，これらは「ビタミン欠乏リスク因子」と考えられる。

　ビタミンは多くは食物から摂取されるが，腸内細菌産生ビタミンにはB2，B5，B6，B7，B9，B12，Kがある。しかし産生量はさまざまで十分量でない。またビタミンDは太陽光の紫外線照射により皮膚で合成される。

　ビタミンは水溶性と脂溶性に分類される。脂溶性ビタミンは水溶性ビタミンと異なり，体内，特に脂肪組織と肝臓に蓄積されるため過剰症の危険がある。過剰症は脂溶性のA，Dでみられるが，健康補助食品（サプリメント）として過剰摂取するか，誤って大量摂取することで発生する。

①チアミン（B1）

　種々の代謝にかかわる（炭水化物，脂肪，アミノ酸，ブドウ糖，アルコール代謝）。基本的には非毒性である。穀物には豊富に含まれるが，脱穀精米した白米にはわずかにしか含まれない。チアミン欠乏は米を主食にしている発展途上国で比較的高頻度で認められる。日本における欠乏の発生率の報告はなく実態が不明であるが，極度の偏食，食事の不良（精米のみの食事），消化吸収障害，消耗性疾患，多量飲酒など「ビタミン欠乏リスク」の症例では考慮するのがよい。アルコールはチアミンの吸収・代謝を阻害する。

　B1欠乏の初期症状は非特異的である。疲労感，いらだち，記銘力

2 疾患

表75 ビタミンの種類

ビタミン	名称	化学名	推奨摂取量*	欠乏症	1日摂取上限量	過剰症
水溶性	B1	Thiamin	1.2mg	脚気, Wernicke脳症	-	-
	B2	Riboflavin	1.3mg	舌炎, 口内炎, 口角炎, 脂漏性皮膚炎	-	-
	B3	Niacin, Niacinamide	16mg	ペラグラ	35mg	痛風悪化
	B5	Pantothenic acid	5mg	皮膚炎, 知覚異常	-	-
	B6	Pyridoxine	1.3〜1.7mg	末梢神経炎	100mg	神経障害
	B7	Biotin	30μg	皮膚炎	-	-
	B9	Folic acid（葉酸）	400μg	巨赤芽球性貧血	1,000μg	-
	B12	Cyanocobalamin Hydroxocobalamin Methylcobalamin	2.4μg	巨赤芽球性貧血, 悪性貧血	-	-
	C	Ascorbic acid	90mg	壊血病, 歯の脱落	2,000mg	-
脂溶性	A	Retinol	900μg	夜盲症, 皮膚・粘膜の角化, 角膜乾燥症	3,000μg	ビタミンA過剰症
	D	Cholecalciferol Ergocalciferol	10μg	くる病（小児）, 骨軟化症（成人）	50μg	ビタミンD過剰症
	E	Tocopherols Tocotrienols	15mg	溶血性貧血(新生児)	1,000mg	-
	K	Phylloquinone Menaquinones	120μg	血液凝固障害	-	-

* 成人男性（WikipediaのVitaminを参考にした）
-：不明

低下，不眠，前胸部痛，食思不振，腹部不快感などである。長期化すると欠乏症の脚気（かっけ）（beriberi）となり，末梢神経障害（知覚，運動），脳神経症状，心不全，下肢の浮腫などの症状が生じる。

B1を含まない高カロリー輸液中に重篤な乳酸アシドーシス（pHが7.0以下）が発生し，チアミンの投与で劇的に改善した症例を経験したことがある。B1欠乏が糖代謝に及ぼす影響の重要性を示す印象的な症例であった。

②リボフラビン（B2）

炭水化物代謝にかかわる。基本的には非毒性で他のビタミンB群欠乏と同時に生じる。症状は口角炎，口唇炎で，他のビタミンと同時のB2投与による診断的治療が行われる。

③ナイアシン（B3）

日本での欠乏症はまれである。ペラグラ（Pellagra）は皮膚（日光過敏性皮膚炎），粘膜（舌炎，口内炎），消化管，神経精神症状が特徴で臨床的に診断される。ナイアシンは高用量で高脂血症の治療で使用されることがある。過剰摂取で高血糖の悪化，高尿酸血症の悪化，肝障害が生じる。

④パントテン酸（B5）

補酵素A（Coenzyme A）の構成成分である。補酵素AはアセチルCoAとなり炭水化物，脂肪酸の代謝で必須である。単独の欠乏症が生じることはない。

⑤ピリドキシン（B6）

炭水化物，脂質，アミノ酸，核酸合成の代謝にかかわる。欠乏症はまれである。B6を阻害する薬剤がある。例えば抗結核剤のイソニアジド（isoniazid）はB6阻害で神経障害を生じる。ただしその発生頻度は1%以下である。欠乏により末梢神経障害，皮膚炎，舌炎・口角炎，中枢神経症状をきたすことがある。過剰症では末梢神経障害，感覚性運動失調，位置感覚や振動覚の障害が生じる。

② 疾　患

⑥ビオチン（B7）

　脂肪，炭水化物の代謝で補酵素として必須である。単独の欠乏症が生じることはない。

⑦葉酸（B9）

　赤血球の成熟に関係する。葉酸欠乏は「ビタミン欠乏リスク因子」のある症例では考慮するのがよい。欠乏により巨赤芽球性貧血（229頁）が生じる。アルコール摂取といくつかの薬剤は葉酸の吸収・代謝を阻害する。抗がん剤の使用で葉酸の需要が高まる。症状には貧血，舌炎などがある。葉酸（フォリアミン®）内服で軽快する。

⑧B12

　B12欠乏は少なからず遭遇する。B12は赤血球の成熟，神経線維をおおうミエリンの合成・修復，核酸代謝，メチル化などに関与する。そして欠乏で巨赤芽球性貧血，末梢神経障害，脳脊髄白質の障害が生じる。貧血がなく神経障害のみの場合がある。神経の変性疾患，位置感覚，振動覚の障害，精神神経症状などである。B12欠乏にはB12製剤（メチコバール®）が投与される。

　B12の吸収には胃の壁細胞から分泌される内因子の存在が必要で，胃切除後には生じやすい。特に胃粘膜萎縮による内因子の分泌低下でB12が欠乏して生じる巨赤芽球性貧血は悪性貧血とよばれる。巨赤芽球性貧血は前述の葉酸欠乏とB12欠乏で生じる。両者の区別には血中の葉酸，B12レベル測定が必要となる。血清B12濃度の正常範囲は150〜900ng/Lである。それ以下の場合は内因子抗体を検査し悪性貧血でないか確かめる。内因子抗体検査の感度は50〜60％で，特異度ほぼ100％である[13]。

　「ビタミン欠乏リスク因子」のある患者以外では，高齢者，菜食主義（B12は動物性食品に含まれ野菜・果物に含まれない），胃切除後，制酸剤内服が高リスクになる。また糖尿病薬のメトホルミンの長期内服はB12吸収を妨げる。

❼ 脂質・代謝・電解質・ビタミン

　パンビタン®にはビタミンB群8種中ビオチン（B7）以外が含まれているのでビタミンB補充で利用できる。ビタミンB群8種すべてが含まれる健康補助食品（サプリメント）が市販されているので，過剰摂取にならない注意をして利用するのはよい。

【Note】
- **B12吸収のメカニズム**
  食餌中のB12は，胃壁細胞から分泌される内因子（糖蛋白）と結合し回腸末端で吸収されるが，B12と内因子が結合するには胃酸が必要である。このため内因子の分泌量と胃酸強度が制約因子となる。胃粘膜萎縮や制酸剤で胃酸度が低下するとB12吸収が低下する。

⑨ビタミンC（アスコルビン酸）
　コラーゲン，ホルモン，アミノ酸の生成に必要で，創傷治癒，抗酸化作用，免疫，鉄吸収などにかかわる。また抗酸化物質でもある。発熱，炎症，下痢，喫煙，甲状腺機能亢進症，鉄欠乏，手術などで需要が増大する。欠乏症の初期には疲労，いらだち，体重減少，筋肉痛，関節痛などの非特異的症状が生じる。その後に結合組織，骨組織，歯牙，毛細血管などに障害が生じ，皮膚，歯肉などの症状が明らかになる。毛孔に一致した過剰角化（follicular hyperkeratosis），その周囲の充血，出血は特徴的である。巻き毛となり，歯肉が腫れもろくなり，歯の脱落が生じる。また創傷治癒が不良になる。日本で重篤な欠乏症（壊血病）は極めてまれである。皮膚，歯肉の症状と「ビタミン欠乏リスク因子」がある場合は血中のビタミンC値を測定する。

⑩ビタミンA
　上皮細胞，粘膜の機能維持にかかわり，網膜の光受容器の感受性維持で重要である。欠乏症では目の症状が生じる（夜盲症，角膜乾燥症）。発展途上国において小児，妊婦のビタミンA欠乏は失明（小児），

夜盲（成人），感染，死亡の原因となり公衆衛生上の問題になっている。特に小児の角膜乾燥が失明の原因として多い。

慢性的な過剰症では皮膚，毛髪，爪，粘膜に変化がみられる。すなわち皮膚の落屑・乾燥，粘膜乾燥，爪異栄養症（20本すべての爪が粗造になり縦筋ができる），毛孔に一致した過剰角化，脱毛，口内炎・口唇炎，骨・関節痛，骨密度低下，食欲不振，嘔気・嘔吐，全身倦怠感，肝脾腫，頭痛などである。ただしこれらはいずれも非特異的症状である。

⑪ビタミンD

食物が供給源として不可欠であるが，日光を浴びることにより皮膚で合成される。ビタミンDの主たる機能は腸管からのCa（カルシウム），P（リン）の吸収，骨でのCa，P濃度の維持，腎でのCa再吸収である。欠乏症は食物摂取の低下と日光にあたる機会が少ないことで生じ，発展国でもみられるとする報告が少なくない。しかし実態は不明である。理由はビタミンDの指標となる血清25-hydroxyvitamin D [25(OH)D]の測定法とcut-off値が報告で一定していないこと，状況により血中レベルの変動がみられる（例，炎症で低下）などのためで，血清25(OH)Dレベルで欠乏か否か単純に決められない問題がある。

ビタミンDが健康補助食品（サプリメント）として必要かとの観点から議論がみられる[14]。「骨の健康に寄与する」として骨の脆弱な高齢者のサプリメントとして使用することは認められる。しかし一般の健常人に勧める根拠はなく，過剰摂取で高Ca血症に起因する障害のみでなくそれ以外の不利益も報告されている。

欠乏症では筋肉痛・筋力低下，骨痛・骨生成不良で，小児期にはくる病（rickets），成人では骨軟化症（osteomalacia）となる。骨軟化症は筋力低下と著明な骨痛，骨折が生じるもので，血清Ca↓，P↓，ALP↑が認められる。代償性に二次性副甲状腺機能亢進がみられることがある。血清の副甲状腺ホルモン（parathyroid hormone：PTH）は正常もしくは上昇する。

ビタミンD過剰症では血清Caが上昇し高Ca血症による症状・徴候が生じる。すなわち多飲，多尿，嘔吐，高血圧，けいれん，尿路結石，異所性石灰化などである。

【Note】
- ● 皮膚でのビタミンD生成
  ビタミンDにはD2（ergocalciferol）とD3（cholecalciferol）があり，人ではD3が重要な働きを果たしている。人の皮膚には7-dehydrocholesterolが多く含まれ，太陽光の紫外線の作用でD3となる。
- ● 骨の基本構造（図12）
  骨は表面より骨膜，骨質（緻密骨，海面骨），骨髄の構造からなる。骨質は骨基質（リン酸カルシウム，コラーゲン，ムコ多糖類など）と骨細胞（骨芽細胞と破骨細胞）からなる。骨質では骨芽細胞による骨新生と破骨細胞による骨基質破壊がシンクロナイズして，正常構造が保たれている。骨芽細胞は血中Caを骨に貯蔵し，破骨細胞は骨Caを血中に放出する働きがある。

⑫ビタミンE

抗酸化作用があり，細胞膜の不飽和脂肪酸が過酸化され細胞機能が低下するのを防止する。ビタミンEは脂肪組織内の貯蔵が多く，発展国で欠乏症は極めてまれである。ただし慢性膵炎，短腸症候群な

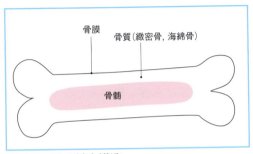

図12　骨の基本構造

❷ 疾　患

ど特殊な脂肪の吸収障害で発生する。欠乏により赤血球が脆弱となり軽度の溶血性貧血がみられる。また神経変性により非特異的な神経障害が生じる。過剰摂取による障害は通常みられない。

> 【Note】
>
> ● 抗酸化物質 antioxidant
> 酸素が関与する有害反応を減弱する作用がある。脂質（多価不飽和脂肪酸）の過酸化を抑制する（空気中での酸化・劣化を防止する）。また細胞傷害性のある活性酸素（反応性の高い酸素）を捕捉する働きがある。代表的な抗酸化物質はビタミンC，ビタミンE，グルタチオンで，それ以外にカロテノイド，αカロテン，βカロテン，リコピン，ルテイン，尿酸，ユビキノール，葉酸などがある。

⑬ビタミンK

　腸内細菌で生成されるが十分量ではなく，食物からの摂取が必要である。肝臓での凝固因子（Ⅱ，Ⅶ，Ⅸ，Ⅹ），プロテインC，プロテインSの合成に関与する。クマリン系抗凝固剤のワーファリンはビタミンK拮抗薬で，ビタミンKが関与する血液凝固因子の産生を抑制し抗凝固作用を示。成人でのビタミンK欠乏はまれで通常の食生活で生じることはなく偏食，消化吸収障害，消耗性疾患などの「ビタミン欠乏リスク因子」がないか確認する。過剰症は特定のビタミン（サプリメント）服用歴から推測するが，過剰摂取が問題になることはないとされる。

　自然界に存在するビタミンKは，植物で産生されるK1と，主に微生物由来のK2の2種類がある。K1は緑色野菜にK2は納豆に豊富に含まれる。ビタミンKは血液凝固のみでなく骨代謝にも関わっており，ビタミンK2製剤（メナテトレノン）が骨粗鬆症の治療に用いられている。

1) Fischer S et al：Practical recommendation for the management of hyperlipidemia. Atheroscler Suppl 18：194-198, 2015
2) Bays HE et al：National lipid association annual summary of clinical lipidology. J Clin Lipidol 8：S1-S36, 2014
3) Rizos CV et al：Effects of thyroid dysfunction on lipid profile. Open Cardiovasc Med J 5：76-84, 2001
4) Lloyd-Jones DM et al：2016 ACC expert consensus decision pathway on the role of non-statin therapies for LDL-cholesterol lowring in the management of atherosclerotic cardiovascular disease risk. JACC 68：92-125, 2016
5) Richette P et al：Gout. Lancet 375：318-328, 2010
6) 日本痛風・核酸代謝学会ガイドライン改訂委員会（編）：高尿酸血症・痛風の治療ガイドライン（第2版）2012年追補ダイジェスト版, メディカルレビュー社, 2012
7) Beyl RN Jr et al：Update on importance of diet in gout. Am J Med 129：1153-1158, 2016
8) Schaefer TJ et al：Disorders of potassium. Emerg Med Clin N Am 23：723-747, 2005
9) Sterns RH：Disorder of plasma sodium – cause, consequence, and correction. N Engl J Med 372：55-65, 2015
10) Payne RB et al：Interpretation of serum calcium in patients with abnormal serum proteins. BMJ 4：634-646, 1973
11) Carroll MF et al：A practical approach to hypercalcemia. Am Fam Physician 67：1959-1966, 2003
12) Yeh MW et al：Incidence and prevalence of primary hyperparathyroidism in a racially mixed population. J Clin Endocrinol Metab 98：1122-1129, 2013
13) Tan TSE et al：Diagnosis and management of vitamin B12 deficiency in primary care – are we following the guidelines? Res Medica 23：73-81, 2015
14) Taylor CL et al：Questions about vitamin D for primary care practice：input from an NIH conference. Am J Med 128：1167-1170, 2015

2 疾患

8 アレルギー

❶ アナフィラキシー anaphylaxis

病態

　アナフィラキシーは急性の全身的過敏反応である。そして血圧低下（収縮期血圧 90mmHg を下回る，または普段の血圧の 30% を越える低下）をきたす場合がアナフィラキシーショックである。免疫学的機序（アレルギー性）と非免疫学的機序（非アレルギー性）があり，共通の病態はマスト細胞（肥満細胞），好塩基球などから化学伝達物質（histamine, tryptase, heparin, TNF, PAF, PG など），サイトカインなどが放出され，全身症状が惹起されることである。アレルギー性ではマスト細胞の IgE 抗体にアレルゲンが結合して発症するが，非アレルギー性では，原因物質がマスト細胞の受容体に直接作用する。

　食物，昆虫刺症（ハチ，蟻），薬剤が三大原因である。食物ではピーナッツ，ナッツ類，魚介類，鶏卵，乳製品，小麦，ソバが多く，ほとんどがアレルギー性である。林業・木材製造業従事者の 40%，電気工事従事者の 30% がハチ毒特異的 IgE 抗体陽性とされる。ハチ刺傷はアシナガバチ，スズメバチ，ミツバチの順に多い。短期間に 2 回刺されるとアナフィラキシーを生じやすい。

　「アナフィラキシー」＝「アレルギー」ではない。薬剤によるアナフィラキシーは非アレルギー性が少なくないと考えられている。薬剤では抗菌薬のβラクタム系抗菌薬（ペニシリン系，セフェム系，カルバペネム系）が多い。NSAIDs，オピオイド，抗腫瘍薬で生じる場合もある。最近は分子標的薬（infliximab, cetuximab など）が多い。局所麻酔薬はまれである。筋弛緩薬は全身麻酔中に発生するアナフィラキシー

の原因として最も多い。造影剤では非イオン性，低浸透圧造影剤での重症の副作用の頻度は0.04%とされる。造影剤は通常非アレルギー性である。ラテックスで生じる場合があるが，ラテックスに含まれる蛋白質に対するIgE抗体を保有していることが原因である。ラテックス・フルーツ症候群は，果物や野菜に含まれるアレルゲンとラテックスの交差反応に起因する。その他に運動，寒冷刺激が誘因になる場合がある。アナフィラキシーの20%では原因が明らかでない[1]。

診断

アレルゲンまたは原因物質との接触後，数分～数時間以内に特に皮膚・粘膜，呼吸器，循環器症状が生じる。蕁麻疹（80～90%），呼吸器症状（70%），消化器症状（30～45%），心血管系症状（10～45%），中枢神経症状（10～15%）の出現頻度である。アナフィラキシーに相当するかの判断では診断基準[2]が参考になる。①～③のいずれか1つが数分～数時間以内に生じる。

①皮膚・粘膜症状に，呼吸器または循環器症状。

②皮膚・粘膜症状，呼吸器症状，循環器症状，消化器症状のうち2つ以上。

③血圧低下（収縮期血圧90mmHgを下回る，または普段の血圧の30%を超える低下）。

血圧低下を伴う重篤な反応は薬剤に起因する可能性が高い。薬剤によるアナフィラキシーにはアレルギー性と非アレルギー性があり，どちらに相当するかの区別は難しい。

マスト細胞活性化の指標として，臨床で測定できるのがトリプターゼとヒスタミンで，トリプターゼが役立つ（1）。発症後1～2時間でピークとなり，5～6時間で正常化する。ヒスタミンは初期の1時間に放出され半減期が20分と短時間で，検体処理に注意が必要である。いずれも平常時の数値と比較するのがよい。

2 疾　患

　プリックテスト（皮膚テストの一種），特異的IgE抗体検査，誘発試験などもある．鑑別診断には血管迷走神経反射（vasovagal reflex）がある．血管迷走神経反射は失神の原因で最も多いが（23頁），皮膚症状はみられない．

治　療 [2)]

　初期治療ではアドレナリン（ボスミン注®1mg/1mL/A）を注射（筋注）する（0.01mg/kg）．体重50kgで0.5mL（1/2A）である．筋注後は約10分で血中濃度がピークになり40分で半減するため，症状が持続する場合は追加投与する．アドレナリン投与の禁忌はない．アドレナリン（発見者は高峰譲吉）とエピネフリンは同一物で米国ではエピネフリンの名称が使用されている．アドレナリン自己注射薬（エピペン®）には0.15mg，0.3mg製剤があり，医師の処方で入手できる．大腿部の前外側部に筋注する．

　抗ヒスタミン薬は皮膚，眼，鼻症状の緩和に用いられる．ステロイドは作用発現に数時間要し，初期症状緩和の効果はない．遷延性アナフィラキシーの予防で効果があるともされるが，ステロイド使用を積極的に支持する根拠は乏しい．

❷ 蕁麻疹 urticaria

病　態

　紅斑を伴う一過性，限局性の浮腫（すなわち膨疹）が発生し，多くは痒みを伴う．発生機序は皮膚マスト細胞からヒスタミンなどの化学伝達物質が放出されることによる．直接的誘因としては，特定の抗原刺激による即時型アレルギー反応（Ⅰ型アレルギー）が知られている．しかし実際に原因抗原を特定できることは少ない．またⅠ型アレルギーによる免疫機序以外に，機械的擦過などの物理刺激や薬剤，運

動，体温上昇などに対する過敏症などで，非免疫学的にマスト細胞の活性化が生じる機序もある。蕁麻疹の発生には，外因性で一過性の直接的誘因と，内因性で持続性の背景因子が複合的に関与する。

皮膚表在のマスト細胞が関われば蕁麻疹となり，皮膚深部のマスト細胞が関われば血管性浮腫になる。血管性浮腫は境界不明瞭な皮下組織の局所的な浮腫でかゆみは伴わない。急性の蕁麻疹では多くの場合に誘因が分かるが，慢性の蕁麻疹で原因が分かるのは 10 ～ 20% である[3]。

診 断

痒みを伴う紅斑が 24 時間以内に出現することが確認できればほぼ蕁麻疹と考えてよい。臨床経過と皮疹の性状から蕁麻疹の病型を診断していく（表 76）。

特発性蕁麻疹の診断に特別な検査は要しない。アレルギー性蕁麻疹が疑われる場合は被疑抗原に対する血清特異的 IgE 抗体の検出，末梢血からのヒスタミン遊離試験，皮膚テストなどが原因物質の特定のために有用である。食物抗原による蕁麻疹が疑われる場合は「厚生労働科学研究班による食物アレルギー診療の手引き」が参考になる[4]。物理性蕁麻疹，接触蕁麻疹では誘因として疑われる刺激で誘発することで診断を確定できる。

治 療 [5]

基本は原因・悪化因子の除去・回避である。薬物療法の第一選択はヒスタミン H1 受容体拮抗薬（抗ヒスタミン薬）である（表 77）。中枢組織移行性が少なく鎮静性の低い第二世代の抗ヒスタミン薬が第一選択として推奨されている。難治例では H1 受容体拮抗剤に H2 受容体拮抗剤を追加すると効果がみられる場合があるが，メカニズムは分かっていない。ステロイドの追加が症状の改善で役立つとする報告

表76 蕁麻疹の病型

病型	特徴
特発性	直接的な誘因がなく膨疹が出現するもので医療機関を受診する蕁麻疹で最多。症状は毎日のように出現する。
急性	発症からの期間が1カ月まで。
慢性	発症からの期間が1カ月を経過。
刺激誘発型	特定の誘因がある。
アレルギー性	特定の抗原刺激（食物，薬品，昆虫毒素など）に対する特異的IgE抗体を介する即時型アレルギー反応。
食物依存性運動誘発アナフィラキシー	特定食物摂取後2～3時間以内に運動負荷が加わることで発症するアナフィラキシー反応。
非アレルギー性	原因物質への曝露で発生するがアレルギー機序を介さない。造影剤や，豚肉，サバ，タケノコなどの摂取。
アスピリン性	アスピリンをはじめとするNSAIDsの投与で誘発される非アレルギー性の蕁麻疹。NSAIDsのシクロオキシゲナーゼ（cyclooxygenase：COX）-I阻害作用によると考えられる。
物理性	皮膚擦過，寒冷，日光，温熱，圧迫，水との接触，振動などの物理刺激で発生。
コリン性	入浴，運動，精神的緊張など発汗を促す刺激で発生。
接触性	皮膚，粘膜が特定の物質に接触し，接触部位に膨疹が発生。アレルギー性と非アレルギー性がある。
血管性浮腫	顔面，口唇，眼瞼など皮膚，粘膜の限局した範囲に出現する深部浮腫。
特発性	急性，慢性蕁麻疹と同様に直接的誘因がない。症状は毎日ではなく数日以上の間隔をあけて出現。
外来物質起因性	外来抗原やNSAIDsなどの種々の薬剤が誘因となる。内服を継続している間は症状が反復する。
C1-INH低下	補体第1成分（C1）阻害因子（C1-inhibitor：C1-INH）の機能低下で生じる。

表76 つづき

病型	特徴
その他および類似疾患	
蕁麻疹様血管炎	皮疹は24時間以上持続し，皮疹消退後に色素沈着を残す。病理学的に血管炎の像がみられる。
色素性蕁麻疹	皮膚局所にマスト細胞の過剰な集簇と色素沈着を認める。皮疹部を擦過するとその部位に膨疹が生じる（ダリエ徴候）。
Schnitzler症候群	慢性蕁麻疹，間欠熱，関節痛，骨痛が生じる。血中にモノクローナルなIgM増加がみられる。
クリオピリン関連周期性症候群	クリオピリン蛋白の遺伝子異常に起因する。発熱，倦怠感，関節痛，蕁麻疹を繰り返す。

表77 抗ヒスタミン薬（ヒスタミンH1受容体拮抗薬）

世代	分類	商品名
第一世代	エタノールアミン系	ベナ，レスタミンコーワ
	プロピルアミン系	アレルギン，ポララミン，クロール・トリメトン
	フェノチアジン系	ピレチア
	ピペラジン系	アタラックス
	ピペリジン系	ペリアクチン
第二世代（抗アレルギー薬）	I類 塩基性	ザジデン，アゼプチン，セルテクト，ニポラジン，トリルダン
	I類 酸性	インタール，リザベン
	II類	アレジオン，ジルテック，アレグラ，アレロック，ザイザル，クラリチン

①第一世代抗ヒスタミン薬は抗コリン作用で眠気，口渇，便秘が生じる。緑内障，前立腺肥大には注意が必要である。血液脳関門を通過し鎮静・催眠作用がある。
②第二世代抗ヒスタミン薬は，化学伝達物質の遊離を阻害する抗アレルギー作用もあり，抗アレルギー薬とも呼ばれる。眠気は第一世代より少ない。
③II類はI類より眠気は少ない。アレグラ®，クラリチン®には副作用としての眠気がみられない。

もある。特発性慢性の蕁麻疹では第二世代の抗ヒスタミン薬を2〜4倍量に増量することも行われる。

血管性浮腫の治療も蕁麻疹と同様だが，舌，喉頭の重症例で気道閉塞の危険がある場合にはアドレナリンの筋注をする。

【Note】

● ヒスタミン受容体

ヒスタミン受容体にはH1〜H4の4種類がある。臨床的に重要なのはH1，H2受容体で，H3，H4受容体の機能はよく分かっていない。H1は平滑筋，血管内皮細胞，中枢神経に存在し，血管拡張，血管透過性亢進などアレルギー反応にかかわる。H2受容体は胃壁細胞，平滑筋，リンパ球，中枢神経などに存在し，特に胃酸分泌にかかわる。H1阻害剤が抗ヒスタミン薬と呼ばれる。中枢神経H1受容体阻害による鎮静・催眠作用がある。

❸ 薬剤アレルギー drug allergy

病態

薬剤過敏症は①特異体質，②不耐症，③アレルギー，④アレルギー様反応に分類される。薬剤特異体質は特定の人が特定の薬剤に過敏となるもので頻度はまれである。薬剤不耐症は少量または通常量で有害事象が生じるもので過敏反応のメカニズムは不明である。

薬剤アレルギーではペニシリンアレルギーが代表である。医薬品は通常低分子であり，生体内蛋白質など高分子物質と結合しアレルゲンとなる。添加物，不純物もアレルゲンになる。ペニシリンも血中の蛋白と結合しアレルゲンとなる。アレルギー症状が出現するには感作されている状態でなければならない。軽症からアナフィラキシーまであり過敏反応の頻度は1〜10%ともされる。短時間（1時間以内）に生じるアナフィラキシーは0.05%以下である。1時間〜3日後に発生，3日過ぎて発生する場合もある。ペニシリンを投与しない基準として，

アナフィラキシーの既往，掻痒感のある皮疹が出現した既往のあることがあげられる。

アレルギー様反応は症状がアナフィラキシーに類似する。例えば気管支喘息患者の5～10%でみられるとされるアスピリン喘息（NSAIDsで喘息症状を誘発する）である。喘息症状の発生はNSAIDsのCOX-2（cyclooxygenase 2）阻害作用による非アレルギー性の過敏反応である。このように前記③のアレルギー性と④アレルギー様反応の区別が難しい場合がある。

造影剤で過敏症が発生することがある。非イオン性ヨード造影剤でアナフィラキシー様反応は0.5%以下で，重篤な反応は0.04%である。2%で1時間ないしは1週間後に皮疹の発生がみられるが軽度である。高浸透圧性と非親水性，イオン負荷が関係する用量依存性の反応（熱感，血管痛，血圧低下，腎機能障害など）と，用量非依存性のアレルギー反応（くしゃみ，かゆみ，蕁麻疹など）があるが，実際には単独の発生機序ではなく，さまざまな要因が複合して発生すると考えられる。造影剤の副作用歴がある患者で造影剤の使用が必要な場合は前処置でステロイドの投与が行われるが，明確な効果が認められている訳ではない。

診 断

パッチテスト，皮内テスト，内服試験（challenge test），リンパ球刺激試験（drug-induced lymphocyte stimulation test：DLST）などあるが，薬剤アレルギーの確認診断で実際簡単に実施できて信頼できる検査がない。皮内テストでの予測も難しい。抗生剤の皮内反応テストは目安にはなるが十分信頼できるものではない。

② 疾 患

治 療

アレルギーの原因薬剤を回避できれば一番よい。アナフィラキシーの頻度は低いが一定の頻度で発生するため、発生時に速やかに対応できる備えが重要である。

【Note】
● 薬 疹

薬疹はアレルギー性と非アレルギー性がある。その形状と出現の仕方より 1 〜 4) がある。
1) 紅斑丘疹型：薬疹の典型例。
2) 固定薬疹：褐色調を帯びた丸い薬疹。
3) 光線過敏型薬疹：薬摂取と日光照射で症状が出現する。
4) 蕁麻疹型薬疹：摂取後にすぐ出現する。
また重症の薬疹に次の 1 〜 3) がある。
1) Steavens-Johnson 症候群：皮膚粘膜眼症候群とも呼ばれる。医薬品が原因のことが多い。熱，粘膜症状（結膜充血，口唇びらん，陰部びらんなど）と多発する紅斑（進行すると水疱・びらんを形成）が特徴である。
2) 中毒性表皮壊死症（toxic epidermal necrolysis：TEN）：1) が広範囲に及んだものである。発生には免疫学的機序の関与が推測されている。
3) 薬剤性過敏症症候群（drug-induced hypersensitivity syndrome：DIHS）：医薬品を服用後，通常 2 週間以上経過してから発熱と全身性の紅斑，全身のリンパ節腫脹がみられる。通常粘膜疹を伴わない。発生には免疫学的機序の関与が推測されている。

❹ 食物アレルギー food allergy

病 態

食物アレルギーは抗原特異的な免疫機序を介して，生体に不利益な症状が惹起されるものである。小児で頻度が高く，成長に伴い免疫学的寛容が得られることもあり，成人での有病率は 4% 程度である。成人ではエビ / カニ，魚介類，果物が原因として多い。

食物成分にアレルゲンになり易い物質（糖蛋白など）と，免疫刺激作用のある物質が含まれていることによる。しかしアレルギーが発生するのはごく少数の人であり，食物成分だけの問題ではない。その成分に対する免疫学的寛容が得られていないことも考えられる。免疫機序の詳細は解明されていない[6]。

　食物成分に含まれるアレルゲンが腸から吸収され，血液を介し皮膚，粘膜，結合組織のマスト細胞のIgEと結合し皮膚症状，消化器症状，呼吸器症状などが誘発される。症状の頻度は，皮膚粘膜症状＞消化器症状＞上気道症状＞下気道症状＞全身症状の順である。

　特殊な食物アレルギーに①②がある。

　①口腔アレルギー症候群：果物，野菜で生じる。口腔内の症状だけの場合が多いがショック症状を呈することもある。花粉症との関連性（交差反応）が考えられている。

　②食物依存性運動誘発性アナフィラキシー：非常にまれで，小麦，魚介類を摂取後に運動をするとアナフィラキシー症状が出現する。

診 断

　問診と症状で食物アレルギーを推察するが，即時型アレルギーでは診断しやすい。①〜④の検査が一般に行われる。

　①除去試験：疑わしい原因食物を1〜2週間除去し症状の改善がみられるか観察する。

　②皮膚テスト（prick skin test）：IgEによる即時型アレルギーを調べる検査で，感度は50％であるが，陰性反応的中率（negative predictive value）は95％以上ある。

　③特異的IgE抗体検査：日常診療で用いられている。陽性であること（感作されている）とアレルギー症状の出現することは必ずしも一致しないが，抗体価が高いほど症状発現の確率は高い。検査キット間での測定値は一致してなく，検査結果の解釈では専門知識が必要と

2 疾 患

表78　農林水産省が定める食物アレルギー27表示品目
（平成25年10月現在）

1	エビ
2	カニ
3	小麦
4	そば
5	卵
6	乳
7	落花生

注 1〜7は表示が定められている。

8	アワビ
9	イカ
10	イクラ
11	オレンジ
12	カシューナッツ
13	キウイフルーツ
14	牛肉
15	くるみ
16	ごま
17	鮭
18	鯖（さば）
19	大豆
20	鶏肉
21	バナナ
22	豚肉
23	松茸
24	桃
25	山芋
26	リンゴ
27	ゼラチン

思われる[4]。

　④経口負荷試験：食物アレルギーの最も確実な診断法であるが,

アナフィラキシーのような重篤な症状が誘発される恐れがあるので専門施設で行われるのが望ましい。

治療

アレルゲンとなる食物を避けることである。アレルギーの原因となることが知られている食品には，農林水産省から表示が決められている食品（1〜7）と，表示が勧められている食品（8〜27）がある（表78）。アナフィラキシーの初期治療ではアドレナリン（ボスミン注®1mg/1mL/A）を注射（筋注）する（0.01mg/kg）。また食物アレルギーでアナフィラキシーの危険がある患者はアドレナリン自己注射薬（エピペン®）を携帯すると安全である。

【Note】
- **プリックテストと皮内テスト**

プリックテストは前腕の皮膚に細い針で浅く傷をつけ，アレルゲンを含む液体を落とし，15〜20分後に皮膚の反応をみるものである。皮内テストはアレルゲンを含む液体を皮内に注射するため，アナフィラキシーの危険があり食物アレルギーの検査では行われない。

文献

1) Ben-Shoshan M et al：Anaphlaxis：past, present and future. Allergy 66：1-14, 2011
2) Anaphylaxis対策特別委員会（編）：アナフィラキシーガイドライン．一般社団法人日本アレルギー学会, 2014
3) Schaefer P：Urticaria：evaluation and treatment. Am Fam Physician 83：1078-1084, 2011
4) 厚生労働科学研究班（研究代表者 海老澤元宏）：厚生労働科学研究班による食物アレルギーの診療の手引き, 2014.
5) 秀 道広ほか：蕁麻疹診療ガイドライン．日皮会誌 121：1339-1388, 2011
6) Cianferoni A et al：Food allergy：review, classification and diagnosis. Allergol Intern 58：457-466, 2009

9 感染症

❶ 風疹 rubella

病態

　潜伏期12〜23日程度で発症し，通常は自然に軽快する。まれな合併症として急性脳炎が1/5000例，血小板減少性紫斑病が1/3000例の割合で発生する。最も問題となるのは，妊娠初期（特に3カ月以内）に，胎児内に一定以上のvirus量があると，先天性風疹症候群を引き起こすことである。三大症状は先天性心疾患，難聴，白内障である。

　成人風疹の臨床像では発熱（96%），発疹（85%），頸部リンパ節腫脹（93%），眼球結膜充血（78%），頭痛（63%）がみられる。風疹の診断確定例は届出の対象になっている。本邦では2013年に若年男性を中心に風疹の流行がみられた。

診断

　風疹と麻疹の鑑別は難しいが，Koplic斑（頰粘膜の白色小斑点で周発赤を伴う）のないことが鑑別で重要である。成人麻疹で88%にみられるが，成人27例の風疹ではみられなかったとされる[1]。

治療

　小児で風疹，麻疹はワクチン接種が行われる。1歳になったら1回と小学校入学前の1年間に1回の計2回接種で，麻疹，風疹の混合（MR）の生ワクチンが用いられる。

　成人では風疹の抗体検査で免疫が得られているか確認する。測定法により陽性，陰性の判定基準が定められている。例えば赤血球凝集抑制試験（hemagglutination inhibition test：HI法）では：

- 8倍未満は免疫を獲得していないのでワクチン接種が推奨される
- 8倍，16倍では免疫はあるが風疹予防では不確実
- 32倍以上は免疫を十分獲得している

と判定される。

❷ 麻　疹（はしか）measles

病態

　麻疹ウィルスは宿主がヒトのみであり，撲滅の対象となっている。接触感染と飛沫感染，空気感染があり，伝染性はインフルエンザウィルスより強い。患者からの飛沫でウィルスは空中に2時間は残り，空港や機内でも伝染が発生する。伝染性が強いので流行を来たしやすい。

　潜伏期は6〜19日で，伝染性があるのは皮疹出現の5日前からとその後の4日間である。学校保健法で出席停止期間は解熱後3日を経過するまでとなっている。麻疹と臨床診断したら保健所に麻疹発生届と検体を提出する。麻疹は集団発生の危険があるため，1例発生したらすぐに対応が必要である。

診断

　発熱，上気道炎症状，発疹，結膜炎がみられ，発疹出現初期に頬粘膜にKoplic斑がみられる。上気道炎症状を伴う発熱患者で発疹が出現していれば念頭に置く必要がある。血清学的診断としてEIA法による麻疹特異的IgM抗体またはIgG抗体検査の結果が参考になる。

治療

　麻疹，風疹は2006年より混合（MR）ワクチンを小学校入学前に2回接種することになっている。風疹と同様に抗体検査により抗体価を調べ免疫が得られているか調べることができる。ちなみに風疹，麻疹

の抗体検査，ワクチン接種の費用は，自費でおよそそれぞれ 3000 〜 5000 円である。

❸ 破傷風 tetanus

病態

破傷風菌（*Clostridium tetani*）は嫌気性菌であるが，芽胞（spore）の状態で土壌に常在しているため，誰でも感染する機会がある。受傷部が嫌気的環境であれば，芽胞から通常の菌体（栄養型）に発芽・成長し，外毒素の神経毒素（tetanospasmin）が産生され，毒素が神経末端から上行性に体幹部に進展する。保健所届け出の対象で，年間 100 件を超える届け出がある。

診断

潜伏期は 3 〜 21 日で，初期には感染部位近傍の筋のこわばり，開口障害，歯が噛みあわされた状態，首筋が張る，嚥下障害などの局所症状が生じ，呼吸筋の麻痺にいたる。

治療

破傷風の治療には①創部の洗浄，デブリードマン，②抗生剤，③破傷風沈降トキソイド（以下トキソイド），④抗破傷風ヒト免疫グロブリン（tetanus immune globulin：TIG）がある。そして創部の状態と過去の予防接種歴で③④の適用を判断する American Collage of Surgeons（1995 年）で提唱されている方針が参考になる（表 79）。

動物咬傷，古い釘を踏んで足に刺さったなどの外傷後はもちろん，軽微な創傷により発症した例があるため，「外傷部が嫌気的環境」と考えられる場合には，感染の兆候がなくても予防のためにトキソイド，免疫グロブリンの投与が行われる。

表 79 創の分類（1）と免疫治療の適用（2）*

（1）創の分類

創　部	高リスク	低リスク
受傷後の時間	＞6 時間	≦6 時間
外形	深い傷, 剥離創	線状, 擦過傷
深さ	＞1cm	≦1cm
受傷機転	弾丸, 挫滅, 熱傷, 凍傷	鋭利なもの（ナイフ, ガラス）
感染	あり	なし
壊死組織	あり	なし
異物, 汚染	あり	なし
神経損傷 and/or 虚血	あり	なし

（2）免疫治療の適用

トキソイド接種歴	高リスク		低リスク	
	トキソイド	免疫グロブリン	トキソイド	免疫グロブリン
不明または 2 回以下	○	○	○	─
3 回以上	─	─	─	─

＊ American College of Surgeons Committee on Trauma 1995 を一部改編して和訳引用

　トキソイド接種歴が 3 回ない場合は（多くの場合で相当すると考えられる），低リスクの場合はトキソイド 0.5mL 筋注，高リスクの場合はそれに加えて免疫グロブリン 250 単位を筋注または静注する。
　トキソイドを用いた初回接種（4〜8 週間隔で 2 回）と追加接種（初回接種後 6〜18 カ月に 1 回）で十分な抗体価が得られる。トキソイ

ドを接種後10年以上経過すると抗体価が低下している可能性がある。

　感染が明らかな場合は呼吸器管理のできる体制をとる。創部の洗浄やデブリードマンを行い，抗生剤（ペニシリン，セフェムなど）と，初期に抗破傷風ヒト免疫グロブリン（テタノブリン，テタガムP，テタノセーラ）を投与する。

　ジフテリア・破傷風・百日咳・ポリオの四種混合ワクチン（DPT-IPV）の予防接種が行われている。参考に予防接種ワクチンの一覧を表に示した（表80）。

❹ 梅　毒 syphilis

病態

　梅毒トレポネーマ（*Treponema pallidum*）による性感染症（sexually transmitted disease：STD）で，自然界における宿主は唯一ヒトである。診断後は7日以内に届け出る必要があり，年間報告数は1000〜2000人程度とされる。2013年の報告では20歳代，30歳代の男性で人口10万あたり3人の頻度であった（IASR：Infectious Agents Surveillance Report，2014年3月号より）。

第Ⅰ期　（感染後約3週間）
感染部位の局所に無痛性の硬結（硬性下疳）とリンパ節腫脹がみられる。

第Ⅱ期　（感染後数カ月）
局所から離れた部位にバラ疹と呼ばれる特徴的な発疹が出現する。

第Ⅲ期，（感染後3〜10年）
皮膚，筋肉，骨にゴムのような腫瘍（ゴム腫）が生じる。現在ではまれ。

第Ⅳ期　（感染後10年以上）
脳，脊髄，神経が侵される。現在ではほとんどみられない。

表80 予防接種ワクチン

疾　患	ワクチンの名称	定期接種	任意接種
ジフテリア	DPT-IPV（四種混合）	○	―
破傷風		○	○
百日咳		○	―
ポリオ		○	―
結核	BCG	○	―
麻疹	麻疹, 風疹混合	○	○
風疹		○	○
日本脳炎	日本脳炎	○	―
水痘	水痘	○	―
季節性インフルエンザ	インフルエンザ	○（高齢者）	○
細菌性髄膜炎	Hib（インフルエンザ菌b型）	○（小児）	―
子宮頸癌	ヒト papilloma virus	○（中学生）	○
肺炎球菌	肺炎球菌	○（小児, 高齢者）	○
流行性耳下腺炎	おたふくかぜ	―	○
ロタウィルス	ロタウィルス	―	○
B型肝炎	B型肝炎	―	○
A型肝炎	A型肝炎	―	○
黄熱	黄熱	―	○
狂犬病	狂犬病	―	○

2 疾　患

診断

　梅毒の血液検査はどれをオーダーすればよいか分かりにくい。これは検査原理，手法，検査名が複数あって，中には現在では実施されてない検査（ガラス板法など）まで説明されているためと思われる。

　ポイントは，1) 脂質抗原検査：STS法（serological test for syphilis）と，2) TP抗原検査：TP法（treponema pallidum）の2種類があること，そしてそれぞれに定性と定量検査があることである。

　STS法は脂質抗原（cardiolipinなど）に対する抗体を検出するもので偽陽性がある。真陽性であれば抗体価で治療効果を判定できる。感染から約3週間で陽性になる。

　TP法はTreponema pallidumの菌体成分を抗原として調べるもので偽陽性はない。感染から約4週間で陽性になる。そして治癒後も陽性は続く（血清学的瘢痕）。

　STS法にはRPRカードテスト（Rapid plasma regain card agglutination test）がある。カーボン粒子にCLL（cardiolipin-lecithin抗原）を吸着させた抗原液に被験者の血清（または血漿）を混合し，カーボン粒子の凝血塊の有無により判定する間接凝集反応である。以前行われていたガラス板法は，抗原試薬が2009年に製造中止になった。

　TP法にはTPHA法（T. pallidum hemagglutination test）とFTA-ABS法（fluorescent treponemal antibody-absorption test）がある。検査名TPHA法（動物赤血球を使用）の中にはTPPA（T. pallidum particle agglutination test）（ゼラチン粒子を使用），TPLA（T. pallidum latex agglutination test）（ラテックスを使用）を含めている場合がある。

　東海大学病院での梅毒検査のオーダー画面では以下の6項目がある（2016年3月）。

① RPR定性
② RPR定量

③梅毒 TP 抗体　（TP 法，定性）
④ TPHA 定量
⑤ FTA-ABS
⑥ FTA-ABS IgM（感染初期に有用）

　スクリーニングでは STS 法定性を用いる。そして陽性なら TP 法定性で確認する。それで陽性の場合は STS 法定量で活動性を評価する（抗体価が低い場合は治癒，高い場合は活動性と判断される）。多くの施設では，①＋③がスクリーニングで用いられているようだ（自費で 3000 円程度）。最初から感染が疑われる場合には，STS 法定量と TP 法定量の検査をする。

治療

　経口合成ペニシリンを 500mg × 3 回投与する。ペニシリンアレルギーの場合は塩酸ミノサイクリンを 100mg × 2 回とする。第 I 期は 2 ～ 4 週間，第 II 期は 4 ～ 8 週間，第 III 期以降は 8 ～ 12 週間の投与が勧められている。

❺ HIV 感染症 HIV infection[2]

病態

　ヒト免疫不全ウィルス（*Human immunodeficiency virus*：HIV）が免疫担当細胞（主として CD4 陽性リンパ球）に感染し，免疫系が徐々に破壊されていく進行性の伝染性疾患である。無治療例では血中ウィルス増殖，CD 陽性リンパ球減少，免疫不全状態となり AIDS（acquired immune deficiency syndrome）を発症する。日本での HIV 新規感染者の報告は，毎年 1,000 ～ 1,100 件（外国籍約 10%）である。
　感染に必要なウィルス量が含まれるのは血液，精液，腟分泌液，母乳のみである。HIV を含む体液が身体に侵入する経路は主に粘膜

② 疾　患

で血液感染，性行為感染，母子感染（胎内，産道，母乳感染）がある。HIV感染後2～6週間に50～90％の感染者に発熱，リンパ節腫脹，咽頭炎，皮疹，筋肉痛／関節痛，頭痛，下痢，嘔気・嘔吐などの症状がみられる。

診　断

　スクリーニング検査として抗体検査（HIV-1/2抗体）または抗原抗体同時検査（HIV-1抗原＋HIV-1/2抗体）が行われる。陽性者が0.1～0.3％にみられる。スクリーニング検査で陽性の場合は，ウェスタン・ブロット法（電気泳動）と核酸増幅法（PCR法）による確認検査が同時に行われる。スクリーニング検査陽性者のうち真のHIV感染は1.5～3％と低率である。HIV-1とHIV-2があるが後者は極めてまれである。

　一部の保健所，医療機関で行われている即日検査は15～20分で結果が得られる簡易迅速抗体検査キットを用いるもので，陽性者が約1％にみられるが，そのほとんどは偽陽性である。

　HIV感染が強く疑われる場合は，感染から検査陽性になるまでの期間（ウィンドウ期間）を考慮しなければならない。個人差と検査法の違いがあるが，一般的にはHIV感染からウィルス血症になるまで0～1カ月である。ウィルス血症となれば核酸増幅法で検出される。その後に抗原が陽性となり，抗体が陽性になるのは感染から1～3カ月後である。

　同じく血液，体液を介して感染するB型肝炎ウィルスに比べると感染力は弱い。HIV陽性患者の診療では，一般的には手指消毒，手袋，マスクなどの標準予防策で十分である。

文 献

1) 加藤博史ほか：成人における風疹の臨床像についての検討．感染症誌 87：603-607, 2013
2) 日本エイズ学会 HIV 感染症治療委員会：HIV 感染症「治療の手引き」第 20 版, 2016 年．http://www.hivjp.org/（2018 年 1 月閲覧）

10 精神・神経

❶ うつ病 depression [1]

病態

　一般人口で10.3%の人がうつ病を経験するとされるが，身体疾患のある患者はさらに高率に合併する．悪性腫瘍で22〜29%，アルツハイマー病で30〜50%，慢性疼痛を伴う身体疾患で30〜54%の頻度である．「うつ病」は病名として用いられている（日本うつ病学会用語検討委員会，2013年）．狭義には，「定型的な症状プロフィールと十分な長さを有する抑うつ病相を多くの場合繰り返し呈し，器質性・症候性・中毒性の原因によるものでなく，また統合失調症，双極性気分障害など他の精神疾患にもよらないもの」とされる．国際的診断分類システム DSM（Diagnostic and Statistical Manual of Mental Disorders, 米国精神医学会による精神障害の診断と統計のマニュアル）における DSM-IV での「大うつ病性障害」，そしてWHOが発行する ICD（International Statistical Classification of Diseases and Related Health Problems）における ICD-10 での「うつ病エピソード」にほぼ該当する．

診断

　うつ病の診断基準は次のようである（DSM-IVによる）．
　以下1），2）の症状のうち，少なくとも1つある．
1）抑うつ気分
2）興味または喜びの喪失
　さらに，以下の症状を併せて，1）〜9）合計で5つ以上が認められる．
3）食欲の減退あるいは増加，体重の減少あるいは増加

4）不眠あるいは睡眠過多
5）精神運動性の焦燥または制止（沈滞）
6）易疲労感または気力の減退
7）無価値感または過剰（不適切）な罪責感
8）思考力や集中力の減退または決断困難
9）死についての反復施行，自殺念慮，自殺企図

上記症状がほとんど1日中，ほとんど毎日あり，2週間にわたる症状のため著しい苦痛または社会的，職業的，または他の重要な領域における機能障害を引き起こしている状態である。そしてこれらの症状は一般身体疾患や物質依存（薬物またはアルコールなど）では説明できないとされる。

1）または2）は必須でどちらか1つはあること，残り7つの症状を含め5つ以上あれば大うつ病エピソード（大うつ病症状）と診断される。2〜4項の場合は小うつ病エピソード（小うつ病症状）とされる。

治療

休養が大切とされる。軽症では薬物を使用せず，支持的な精神療法が行われる。症状が強い場合には，第一選択の抗うつ剤として1）新規抗うつ剤，2）三環系，非三環系の抗うつ剤が使用される。また抗不安薬としてベンジアゼピン系（Benzodiazepine）の薬剤が一時的に併用されることがある（表81）。

❷ 不眠症 insomnia

病態

人の一生のおよそ三分の一は睡眠が占める。睡眠・覚醒サイクルを規定するのはサーカディアンリズム，睡眠・覚醒ホメオスターシス，それと身体・外部環境（心身の状態・疾病，生活習慣・社会活動，環

2 疾　患

表81　抗うつ薬

1）新規抗うつ薬

選択的セロトニン再取り込み阻害薬
（selective serotonin reuptake inhibitors：SSRI）
　パロキセチン（パキシル®），フルボキサミン（ルボックス®）など
セロトニン・ノルアドレナリン再取り込み阻害薬
（serotonin and norepinephrine reuptake inhibitors：SNRI）
　ミルナシプラン（トレドミン®）など
ノルアドレナリン・セロトニン作動性抗うつ薬
（Noradrenergic and specific serotonergic antidepressant：NaSSA）
　ミルタザピン（レメロン®，リフレックス®）

2）三環系抗うつ薬

（tricyclic antidepressants：TCA）
　アモキサピン（アモキサン®），イミプラミン（トフラニール®）など
非三環系（二環系，四環系）抗うつ薬
（non-tricyclic antidepressants：non-TCA）
　ミアンセリン（テトラミド®）

境など）である。そして基本的ペースメーカーがサーカディアンリズムである。

① サーカディアンリズム circadian rhythms

概日（約1日）リズムと呼ばれる。地球上の生物の多くで24時間周期の生体内因性リズムが認められる。地球の自転（24時間）による昼夜，気温・磁場などの周期的環境変化に対応する生物反応とも考えられるが，外界から遮断された環境下（洞窟や実験室）においても約24時間周期の生理現象が認められることから，概日リズムは外界環境に依存した二次的現象でなく，生体内時計により制御された一次的現象であると考えられている。ただし光，温度，食事など外界からの刺激により修飾を受ける。

人では視床下部の視交叉上核（suprachiasmatic nucleus：SCN）に中枢があることが分かっている。この部位には網膜からの光情報が直接入ってくる。この光刺激は概日リズムで最も重要とされる。SCN

の細胞は培養液中で24時間の自動能を示し[2]，ペースメーカー細胞とも考えられる。睡眠・覚醒，深部体温（日中高く夜間低い），自律神経，内分泌系など多くの生理機能はこのリズムに従っている。

概日リズムを示すホルモンで，コルチゾール分泌は夕方・夜に低下し早朝にピークとなる。メラトニンは夜間に高値を示し日中はほとんど分泌されない。また概日リズムではなく睡眠に依存するホルモンには成長ホルモンがあり，睡眠（特に深睡眠）時に分泌が増加する。

【Note】

● メラトニン

松果体から分泌されるホルモンで，夜間に著しい高値を示し，日中にはほとんど分泌されない顕著な概日リズムを示す。睡眠依存性はなく（夜間覚醒，日中睡眠に左右されない），視床下部の視交叉上核の制御を受ける。そして明暗サイクルを身体の他の部位に伝達する機能がある。メラトニン製剤のラメルテオン（ロゼレム®）は睡眠剤として使用される。不眠症に対する主たる治療薬ではないが，睡眠リズムの異常には効果があるとされる[3]。

② 睡眠覚醒ホメオスターシス

長い覚醒の後には眠気が生じるが，内因性物質の蓄積が関わっている。そのような物質としてアデノシン（adenosine）が最も知られている。覚醒時間が長いと大脳基底部でアデノシンが蓄積し，脳内シナプス，神経伝達物質の作用が抑制され睡眠が誘導される。カフェインはアデノシン受容体への拮抗作用があり，摂取すると眠気が抑えられる。睡眠（特に深睡眠）により脳内アデノシンは減少し，その蓄積が解消されないと眠気が残存するとされる。

ヒト脳のエネルギー消費量は体全体の20％に及ぶ。脳はブドウ糖をエネルギー源とする。このエネルギーというのは化学的にアデノシン3リン酸（ATP）である。ブドウ糖が代謝されATPが生じることで細胞は活動を続けることができる。アデノシンはATPの構成物質

② 疾　患

で，アデノシンの蓄積は ATP の枯渇を意味している。

脳内には肝臓，骨格筋に比べわずかであるがグリコーゲンが主にアストロサイト（astrocyte, 星状膠細胞）に蓄えられている。グリコーゲンはブドウ糖の貯蔵型で，特に脳のエネルギー需要がブドウ糖の供給を越えた時に利用される[4]。このグリコーゲンの貯蔵量には限界がある。覚醒中に脳のエネルギー使用が増大すると，細胞外アデノシンの蓄積とともに，脳細胞グリコーゲン貯蔵量の減少が認められる。そして睡眠によりアデノシンが低下し，グリコーゲンは増加する。以上は脳内アデノシンとグリコーゲンが睡眠覚醒のホメオスターシスで重要であるとの仮説である。睡眠・覚醒は脳の自動性とも解釈できる。

③ 時差症候群

4〜5時間以上時差のある地域を航空機で移動すると，一過性の心身機能の不調和が出現する（時差ぼけ）。出発地での概日リズム（生体リズム）と，到着地での生活リズムの差に加え睡眠不足，疲労，環境因子も加わり睡眠障害，日中の眠気，精神作業能力の低下，疲労感などが生じるものである。飛行方向は大きな要因で，日本から欧州方向への西飛行に比較して，米国方向への東飛行に際して時差症状が強く認められる。時差飛行，徹夜飛行のある運航乗員には日常的問題である。

概日リズムではSCNへの光刺激が最も重要とされる。対応では，例えば米国に到着した場合，日中は太陽光（または明るい光）を浴び，夜間は明かりを暗くすることで，生体リズムが適応しやすくなる[5]。短期間の滞在では現地の生活リズムではなく，生体リズム（概日リズム）すなわち日本時刻に合わせて活動するのがよい。

④ 睡眠の経過

睡眠は睡眠中に眼球運動のみられる REM（rapid eye movement）睡眠とそれ以外の non-REM 睡眠に分類される。Non-REM 睡眠は深度で stage 1（最も浅い）から stage 4（最も深い）に分けられ，入眠 → stage 1, 2, 3, 4, 3, 2 → REM → stage 2, 3, 4, 3,

表82　脳波

波　形	周波数（Hz）	出現時期
β（ベータ）	14〜30	覚醒, 緊張時
α（アルファ）	8〜13	閉眼安静時
θ（シータ）	4〜7	stage 3, 4 の深睡眠でみられる徐波
δ（デルタ）	1〜3	

2→REM→と non-REM 睡眠と REM 睡眠が繰り返される。

　Stage 1（1〜7分）, 2（10〜25分）は浅い睡眠で外部刺激により容易に目覚める。Stage 3（数分）, 4（20〜40分）は深睡眠で, 脳波（表82）で周波数の低いデルタ波がみられ徐波睡眠（slow wave sleep）ともばれる。深睡眠時には心拍数, 血圧, 脳血流・脳代謝は低下し, 骨格筋は弛緩し, 基礎代謝は10〜30%低下する。深睡眠は成長ホルモン分泌, 脳内グリコーゲン蓄積で重要とされる。全睡眠時間で深睡眠の占める割合は幼少時40%, 成人20%, 高齢者で5〜10%とされる。

　REM 睡眠はすばやい眼球の動き, 入眠初期（ごく浅い眠り）とほぼ同様の脳波, 骨格筋弛緩が特徴である。睡眠者は夢をみており, 夢に合わせて眼球がすばやく動く。夢のシーンの移り変わりに眼球が動くとの説もある[6]。この段階で起こすと夢の80%を思い起こす。大脳皮質の自動活動は停止しているが, 脳幹部に由来する神経活動が皮質に伝わり夢をみると考えられている。REM 睡眠中は脳幹の神経細胞と随意筋の連絡は遮断されており, 夢で体を動かそうとしても体は動かない。発語に使う筋肉は動かすことができ寝言となる。外見的には寝ているが脳は半覚醒状態で, 脳血流・脳代謝総量は覚醒時とほぼ同様である。成人で REM 睡眠は全睡眠の20〜25%を占める。新生児では50%を占め脳の発達に重要とも考えられている。

2 疾 患

表 83　不眠症の診断基準*

睡眠時間または熟眠度に不満
- 入眠困難
- 中途覚醒
- 早朝覚醒

日中の QOL 低下
- 疲労, 意欲減退
- 日中の眠気
- 注意力, 集中力, 記憶力の低下
- 気分不調
- 行動障害（behavioral difficulties）
- 仕事の能率低下, 学力低下
- 人間関係, 社会生活での支障
- 世話をする人や家族に悪影響を及ぼす

上記睡眠障害が睡眠に適切な環境があるにもかかわらず, 週3夜以上, 3カ月以上ある

＊ 文献 7 の Table1 を参考に作成

⑤ 睡眠障害

　成人の 30% 以上に睡眠障害がみられ, 6～10% が不眠症（表 83）に罹患しているとされ, 20 人に 1 人が睡眠薬を服用している[2]。不眠症のある人はそうでない人に比べ約 2.5 倍（40%）でうつ病, 不安障害などの精神的障害がみられるとの報告があるが, 息切れ, 疼痛, 夜間頻尿, 体動制限をもたらす疾病の患者でも生じやすい[7]。睡眠時無呼吸症候群, restless legs syndrome（37 頁）, 概日リズムの変調が睡眠障害の原因になる場合もある。睡眠障害は入眠障害, 中途覚醒, 早朝覚醒に分けられる。高齢者では入眠時間と覚醒時間が早くなるがこれは生理的変化である。

治 療

　治療ではまず睡眠衛生指導（表 84）が行われる。睡眠改善ではいろんな試みがある。就寝・起床時間の習慣化, 香料（ハーブなど）, 音楽,

表84 睡眠衛生のための指導内容*

指導項目	指導内容
定期的な運動	なるべく定期的に運動しましょう。適度な有酸素運動をすれば寝つきやすくなり，睡眠が深くなるでしょう。
寝室環境	快適な就床環境のもとでは，夜中の目覚めは減るでしょう。音対策のためにじゅうたんを敷く，ドアをきっちり閉める，遮光カーテンを用いるなどの対策も手助けとなります。寝室を快適な温度に保ちましょう。暑すぎたり寒すぎたりすれば，睡眠の妨げとなります。
規則正しい食生活	規則正しい食生活をして，空腹のまま寝ないようにしましょう。空腹で寝ると睡眠は妨げられます。睡眠前に軽食（特に炭水化物）をとると睡眠の助けになることがあります。脂っこいものや胃もたれする食べ物を就寝前にとるのは避けましょう。
就寝前の水分	就寝前に水分をとりすぎないようにしましょう。夜中のトイレ回数が減ります。脳梗塞や狭心症など血液循環に問題のある方は主治医の指示に従ってください。
就寝前のカフェイン	就寝の4時間前からはカフェインの入ったものはとらないようにしましょう。カフェインの入った飲料や食べ物（例：日本茶，コーヒー，紅茶，コーラ，チョコレートなど）をとると，寝つきにくくなったり，夜中に目が覚めやすくなったり，睡眠が浅くなったりします。
就寝前のお酒	眠るための飲酒は逆効果です。アルコールを飲むと一時的に寝つきが良くなりますが，徐々に効果は弱まり，夜中に目が覚めやすくなります。深い眠りも減ってしまいます。
就寝前の喫煙	夜は喫煙を避けましょう。ニコチンには精神刺激作用があります。
寝床での考え事	昼間の悩みを寝床に持っていかないようにしましょう。自分の問題に取り組んだり，翌日の行動について計画したりするのは，翌日にしましょう。心配した状態では，寝つくのが難しくなるし，寝ても浅い眠りになってしまいます。

＊文献3の表4を引用

2 疾　患

　瞑想・イメージング，呼吸法，気持ちを切り替える寝室，快適な寝具（枕，マットレス），寝室に仕事・パソコン・スマートフォンをもち込まない，肩の凝らない読書などである。鍼治療，就寝前の指圧・マッサージが良い場合もある。個人的体験談として，就寝時は気がかりなことを思い浮かべるのでなく，自分が受けている恩恵を数え上げてみるという方法も紹介されている[6]。睡眠不足は日中の適切な仮眠で補うこともできる。

　寝酒は鎮静作用があり気分をリラックスさせる一方で，深睡眠に影響を与えるとして，日本睡眠学会ガイドラインでは勧められていない[3]。寝酒の影響を調べた研究で，深睡眠脳波（デルタ波）が増える一方で，閉眼安静・入眠初期にみられる脳波（アルファ波）の増強も同時に観察されたことより，アルコールは深睡眠に悪影響を及ぼすとされる[8]。ただし少量の寝酒の効用については個人差もあり，入眠効果，熟睡感，日中の眠気などを指標として，自分で試してみるのはよい。

　薬物療法（表85）ではベンゾジアゼピン（benzodiazepine：BZD）系，非ベンゾジアゼピン（非BZD）系睡眠薬，メラトニン受容体作動薬が用いられる。入眠障害では半減期の短い薬剤が，中途覚醒では半減期がより長い睡眠薬が用いられる。BZD系に比べ非BZD系は耐性が生じにくい。またBZD系では休薬夜に不眠症状の悪化が心配されるが，非BZD系のゾルピデムは頓用使用の有効性が確認されている。眠気が生じる時間のリズムがずれている場合はメラトニン受容体作動薬がよい。睡眠薬服薬の翌朝には自動車運転は控えなければならない。

　効果が不十分の場合は認知行動療法がカウンセリングで行われる。不眠治療の第一選択ともされ[7]，特別な施設で実施されている。

【Note】

- ベンゾジアゼピン benzodiazepine：BZD
脳内で神経伝達物質 γ-アミノ酪酸（gamma-aminobutyric acid：

表 85 不眠治療に用いられる主たる睡眠薬*

分類	一般名	商品名	作用時間	半減期 (hr)
メラトニン受容体作動薬	ラメルテオン	ロゼレム	超短時間作用型	1
非ベンゾジアゼピン系	ゾルピデム	マイスリー	超短時間作用型	2
非ベンゾジアゼピン系	ゾピクロン	アモバン	超短時間作用型	4
非ベンゾジアゼピン系	エスゾピクロン	ルネスタ	超短時間作用型	5～6
ベンゾジアゼピン系	トリアゾラム	ハルシオン	超短時間作用型	2～4
ベンゾジアゼピン系	エチゾラム	デパス	短時間作用型	6
ベンゾジアゼピン系	ブロチゾラム	レンドルミン	短時間作用型	7
ベンゾジアゼピン系	リルマザホン	リスミー	短時間作用型	10
ベンゾジアゼピン系	ロルメタゼパム	エバミール ロラメット	短時間作用型	10
ベンゾジアゼピン系	ニメタゼパム	エリミン	中間作用型	21
ベンゾジアゼピン系	フルニトラゼパム	サイレース	中間作用型	24
ベンゾジアゼピン系	エスタゾラム	ユーロジン	中間作用型	24
ベンゾジアゼピン系	ニトラゼパム	ベンザリン	中間作用型	28
ベンゾジアゼピン系	クアゼパム	ドラール	中間作用型	36
ベンゾジアゼピン系	フルラゼパム	グルメート	長時間作用型	65
ベンゾジアゼピン系	ハロキサゾラム	ソメリン	長時間作用型	85

＊文献 2 より引用

GABA）の作用を増強することで鎮静，睡眠，抗不安，抗けいれん，筋弛緩，健忘作用を示す。GABA は脳全体で抑制系の神経伝達物質であり，BZD は GABA 増強薬と言える。GABA 自体は自然界に広く存在するアミノ酸であるが血液脳関門は通過しない。BZD は向精神薬で規制医薬品である（麻薬および向精神薬取締法）。非 BZD は化学構造が異なるが BZD と類似した作用を示す向精神薬である。

❸ 認知症 dementia

病態

認知症は加齢とともに増加し，概略 60 歳代 1%，70 歳代 3.5%，80 歳代 10%，90 歳以降 29% の頻度である（東アジアの統計）[9]。高齢者人口の増加にともない患者数は増加する。

国際的に広く用いられている定義では「通常，慢性あるいは進行性の脳疾患によって生じ，記憶，思考，見当識，理解，計算，学習，言語，判断など多数の高次脳機能の障害からなる症候群」とされる[10]。意識障害はない。診断基準の概略は，①記憶力の著しい減退と認知能力（判断，思考）の低下で日常生活や遂行能力に支障をきたす，②意識混濁はない，③情緒易変性，易刺激性，無感情，社会的行動の粗雑化の 4 項目中 1 項目以上を認めるとされる。

代表的な認知機能スクリーニング検査を表 86 に示した。Mini-Cog テストは所要時間 2 分以内で，2 点以下が認知症疑いである（感度 76 ～ 99%，特異度 83 ～ 93%）。ミニメンタルステート検査（mini-mental state examination：MMSE）は所要時間 6 ～ 10 分で，11 項目，30 点満点で，23 点以下が認知症疑いである（感度 81%，特異度 89%）。

認知症の原因疾患で頻度が高いのはアルツハイマー病で（41%），次いで血管性認知症（32%），ルイス小体型認知症（8%），パーキンソン病による認知症（3%），前頭側頭型認知症（3%）である[9]。混

表86 認知機能スクリーニング検査

(1) Mini-Cog テスト

Step	設問
1	3単語を文字を見ながら繰り返して言う。　例「バナナ, 日の出, 椅子」
2	時計を描画して（1〜12時），11時10分を記入または指差してもらう。
3	最初に覚えた3単語を思い起こして言う。

判定：言葉の再生　0〜3点，描画と時針表示　0または2点，2点以下は認知症疑い

(2) ミニメンタルステート検査（MMSE）

Step	設問	点数
1	今日の年, 季節, 曜日, 月, 日	5
2	今いる場所の国名, 都市名, 町名, 病院名, 何階	5
3	物品名3個を復唱してもらう	3
4	100から7を順次引き算する（5回）	5
5	設問3の物品名3個を再度復唱	3
6	（ものを示して，例 時計）「これは何ですか」 （別のものを示して，例 鉛筆）「これは何ですか」	2
7	文章の復唱 「正月は家族で初詣に行きます」	1
8	（3段階の命令） 「右手にこの紙を持ってください」 「それを半分に折りたたんでください」 「それを机の上に置いてください」	3
9	「目をとじる」と書いた紙をみせ「これを読んでそのようにしてください」	1
10	「何か文章を書いてください」（単語でなく動詞と名詞を含む）	1
11	（指定の図形を見せて）次の図を書いてください	1
	総点数	30

判定 23点以下は認知症の疑い

合型の病態も多い。正式な診断は神経内科医に依頼する。

① アルツハイマー病 Alzheimer's disease

　　最近のエピソードそのものを思い出せない近時記憶障害での発症が多い。感情，意欲，人格の変化が早期からみられることがある。神経病理学的特徴は，神経細胞の変性消失による大脳萎縮，アミロイドβ蛋白質の異常蓄積による老人斑（senile plaque），蛋白質タウの異常蓄積による神経原線維変化（neurofibrillary tangle）である。画像診断で頭頂葉から側頭葉の萎縮，活動性低下がみられる。

② 脳血管性認知症 vascular dementia

　　脳血管障害に起因する認知症で，診断の要諦は a）認知症がある，b）脳血管障害がある，c）両者に因果関係がある，の3点とされる[10]。

③ レヴィー小体型認知症 dementia with Lewy bodies

　　進行性の認知機能障害，パーキンソニズムの症状，特有の精神症状（特に幻視）を示す。神経病理学的特徴は，大脳と脳幹部の神経細胞にレヴィー小体と呼ばれる封入体がみられることである。同様のレヴィー小体はパーキンソン病で主として脳幹部に認められる。

④ パーキンソン病 Parkinson's disease

　　運動障害（振戦，小刻み歩行，動作緩慢など）と自律神経障害（便秘，嚥下困難，排尿障害，起立性低血圧など）が主症状で，軽度の認知症がみられることがある。脳幹部で神経伝達物質を含む黒質（ドーパミン）と青斑核（ノルアドレナリン）において，神経細胞にレヴィー小体が認められる。

⑤ 前頭側頭型認知症 frontotemporal dementia

　　病変の首座が大脳前方部（前頭葉と側頭葉前方部）にある。神経病理学的に神経細胞にピック球と呼ばれる封入体がみられるタイプもありピック病とも呼ばれる。発症時から性格変化と社会的行動の障害（万引きなど）が顕著である。記憶は比較的良好に保たれる。

【Note】

● パーキンソニズム Parkinsonism

パーキンソン病特有の運動障害，すなわち安静時振戦（指先で物を丸めるような動作），筋固縮（手足が固い），緩慢動作（小刻み歩行），麻痺のない歩行障害を生じる神経疾患の総称で，パーキンソン病とパーキンソン類似疾患が含まれる。パーキンソン症候群と同義。

文 献

1) 日本うつ病学会 気分障害の治療ガイドライン作成委員会：日本うつ病学会治療ガイドライン II. 大うつ病性障害 2013 Ver.1.1, 2013（編）
2) Leproult R et al：Role of sleep and sleep loss in hormonal release and metabolism. Endocr Dev 7：11-21, 2010
3) 厚生労働科学研究班・日本睡眠学会ワーキンググループ作成：睡眠薬の適正な使用と休薬のための診療ガイドライン，2013
4) Brown AM et al：Astrocyte glycogen and brain energy metabolism. GLIA 55：1263-1271, 2007
5) 伊藤 洋：睡眠覚醒リズムの基礎的知識と時差症候群．http://www.aeromedical.or.jp/circular/21gou.htm（2018年1月閲覧）
6) Ariana Huffinton（著）本間徳子（訳）：スリープ・レボルーション，最高の結果を残すための「睡眠革命」．日経BP社，2016年
7) Winkelman JW：Insomnia disorder. N Engl J Med373：1437-1444, 2015
8) Chan JKM et al：The acute effects of alcohol on sleep electroencephalogram power spectra in late adolescence. Alcohol Clin Exp Res 39：291-299, 2015
9) World Health Organization and Alzheimer's Disease International. Dementia：a public health priority, 2012. http://www.who.int/mental_health/publications/dementia_report_2012/en/（2018年1月閲覧）
10)「認知症疾患治療ガイドライン」作成合同委員会（編）：認知症疾患ガイドライン2010，医学書院，2010

2 疾患

11 眼科

❶ 緑内障 glaucoma

病態

　水晶体（レンズ）と角膜の間の眼房は房水で満たされている。房水は水晶体と角膜の新陳代謝に関わっており，毛様体で分泌→後房→瞳孔→前房→隅角→線維柱体→シュレム管→眼外静脈と循環する（図13）。この房水と硝子体の存在で眼圧が維持されるが，房水圧の上昇で眼圧が上がると視神経障害と視野障害をきたすことになる。

　緑内障は加齢とともに増加し，40歳以上の日本人における有病率は5％と推定される[1]。本邦での失明原因の第1位を占める。発症機転より3通りに分類される。

① 原発性緑内障：
　　開放隅角緑内障（正常眼圧緑内障が含まれる）
　　閉塞隅角緑内障
② 続発性緑内障：他の眼疾患，全身疾患（糖尿病など），薬物（ステロイドなど）による。
③ 発達性緑内障：先天的な隅角形成異常による。

診断

　急性緑内障の発作では眼痛，頭痛，霧視（霧がかかったようにみえる），虹視症（虹がかかったようにみえる），充血が特徴的である。以下の検査が行われる。

① 細隙灯顕微鏡検査
② 眼圧検査
　　眼圧計で測定される。日本人での平均眼圧は14〜15mmHgで，

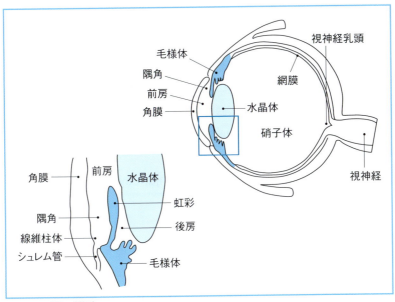

図13　眼の構造

正常上限が20mmHgである。眼圧には日内変動,季節変動がある。
③ 隅角鏡検査（gonioscopy）
④ 眼底検査
　視神経乳頭や網膜神経線維層に緑内障による変化が生じていないかが分かる。
⑤ 視野検査

治療

　いったん障害された視機能は不可逆性であるため早期発見,早期治療が大切である。治療では薬物治療が基本で,目標眼圧を設定し緑内障治療薬が用いられる。第一選択は,プロスタグランジン関連薬や交感神経β受容体遮断薬で,優れた眼圧下降効果を示す。

　点眼薬使用では以下の点眼指導が行われる。

・点眼前には手を洗う

2 疾　患

- 点眼瓶の先がまつ毛に触れない
- 点眼は1回1滴
- 点眼後は静かに閉瞼し涙囊部を圧迫する
- あふれた薬液はふき取り手に付いた薬液は洗い流す
- 複数の点眼液を併用する時は5分以上の間隔をあける

眼圧コントロールが困難な場合はレーザー治療や手術も考慮される。

❷ アレルギー性結膜炎 allergic conjunctivitis[2]

病　態

　全人口の15〜20％が経験する頻度の高い疾患である。瘙痒感，眼脂，流涙などの症状が生じる。花粉，ダニ成分などが結膜囊に飛入すると，涙液で抗原が溶出され，抗原刺激によりマスト細胞（肥満細胞）からヒスタミンなどの化学伝達物質が遊離される。これが三叉神経第1枝を刺激することで痒みが生じる。アレルギー性結膜炎を含むアレルギー性結膜疾患には①〜④がある。

① アレルギー性結膜炎
　　季節性結膜炎：症状発現に季節性がある。
　　花粉性結膜炎：花粉による。
　　通年性アレルギー性結膜炎：症状発現が通年性である。
② アトピー性角結膜炎：顔にアトピー性皮膚炎がみられる。
③ 春季カタル：通年性だが春頃に多くみられる重症のアレルギー性結膜炎で小児に多い。角膜病変が高率にみられる。
④ 巨大乳頭結膜炎：コンタクトレンズなどの機械的刺激による。

　アレルギー性結膜疾患に共通することは，外来抗原に対する眼局所の即時型アレルギー反応（Ⅰ型アレルギー反応）による炎症性変化ということである。そして眼搔痒感，充血，眼脂，流涙などの自覚症状がみられる。原因抗原には花粉，ハウスダスト（塵，埃，ダニ，カ

ビなど），ペット（フケ，毛）などがある。

診断

結膜の充血，浮腫・腫脹がみられる。結膜の浮腫は，血管からの血漿成分の漏出によるもので，眼アレルギーに特異的な所見である。アレルギー性結膜炎は感染性結膜炎（ウィルス性，細菌性）に比べ瘙痒感が強い特徴がある。

検査では結膜表面の眼脂または分泌物を検体とし好酸球を調べることや，涙液中総 IgE 抗体測定が行われる。既知の抗原液を点眼し，結膜炎の発症を確認することも行われる（点眼誘発試験）。

治療

第一選択は抗アレルギー点眼薬で，効果不十分の場合はステロイド点眼薬を使用する。抗アレルギー点眼薬にはメディエーター遊離抑制薬（化学伝達物質のヒスタミン，ロイコトリエン，トロンボキサン A2 などの遊離を抑制）（インタール®）と，ヒスタミン H1 受容体拮抗薬（ザジテン®）がある。また免疫抑制点眼薬も使用される。

❸ 感染性結膜炎 infectious conjunctivitis

アレルギー性結膜炎の鑑別疾患に感染性結膜炎（ウィルス性，細菌性）がある。

① ウィルス性結膜炎　viral conjunctivitis

a）流行性角結膜炎

原因のアデノウィルスは，種々の物理学的条件に抵抗性で感染力が強い。院内感染の原因にもなる。感染患者の眼脂，涙液で汚染された医療スタッフの手指，タオル，洗面器類，ドアノブなどを介する接触感染である。片側で発症するが感染力が強いため他眼に伝播する。

2 疾　患

「はやり目」と呼ばれる。迅速診断キット（アデノチェック®，キャピリアアデノアイ®）によるアデノウィルス抗原の検査は，15 分程度で結果が判明する。

　b）咽頭結膜炎

　アデノウィルスによる。流行性角結膜炎は眼だけに症状が生じるが，咽頭結膜炎では咽頭炎，発熱が生じる。プールの水を介して集団感染することがあり「プール熱」と呼ばれる。また幼稚園や学校でプールが始まると急増する。「夏かぜ」として小児期に多くの人が感染している。診断には前記のアデノウィルス検出迅速診断キットも利用される。アデノウィルスには多くの血清型があり，疾患との関連が明らかにされている。大きく A〜G 種に分類されるが，流行性角結膜炎は D 種，咽頭結膜炎は多くの場合 B 種で血清型が異なる。アデノウィルスには亜型があるため，一度罹っても，別の亜型にかかることはある。

　プールの水は塩素消毒がされている。プール水での残留塩素濃度は 0.4〜1.0 mg/L と定められており，この塩素濃度であれば，多くのウィルスは 100％ 近く死滅する。適切に管理されているプールでの感染はない。しかし塩素濃度が低いとウィルスは死滅しない。ちなみに水道水にも塩素（残留塩素 0.1〜1.0 mg/L）が含まれている。このためプール後の洗眼は，角膜に悪影響を生じるのでするべきでない。

　c）急性出血性結膜炎

　エンテロウィルス，コクサッキーウィルスによる。強い眼の痛みと眼球結膜の出血が特徴である。

　d）ヘルペス性結膜炎

　単純ヘルペスによる。片側性のことが多く，眼の周囲の皮膚に小水泡がみられることがある。慢性再発性で片眼性の場合はヘルペス性結膜炎が疑われる。

② 細菌性結膜炎　bacterial conjunctivitis

　細菌性結膜炎はまれでない。不適切なコンタクトレンズの使用，

不衛生なタオルや手で目をこするなどで感染をきたす。成人で最も多い原因菌は黄色ブドウ球菌で，他にはインフルエンザ菌，肺炎球菌がある。片側または両側の結膜充血がみられ，眼の縁に膿性の分泌物がみられるのが特徴である。感染力は弱く軽症例は自然に軽快する。治療では抗菌点眼薬も使用される。ただし菌の種類によっては重篤になる。特に性行為感染症（STD）のクラミジア（*Chlamydia trachomatis*，性器と目に感染）と淋菌（*Neisseria gonorrhoeae*，性器，咽頭，目に感染）は病原性がつよく注意が必要とされる。老人ホームではMRSAもみられる。

❹ 結膜下出血 subconjunctival hemorrhage

眼球結膜（白目）に出血がみられる場合がある。眼球結膜の直下にある血管破綻により，血液が結膜内に貯留したものである。原因には外傷（打撲，目をこする，異物），コンタクトレンズ，急激な頭部の静脈うっ血（咳，嘔吐，重いものを持ち上げるなど），微小血管障害（高血圧，糖尿病，動脈硬化），急性結膜炎，結膜弛緩症などがある[3]。コンタクトレンズでは，出し入れ時の結膜損傷と辺縁による刺激が考えられる。血液凝固疾患，抗血栓剤の使用もあるが，実際には多くの場合で原因の特定は困難とされる。通常は2〜3週間で吸収・消失する。長期間続く場合，または繰り返し生じる場合は，眼科診察と基礎疾患がないかを考慮する。

文献

1) 日本緑内障学会緑内障診療ガイドライン作成委員会：日本緑内障学会による緑内障診療ガイドライン（第3版），2011.http://www.nichigan.or.jp/member/guideline/glaucoma3.jsp（2018年1月閲覧）
2) アレルギー性結膜疾患診療ガイドライン作成委員会：アレルギー性結膜疾患診療ガイドライン（第2版），2010.http://www.nithigan.or.jp/member/guideline/allergy-2.jsp（2018年1月閲覧）
3) Tarlan B, et al Subconjunctival hemorrhage: risk factors and potential indicators. Clin Ophthalmol 7: 1163-1170, 2013

2 疾　患

12 歯科・口腔

❶ 口　臭 halitosis[1]

病態

　原因の90％は口腔内にあり，9％が口腔外，1％が食事または薬剤による。口腔内での原因物質の代表は揮発性の硫黄（イオウ）化合物（硫化水素，メチルメルカプタンなど）である。口腔内には500種以上の細菌がみられるが，そのほとんどは口臭の原因になる物質を産生する。口腔内の不衛生，歯肉・歯周の病変，虫歯，プラーク，舌表面（舌苔），残存食物，歯科治療で使用される異物などは，細菌増殖のリスクである。また唾液分泌低下，口腔内乾燥もリスクを高める。

　口腔外の原因では呼吸器（副鼻腔炎など），肝疾患（肝硬変など），ある種の代謝性疾患などがある。またある種の薬剤は口臭のリスクを高める。抗てんかん剤のフェニトイン（アレビアチン®），免疫抑制剤のシクロスポリン，カルシウム拮抗薬などである。食物ではニンニク，玉ねぎ，ある種のスパイスで，またアルコール，タバコで口臭が生じる。

診断

　口臭を訴える患者には真の口臭（true halitosis）以外に偽の口臭（pseudohalitosis）と口臭恐怖症（halitophobia）がある。いくつかの口臭検査があり，検査装置のある歯科であれば外来で口臭測定検査を簡単に受けることができる。

治療

口腔内の衛生を保つことが重要で，食後は歯磨きで食物片が残存しないようにする。歯間ブラシは役立つ。口腔内の病変に対しては歯科治療を行う。クロルヘキシジン（ヒビテン®）が添加された薬用洗口液（ConCool®）は，歯周病を軽減する効果がある。

❷ 顎関節症 arthrosis of temporomandibular joint[2]

病態

顎関節もしくはそれに付着する筋肉・腱（咀嚼筋）の障害に起因する疾患で，疼痛・関節（雑）音，開口障害ないし顎運動異常を生じる。発生機序は解明されてなく病態として4種類に分類される（日本顎関節学会，2013年）。ちなみに顎関節脱臼（あごが外れる）は顎関節症に含まれない。

- 咀嚼筋痛障害
- 顎関節痛障害
- 顎関節円盤障害
- 変形性顎関節症

診断

顎関節痛，咀嚼筋の筋肉痛が単独または併存してみられる。関節，筋・腱の圧痛，開口障害，関節雑音，側頭部痛，耳の痛みなどもみられる。除外診断として以下が挙げられる。

- 隣接臓器の疾患（口腔，咽頭，副鼻腔，鼻腔，耳下腺など）
- 外傷，炎症，腫瘍，顎関節強直症など
- 咀嚼筋の疾患（萎縮，肥大，炎症，拘縮など）
- 全身疾患（関節リウマチ，痛風など）

治療

多くの症例は保存的治療で軽快する。一般的な注意は睡眠を良くとる，歯を食いしばらないようする，爪をかまない，ガムをかむことを控えるなどである。疼痛部の冷却，理学療法，針治療も行われる。鎮痛剤（局所，内服）も使用される。難治性の症例では歯科，口腔外科で装具（スプリント）が使用されることもある。

文献

1) Aylikci BU et al：Halitosis：From diagnosis to management. J NaturSci Biol and Med4：14-23, 2013
2) Durham J et al：Temporomandibular disorders. BMJ 350：h1154, 2015

coffee break

良医とは暇に見せる医者

「良医の育成」は医学教育のスローガンにもなっているが,「良医」の定義は難しい。特に多忙な外来診療では,患者さんから医師への苦情が少なくない。限られたスタッフと時間で数多くの患者さんに対応するため,「話をよく聞き」,「待ち時間を長くしない」という拮抗構造にもなっている。そこで効率主義になる。外来で知人の診療を一方的にテキパキこなし,はいこれでよしと伝えたところ,"随分効率よくやってるね"と不満げに言われた。もう少し話を聞きながらするのがよかったと,あとで反省した。

良医とは「暇に見せる医者」と,なるほどと思う説明に巡り合った[*]。忙しいそぶりをしないこと,そうすると患者さんは遠慮なく医師に話ができる。とすると混雑する外来診療で心掛けるのは,慌ただしさを顔に出さず,目の前の患者さんを第一に思うこと,患者さんが「軽んじられた」気持ちにならないことであろう。ほとんどの患者さんは医師が多忙であることが分かっている。良医とは「軽んじない医師」とも言えるでしょう。

* 里見清一:医者とはどういう職業か,p327,幻冬舎新書,2016年
  樋野興夫:がん哲学外来へようこそ,p16頁,新潮新書,2016年

2 疾患

13 耳鼻咽喉

❶ 急性中耳炎（成人） acute otitis media

病態

　急性中耳炎の発症では，中耳（鼓室）と咽頭をつなぐ耳管（Eustachian tube）の機能不全が関わっている．契機となるのはウィルス性急性上気道炎，アレルギー性鼻炎などで，検出されるウィルスではRSウィルス（*Respiratory syncytial virus*），インフルエンザウィルス，ライノウィルス（*Rhinovirus*）の頻度が高い．耳管の通気性が障害される結果，細菌感染が生じる．そして起炎細菌としては肺炎球菌，インフルエンザ菌（148頁）の頻度が高い．成人での頻度は小児のおよそ20分の1である．

　合併症には乳突炎（側頭骨の乳様突起に直接炎症が波及するもの），顔面神経麻痺（神経の圧迫による），内耳炎（嘔気，嘔吐，めまい，耳鳴りなど）があり，中枢神経では髄膜炎，膿瘍形成，静脈洞血栓症などがある．ただし合併症の発生は極めてまれで，人口10万人あたり毎年0.32人との報告もある[1]．

診断

　症状は耳痛と聴力低下で，耳鏡では鼓膜の発赤，混濁，膨隆がみられる．鑑別では外耳道炎と鼻咽頭部の病変に注意する．

治療

　小児では抗生剤の使用を控える場合がある．しかし成人での抗生剤使用について明確な根拠はないが肺炎球菌，インフルエンザ菌，モラクセラ・カタラーリス（*Moraxella catarrhalis*）を念頭においた抗

生剤使用も勧められている。アモキシシリン（AMPC）（アモキシシリン®，サワシリン®），アモキシシリン・クラブラン酸（AMPC/CVA）（オーグメンチン配合錠®）などである。鎮痛剤も使用される。

❷ 突発性難聴 sudden deafness

病態

急激に発症し通常は片側性の難聴で3日以上続く。難聴には伝音性難聴と感音性難聴の二種類ある。外耳道，中耳の障害による伝音性難聴としての突発性難聴はあるが，問題となるのは内耳の蝸牛，聴神経，そしてより中枢の障害による感音性難聴である。突発性感音性難聴では発症時に原因が分かるのは約10％で（聴神経腫，脳血管障害，悪性腫瘍など），他は原因が不明でウィルス（ウィルス性内耳炎），局所の循環障害・虚血（内耳循環障害），ストレス・疲労，複合的要因が推測されている。長期の経過観察で原因が分かるのは1/3の症例である[2]。およそ半数で自然軽快がみられる。

診断

まず伝音性難聴と区別することが重要で，耳鏡検査で鼓膜の観察が行われる。両側性の感音性難聴はまれで，特殊な原因が考えられる（髄膜炎，薬物性，外傷など）。以前から難聴の軽快・増悪がある場合も特殊な原因が考えられる（メニエール病など）。脳神経疾患では局所の神経症状がみられる。

聴力検査では隣り合う3周波数で各30dBの聴力障害が認められる[2]。脳腫瘍，特に聴神経腫が原因でないか頭部MRI検査が行われる。また聴性脳幹反応（auditory brainstem response：ABR）検査は音刺激で誘発される脳波を調べる検査で，障害部位を調べるために行われることもある。緊急性は高くないが，早期の治療開始がよいと言われる。

② 疾　患

治　療

　急性期には安静が勧められる。1/3 〜 2/3 の症例は 2 週間以内に症状の軽快傾向がみられる。2 週間でわずかな変化もみられない場合は著明な改善が得られない。最初の 2 週間で症状の軽減がみられることもあるため，無治療で経過をみることも行われる。

　有効性が確立した治療法はない。しかし初期治療でステロイド剤の内服も選択枝で，10 〜 14 日の短期間使用が行われる[2]。初期治療で回復不良の場合はステロイド剤の鼓室内投与も勧められる。3 カ月以内での高圧酸素療法も行われることがある。抗ウィルス薬は勧められていない。また抗血栓薬，血管拡張剤，血管作動性薬も有効性は示されてなく，副作用を考慮するとルーチンの使用は勧められないともされる[2]。

　耳鼻科専門医のもとで聴力検査での経過観察が行われ，聴力の回復が不完全な場合には聴力補助器も使用される。

【Note】
● 聴力検査　audiometry
聴力検査では，周波数が 125，250，500，1,000，2,000，4,000，8,000 Hz と低音域から高音域の 7 種で，音を徐々に大きくしていき，通常 30dB を聴取できることが基準である。dB（decibel，デシベル）は音の大きさの単位で，30dB は新聞をめくる音の大きさである。

❸ メニエール病　Meniere's disease [3]

病　態

　メニエール病は慢性疾患で，40 歳代から 60 歳代に多く，人口 500 人あたりおよそ 1 人の有病率である[4]。典型例の症状は，めまい発作とそれに随伴する片側性の聴覚症状である。発生機序は，内耳（蝸牛

と前庭）（図 1）にある膜性迷路のリンパ液（内リンパ液）過剰貯留（内リンパ水腫）で圧が上昇し，蝸牛（聴覚）と前庭（平衡感覚）に影響が及ぶためである．圧上昇で膜性迷路に破綻が生じると，圧が下降し発作はおさまる．メニエール病は確実例と非定型例（蝸牛型，前庭型）に分類される．

① 確実例

反復するめまい発作に聴覚症状（難聴，耳鳴，耳閉感など）を伴う．

a）めまいの特徴

i. 一般に特別の誘因はなく発生する．嘔気・嘔吐を伴うことが多く，10 分から数時間持続する．一般に数十秒以内の短いめまいが主徴である場合，メニエール病は否定的である．

ii. 多くは回転性であるが浮動性の場合もある．

iii. 発作時には水平回旋混合性眼振が観察されることが多い．

iv. めまい，聴覚症状以外で中枢神経症状を伴うことはない．

v. 発作の頻度は週数回から年数回まで多様である．環境が頻度に影響することが多い．

b）聴覚症状の特徴

i. 聴覚症状はめまいとともに発現，軽快することが多い．

ii. 難聴（感音性），耳鳴，耳閉感が主たる症状である．

iii. 難聴は初期には一側性で，経過中に両側性になる場合がある．

② 非定型例

a）蝸牛型

聴覚症状の反復があるが，めまい発作を伴わない．

b）前庭型

めまい発作を反復するが，聴覚症状が随伴して反復することはない．

2 疾　患

診　断

　一般診療医がめまいをみる機会は多いが，初発のメニエール病に遭遇することは極めてまれである。初回発作時はめまいを伴う突発性難聴と鑑別が難しく，発作の反復を確認することになる。また他疾患を除外する（内耳・後迷路性疾患，小脳・脳幹の中枢性疾患など）。検査ではグリセロール検査，蝸電図検査，フロセミド検査などの内リンパ水腫推定検査が行われる。

治　療

　長期にわたる精神的緊張の持続，過労，睡眠不足などの生活習慣を改善するのが良いとされる。塩分摂取は控えるのがよく，1日2g以下は発作の予防に有効と考えられている[4]。ただし現実的ではない。内服薬ではヒスタミン類似物のメシル酸ベータヒスチン（メリスロン®）が，十分な確証が得られていないが発作の軽減でよく用いられている。有効性は証明されてないが利尿剤も使用される。鼓室内へのステロイド注入，ゲンタマイシン注入も行われる。メニエール病の外科手術には内リンパ嚢開放術と前庭神経切除術などがある。

　発作時には抗ドパミン作用で前庭機能を抑制すると考えられる抗精神病薬のプロクロルペラジン（ノバミン®），不安軽減の目的で向精神薬のベンゾジアゼピン（セルシン®）などが短期間使用される。

❹ 鼻副鼻腔炎 rhinosinusitis

①急性（鼻）副鼻腔炎　acute rhinosinusitis

病　態

　急性副鼻腔炎はほとんどの場合で鼻粘膜の炎症を伴うことから鼻副鼻腔炎と呼ばれる。この鼻副鼻腔炎は一般診療医が日常診療で遭遇

する頻度は受診者の1〜2%ともされる[5]。感冒（上気道ウィルス感染）によるウィルス性鼻副鼻腔炎が，細菌の経鼻感染によって細菌性鼻副鼻腔炎にいたることがある。急性ウィルス性鼻副鼻腔炎は10日以内に自然治癒するが，1週間位をめどに悪化がみられる場合と，膿性鼻汁が10日以上続く場合は続発性の細菌性鼻副鼻腔炎を考える。

急性鼻副鼻腔炎は「急性に発症し発症から4週間以内の鼻副鼻腔の感染症で，鼻閉，鼻漏，後鼻漏，咳嗽といった呼吸気症状を呈し，頭痛，頬部痛，顔面圧迫感などを伴う疾患」と定義されている。

診 断

経過，症状，内視鏡による鼻内所見で診断される。症状は膿性の鼻漏，後鼻漏，鼻閉，顔面の圧迫感・圧迫痛，頭痛・頭重，発熱などである。検査では内視鏡検査が第一選択とされ，鼻腔内視鏡で副鼻腔からの膿性の鼻汁，膿性の後鼻漏がみられる。CT，MRIの画像診断では粘膜肥厚，貯留液がみられる。

鑑別診断としては歯性上顎洞炎，慢性副鼻腔炎の急性増悪，アレルギー性鼻炎，急激な気圧低下による航空性副鼻腔炎（副鼻腔圧が低下しないと鈍痛，頭重感が生じる）がある。

治 療

軽症例では抗菌薬の非投与で経過観察が推奨されている。起炎菌は肺炎球菌（41%）とインフルエンザ菌（35%）が2大起炎菌で，その他にモラクセラ・カタラーリス，β溶血性連鎖球菌，黄色ブドウ球菌がある[5]。細菌性鼻副鼻腔炎が考えられる場合は抗生剤を使用する。第一選択はAMPC（サワシリン®）で，効果が認められない場合はセフェム系抗菌薬を選択する。

レスピラトリーキノロン系抗菌薬の1日1回投与の有効性は高く，重症例では第一選択薬の1つとして使用できる。LVFX（クラビット®），

② 疾　患

GRNX（ジェニナック®），MFLX（アベロックス®），STFX（グレースビット®）の有効性が高い．抗菌薬の投与期間は7〜10日である．肺炎球菌迅速検査キット（ラピランHS®）は鼻汁を検体として肺炎球菌抗原を検出するもので，抗菌薬の選択で実施される．そして陽性であれば抗菌剤としてAMPC高用量，レスピラトリーキノロンなどが考慮される．またインフルエンザ菌抗原検査は約3時間で測定できる．

　鼻処置（副鼻腔自然口の開大と吸引嘴管による処置），ネブライザーは科学的根拠が得られていないが，症状改善が期待される．副鼻腔の強度の炎症を示唆する前頭部の疼痛・腫脹，眼症状，神経学的所見は耳鼻咽喉科医の受診が必要であることが，ヨーロッパ鼻科学会作成のガイドラインに示されている[6]．

②慢性（鼻）副鼻腔炎　chronic rhinosinusitis

病　態

　症状によるおおざっぱな調査結果ではあるが，米国では慢性鼻副鼻腔炎に12.5%が罹患するとされる[6]．発症には大気汚染，喫煙，アレルギー性鼻炎，胃食道逆流症（GERD）特に咽頭喉頭逆流症（胃酸の咽頭・喉頭への逆流による耳鼻科領域の疾患）が関係する．アレルギー性鼻炎は慢性鼻副鼻腔炎の最も重要な背景要因で，慢性鼻副鼻腔炎患者ではその有病率が40〜84%もあるとされる[7]．アレルギー性鼻炎による浮腫で，副鼻腔と鼻腔の解剖学的交通が閉塞することが関係すると考えられる．

診　断

　症状は鼻汁，後鼻漏，鼻閉，顔面・前頭部の圧迫感・疼痛，嗅覚低下などが3カ月間以上続き，画像で副鼻腔からの膿性の鼻汁，鼻腔・中鼻道に鼻茸，副鼻腔に炎症の所見が認められる[7]．鼻鏡検査，鼻腔

内視鏡では鼻腔内の特に中鼻道，中鼻甲介を観察できる。またCT検査も行われる。鼻茸（鼻ポリープ）が4％にみられるが，鼻茸は慢性炎症のある副鼻腔粘膜の過剰増殖で，治療の対象になる場合がある。

治療

初期治療では生理食塩水（等張もしくは高張）による鼻腔洗浄は安全で症状の改善に役立つ。市販の鼻洗浄器がある。ステロイド剤の点鼻は症状軽減に役立つが，少なくとも2〜3カ月の使用が必要とされる。3カ月で軽快しない場合は，マクロライド系抗生剤（エリスロマイシンなど）の少量，長期投与（3カ月間が目安）が行われる。症状が強い場合は，初期から経口のステロイド剤が使用される。

化膿性感染がみられるのは10％に満たないが[7]，感染鼻汁が持続しブドウ球菌やグラム陰性桿菌が認められる場合には抗生剤が使用されることがある。経口または局所の抗真菌治療については議論がある。副作用（肝障害，鼻粘膜の刺激，繊毛運動の減退），低濃度で真菌に耐性が出現すること，費用がかかるとの理由で勧められないとする意見があるが[8]，一方で勧められる場合があるとする意見もある[9]。内科的治療で軽快しない場合は手術も選択される。

❺ 扁桃（腺）炎 tonsillitis

病態

中咽頭の口蓋扁桃はリンパ組織で10歳を過ぎると退縮する。中咽頭部と扁桃はウィルス，細菌，食物などの外来抗原に暴露され，A群β溶血性連鎖球菌（*Group A β-hemolytic streptococcus*）（溶連菌）をはじめとする細菌と，*Epstein-Barr virus*（EBV）などのウィルスが常在して認められる。扁桃ではEBVが28％に認められる[10]。

扁桃炎の原因微生物はウィルスと細菌である。ウィルス性の扁桃

② 疾　患

炎は感冒の原因ウィルスや伝染性単核球症（145頁）でみられる。細菌性の扁桃炎と咽頭炎では溶連菌が最も一般的である。

診　断

溶連菌による扁桃炎では扁桃の滲出液（exudate），頸部リンパ節炎および発熱があり，咳と鼻汁のないことが特徴である。診断ではCentor（センター）基準が利用される。これは①扁桃腺の滲出液，②前頸部リンパ節の圧痛，③発熱，④咳がない，の4点がどの程度そろっているかで判定するものである。溶連菌感染が疑われる場合には，診断で咽頭ぬぐい液の迅速抗原検査（rapid antigen detection test：RADT）が勧められる。10分程度で結果が判明する。細菌培養では1〜2日要する。ただしこの検査自体で保菌者と感染者を区別することはできない。

治　療

溶連菌による扁桃炎，咽頭炎にはペニシリン，第一世代セファロスポリン，クリンダマイシン，クラリスロマイシンいずれかを10日間，またはアジスロマイシンの5日間投与が勧められている。咽頭から溶連菌を排除するためである。扁桃炎を反復する場合は扁桃摘出術が考慮される。

❻ アレルギー性鼻炎 allergic rhinitis

病　態

鼻粘膜のマスト細胞（肥満細胞）表面のIgE分子が外来抗原と結合し，化学伝達物質が放出される即時型アレルギー反応（I型アレルギー）である。発作の季節性から通年性と季節性に分けられ，通年性では室内塵（ハウスダスト）・ダニのアレルギーが多く，季節性はほ

とんどが花粉症である．花粉症を起こしやすい植物にはスギ，ヒノキ，イネ科の植物，キク科の植物などがある．

診断

くしゃみ，鼻水，鼻閉を3主徴とする．眼症状（眼結膜掻痒感，流涙，羞明，充血），咽喉頭症状，皮膚症状（掻痒感），頭重感，集中力の低下，全身倦怠感を伴うことがある．診断が不確かな場合は皮膚テスト，血清特異的IgE抗体が勧められる．ただしこれらの検査が陽性でも原因アレルゲンでない場合がある．

治療

抗原回避，除去のために室内塵・ダニは清掃，駆除がよい．花粉症については花粉飛散情報に注意する．薬物ではステロイドの点鼻と，くしゃみと掻痒感には眠気の少ない第二世代の抗ヒスタミン薬が強く勧められている[11]．他の選択としては抗ヒスタミン薬の点鼻と複数薬の併用が勧められる．鍼治療は副作用がないことから選択枝に上げられている．初回治療でロイコトリエン拮抗薬は勧められない．薬物療で使用される薬剤を表87に示した．難治例では免疫療法（皮下，舌下）による減感作が勧められる．これには長期の定期的注射が必要で，治療期間は2〜3年とされる．

❼ 非アレルギー性鼻炎 non-allergic rhinitis

病態

8種に分類され（表88），最も多いのは血管運動性鼻炎（vasomotor rhinitis）である[12]．現在は本態性鼻炎と呼ばれる．主症状は鼻閉と鼻汁で，眼症状，咽喉頭症状は目立たない．

血管運動性鼻炎の契機となるのは環境の変化（気温，エアコン，

2 疾　患

表87　アレルギー性鼻炎の治療薬

作用機序による分類			商品名
抗ヒスタミン薬 （化学伝達物質の受容体拮抗）	第一世代	経口	ポララミン
	第二世代	経口	ジルテック
化学伝達物質の遊離抑制		経口	インタール
トロンボキサンA2[1)]拮抗薬		経口	バイナス
ロイコトリエン[2)]拮抗薬		経口	オノン
Th2サイトカイン[3)]阻害薬		経口	アイピーテ
ステロイド		点鼻	フルナーゼ
		経口	セレスタミン配合錠
α交感神経刺激薬		点鼻	コールタイジン

1) トロンボキサンA2はプロスタグランジンから生成される生体内物質で，血管・気管支平滑筋の収縮，気道分泌亢進，血管透過性亢進等の生理活性がある。
2) ロイコトリエンはヒスタミンと同じように炎症・アレルギー反応に関与し，鼻粘膜の炎症・腫張をきたす。
3) Th2サイトカインはTリンパ球の一種であるTh2細胞から産生されるサイトカインの総称。

刺激臭などで，ストレスや飲酒で助長される。発生機序は単一ではなく十分解明されていないが，いくつかのことが分かっている。鼻粘膜には分泌腺，血管・神経網が発達している。鼻粘膜への直接刺激で局所神経反射がみられる。非アレルギー性鼻炎患者で，片方の鼻腔に乾燥した冷たい空気を注入すると両側の鼻腔から鼻水が分泌される反射（naso-lacrimal reflex）があり，それが抗コリン剤の局所投与で抑制されることから，環境刺激で鼻炎を生じるメカニズムもあると考えられている[13)]。

また鼻粘膜は自律神経（交感神経と副交感神経）支配を受けている。

表88 非アレルギー性鼻炎の分類*

1	本態性鼻炎（血管運動性鼻炎）	非アレルギー性鼻炎の大多数を占める。免疫，感染でなくまた鼻汁に好酸球増多がみられない。複数の病態からなる。
2	好酸球増多性鼻炎	鼻汁に好酸球増多がみられる。女性に多く通年性で症状は強い。
3	萎縮性鼻炎	粘膜萎縮と鼻腔内乾燥がみられる。
4	老人性鼻炎	高齢者の水溶性鼻汁で食物，環境の刺激で悪化する。
5	味覚性鼻炎	香辛料などで水様性鼻汁がでる。
6	薬剤性鼻炎	ある種の点鼻薬を繰り返し使用することで生じる。
7	妊娠性鼻炎	妊娠中に女性ホルモンの作用で生じる。
8	脳脊髄液瘻	頭部・顔面の外傷，顔面の術後に脳脊髄液が鼻汁として漏出する。

＊文献12を参考に作成

　副交感神経刺激で粘液分泌が亢進し，粘膜は腫脹し鼻閉をきたす。交感神経刺激で鼻粘膜の血管は収縮し通気性がよくなる。

　血管運動性鼻炎を含め非アレルギー性鼻炎は免疫，炎症細胞，化学伝達物質の関与はなく，主として鼻粘膜の過敏性と神経・血管の作用で生じると考えられる。

診 断

　診断は問診による。好酸球増多性鼻炎では鼻汁のスメアで好酸球の検査が行われる。

治 療

　誘発の原因をなるだけ回避する。薬物治療では抗ヒスタミン剤の点鼻，ステロイドの点鼻が有効である。鼻汁に抗コリン剤の点鼻が有効とされるが本邦に製剤はないようである。生理食塩水による鼻腔内

② 疾　患

の洗浄も効果ある。

文　献

1) Leskinen K et al：Acute complications of otitis media in adults. Clin Otolaryngol 30：511-516, 2005
2) Stachler RJ et al：Clinical practice guideline：sudden hearing loss. Otolaryngol Head Neck Surg 146：S1-S35, 2012
3) 厚生労働省難治性疾患克服研究事業前庭機能異常に関する調査研究班（編）：メニエール病診療ガイドライン2011年版, 金原出版, 2011
4) Harcourt J et al：Meniere's disease. BMJ 349：g6544, 2014
5) Foden N et al：A guide to the management of acute rhinosinusitis in primary care. Br J Gen Prac 2013; 63：611-613, 2013
6) Fokkens WJ et al：EPOS 2012：European position paper on rhinosinusitis and nasal polyps 2012. A summary for otorhinolaryngologists. Rhinology 50：1-12, 2012
7) Hamilos DL. Chronic rhinosinusitis：epidemiology and medical management. J Allergy Clin Immunol 128：693-707, 2012
8) Rosenfeld RM et al：Clinical practice guideline (update)：adult sinusitis. Otolaryngol Head Neck Surg 142：S1-S39, 2015
9) Blackwell DL et al：Summary health statistics for US adults：national health interview survey, 2012. Vital Health Stat 10：1-171, 2014
10) Sidell D et al：Acute tonsillitis. Infect Disord Drug Targets 12：271-276, 2012
11) Seidman MD et al：Clinical practice guideline：allergic rhinitis. Otolaryngol Head Neck Surg 152：S1-S43, 2015
12) Tran NP et al：Management of rhinitis：allergic and non-allergic. Allergy Asthma Immunol Res 3：148-156, 2001
13) Jankowski R et al：Demonstration of bilateral cholinergic secretory response after unilateral nasal cold, dry air challenge. Rhinology 31：97-100, 1993

coffee break

がんになってよかった

70歳くらいの進行大腸癌の女性で，抗癌剤治療を月に1度数日間入院し数年続けた．治療後1週間は気分不良が続いたが，副作用が和らぐとご主人と歌舞伎をみたり，食事したり，旅行したり，友人と麻雀，合唱したりされた．手帳には予定がいくつもメモしてあった．その方がある時"先生，私がんになってよかった"と言われた時にはおどろいた．時間を有意義に使うとはどういうことか思い巡らす時，この患者さんを思い出す．終末期に入院中は毎日訪室したが，ベッドサイドに立ち，無言の患者さんにかける声もなく，じっとしているだけであった．そして病室を出ようとドアの手前に来た時，"先生，ありがとう"と顔は天井を向いたまま一言声をかけてくださった．

② 疾 患

14 皮 膚

❶ 接触性皮膚炎 contact dermatitis

病 態

　体表は厚さ約 10μm（0.01mm）の角質層で保護されている。角質層は角質細胞（角化細胞由来で核は消失），ケラチン（蛋白質），細胞間基質の脂質（セラミド，コレステロール，脂肪酸）から成り，皮脂腺からの皮脂分泌，汗腺からの汗分泌，天然保湿因子（natural moisturizing factors：NMF）でバリアとしての機能が維持されている。

　皮脂には中性脂肪（30〜50%）などの脂質が含まれ[1]，皮膚表面は油性に保たれている。汗腺（エクリン腺）は発汗で体温調節にかかわるが，皮膚表面を PH4.5〜6.2 の弱酸性に保つことで（acid mantle），病原微生物の侵入を防ぐ効果がある（大半の微生物は PH7〜8 の中性・弱アルカリ性が生育に適している）。

　天然保湿因子は角質細胞容量の 10%，角質層乾燥重量の 20〜30% を占める[2]。アミノ酸，その誘導体，乳酸，糖（グリセリンなど），尿素などが含まれ，角質に水分を留める保湿作用がある。この保湿は皮膚の柔軟性，表皮角化で必要な酵素作用の発現，皮膚のバリア機能維持で重要である。皮膚の保湿が低下する乾燥肌（ドライスキン）では，角質層のバリア機能が障害される。角質層はテープではがれることがあるが，自己修復能力により数日で修復される。

【Note】

● 汗腺 sweat gland
全身に広く分布するエクリン腺と腋窩など局所的に分布するアポクリン腺がある。エクリン腺からの汗は 99% が水分で，他は皮膚と血漿由来の電解質，

蛋白質，アミノ酸，脂肪酸，乳酸，尿素などさまざまな成分が含まれる。エクリン腺は体温調節器官として 4L/時もの発汗能力がある[3]。皮膚表面の弱酸性維持には乳酸，アミノ酸，重炭酸が関わっている。通常汗自体は無臭であるが，血漿成分が含まれるのでスパイス，ニンニク，ある種の薬剤摂取で汗に臭いが生じる。また汗が肌着に付着し，汗の成分が表皮ブドウ球菌をはじめとする皮膚常在菌の作用を受け，悪臭の原因となる物質（脂肪酸類，アンモニアなどのアミン類，インドールなど）が生じる。綿（植物繊維）に比べ吸水性の低いポリエステル（合成繊維）は細菌が増殖しやすく悪臭は強くなる[4]。

接触性皮膚炎（contact dermatitis：CD）は非アレルギー性の刺激性接触性皮膚炎（irritant contact dermatitis：ICD）とアレルギー性接触性皮膚炎（allergic contact dermatitis：ACD）に大別され，80%が ICD で 20% が ACD である[5]。

① 刺激性接触性皮膚炎（ICD）

正常な皮膚では分子量 1000 以上の物質が角質を通過することはないとされ，既に皮膚損傷があるか，または刺激物による皮膚損傷が契機となる。一定量以上の接触で誰にでも発生する。刺激物により角質深部の角化細胞からサイトカイン，化学伝達物質（chemical mediators）が産生され炎症が惹起される[6]。過剰な水による手洗いは，角質のバリア機能が低下し刺激物が侵入する原因になる。主婦湿疹，唾液による皮膚炎，おむつかぶれは ICD である。複数の刺激物で生じる場合もある。

② アレルギー性接触性皮膚炎（ACD）

接触アレルゲンはほとんどが分子量 1000 以下の化学物質でハプテンと呼ばれる。ハプテンが皮膚を通過し蛋白と結合し抗原性をもち感作が成立する。そして感作成立後に再び接触アレルゲンの刺激があると皮膚傷害が発生する。I 型アレルギー（即時型）と IV 型アレルギー（遅延型）がある。特定の人に発生する。

2 疾 患

　家庭用品（石鹸，シャンプー，洗剤など），化粧品，食品に含まれる防腐剤，界面活性剤，添加物はCDの原因になる。化粧品によるCDにはICDとACDがある。日常生活で広く使用されている抗菌物質，ゴム製品，衣類の染料や加工剤，プラスチック製品（着色剤，接着剤など）はACDの原因になる。外用薬（抗菌薬，NSAIDsなど）では薬剤自体，基剤，保湿剤，防腐剤がACDの原因になる。

　金属はACDの原因になる。数多くの金属（ニッケル，クロム，チタン，コバルトなど）が原因になるが，ニッケルアレルギーの頻度が最も高い。ニッケルはステンレス調理器具，携帯電話，硬貨，装飾品をはじめ日常生活で接する機会が多い。含有物から遊離する金属イオンがハプテンとなることで生じるが，ハプテンに成り易い金属がニッケル，クロム，コバルトなどである。

　注射部位の消毒でエタノールを使用すると皮膚傷害がみられる場合があるが，皮膚に浸透したエタノールの分解産物アセトアルデヒドによるICDと，エタノールに対するアレルギー（ACD）の場合がある[7]。

　植物によるCDでは棘類，汁液による物理化学的刺激によるICDは接触後間もなく発生し，植物成分によるACDでは遅延型アレルギー反応として数時間以降に発生する。

　皮膚に接触した刺激物質に紫外線があたり，組織傷害が生じる光接触皮膚炎がある。この場合の接触アレルゲンは光ハプテンと呼ばれる。ACDが接触範囲を超えて全身に出現する場合があり全身性接触皮膚炎，接触皮膚炎症候群と呼ばれる。刺激物の接触で即時に膨疹が出現する場合がある（接触蕁麻疹）。この場合は接触部位以外にも膨疹が生じる。

診 断

　皮膚炎の形状からICD，ACDを区別できず，臨床経過とパッチテストで診断される。ACDの原因検索でパッチテストは必須である（感

度，特異度は 70〜80％）[6]。その実施には専門知識が必要で，経験ある皮膚科に依頼する。

治療

限局性 CD ではステロイド外用薬と保湿剤が用いられる。保湿剤（moisturizer）には保水剤（humectant），軟化剤（emollient），被覆剤（occlusive）の成分が含まれる。保水剤（グリセリンなど）は吸水性があり，軟化剤（脂質類など）は皮膚軟化を保ち，被覆剤（ワセリンなど）は水分喪失を防ぐ作用がある。剤形には軟膏，クリーム，ローションなどがある。ヒルドイド®（主成分はヘパリン類似物質），ザーネ®（主成分はビタミン A），ウレパール®（主成分は尿素），市販薬（ニベヤ®など）などがある。

原因除去とステロイド外用薬を主体とした治療で 2 週間以内に軽快しない場合，または非限局性 CD でステロイド薬，抗ヒスタミン薬の適応が考えられる場合は皮膚科に依頼するのがよい。

❷ 帯状疱疹 herpes zoster

病態

原因ウィルスは水痘・帯状疱疹ウィルス（*Varicella-zoster virus*：VZV）で，その初感染は飛沫感染で水痘（みずぼうそう）になる。この水疱疹から VZV が知覚神経を中枢に向かい，知覚神経節（脊髄神経節，後根神経節と同義）に達し細胞内で潜伏感染する。そして何らかの誘因で再活性化し，神経節内で増殖し，知覚神経に沿い皮膚の細胞に達し帯状疱疹となる。誘因には過労，VZV ウィルスに対する特異的免疫能の低下，悪性腫瘍などがある。単純疱疹と異なり繰り返し再発する傾向はない。水疱内のウィルスには伝染性がある。

2 疾患

診断

通常は臨床経過と皮膚の所見で診断できるが，疼痛が皮疹に先行することに注意する。

治療

抗ヘルペス薬（アシクロビル，バラシクロビル，ファムシクロビル）の全身投与をできるだけ早期に開始する。重症例は入院して抗ヘルペス薬（アシクロビル，ビダラビン）の点滴静注をする。局所は初期には非ステロイド抗炎症薬（フェナゾール軟膏®など），水疱期以降は細菌二次感染を防ぐために化膿疾患外用薬（クロマイ軟膏®，バラマイシン軟膏®など），潰瘍形成したものは潰瘍治療薬（ゲーベンクリーム®，ユーパスタコーワ軟膏®など）を貼布する。

抗ヘルペス薬には外用薬，内服薬，点滴注射薬でいくつかの種類がある。

- アシクロビル aciclovir（ゾビラックス®）外用，内服，注射
- バラシクロビル valaciclovir（バルトレックス®）外用，内服 アシクロビルのプロドラッグで服用回数が少ない。
- ペンシクロビル penciclovir（ベクタビル®）外用
- ファムシクロビル famciclovir（ファムビル®）内服
  ペンシクロビルのプロドラッグ
- ビダラビン vidarabine（アラセナ®）外用，注射

頬部，下顎，肩の範囲（三叉神経第三枝から第三頸髄神経領域）の帯状疱疹では，顔面神経麻痺，味覚障害，内耳障害（ラムゼイハント症候群）をきたすことがあるため，早期に入院し副腎皮質ステロイドの全身投与が必要である。

❸ 単純疱疹 herpes simplex

病態

単純ヘルペス（*Herpes simplex virus*：HSV）の初感染は主として接触感染である．多くの場合は無症状であるが，高熱と発疹（水疱）が生じることがある．HSV は感染部の皮膚・粘膜損傷部より，知覚神経を経由して知覚神経節に達し細胞内に潜伏感染する．そして宿主の免疫能低下時などに繰り返し再発する．ウィルス量が多い部位ほど再発しやすいと考えられ，初感染部位に再発することが多い．皮膚・粘膜に小水疱やびらんが生じる．好発部位は口唇，性器，顔面であるが，角膜ヘルペス，ヘルペス性ひょう疽（指）など，体のどこにでも感染する．HSV-1，HSV-2 の 2 型に分類されるが，HSV-2 は主に性行為で感染するとされる．ヒトヘルペスウィルス感染症を表 89 に示した．

診断

臨床症状で診断する．

治療

初感染，軽症の場合は抗ヘルペス薬の外用，内服，重症例では抗ヘルペス薬の点滴静注が行われるが，原則的には抗ヘルペス薬の全身投与が基本とされる（日本皮膚科学会のホームページ皮膚科 Q&A より，2018 年 1 月現在）．

❹ 皮膚真菌症 dermatomycosis

病態

病原性真菌による皮膚の病変で白癬症とカンジダ症がある．ちなみに真菌とは広い意味のカビ（酵母やキノコ類を含む）をあらわす医

② 疾　患

表89　人のヘルペスウィルス感染症

	種　類	所　見
1	単純ヘルペスウィルス1型（HSV-1）	口唇ヘルペス，歯肉口内炎，角膜炎など
	単純ヘルペスウィルス2型（HSV-2）	性器ヘルペスなど
2	水痘帯状疱疹ウィルス（VZV）	水痘，帯状疱疹など
3	Epstein-Barrウィルス（EBV）	伝染性単核症など
4	サイトメガロウィルス	免疫力低下で臓器の感染症が顕在化する
5	ヒトヘルペスウィルス6	小児突発性発疹，脳炎など
6	ヒトヘルペスウィルス8	カポジ肉腫など

学用語である[8]）。

①白癬症　dermatophytosis

　皮膚糸状菌（*Dermatophyte*）（白癬菌とも呼ばれる）によるもので角質を栄養とする。角質，毛，爪にとどまる浅在性白癬と，皮膚深部（真皮，皮下組織）に及ぶ深在性白癬がある。感染部位により頭部白癬（シラクモで今はあまり見かけない），体部白癬（タムシ），股部白癬（インキン），足白癬（ミズムシ），手白癬，爪白癬などと呼ばれる。多くの真菌はヒトからヒトへの伝染性はないが，白癬菌はスリッパや足ふきマットを介して容易に感染する。

②カンジダ症　candidiasis　（95頁）

　カンジダは体の多くの部位に常在菌として存在しているが，湿度が高く通気性の悪い不衛生な条件では，皮膚，粘膜に過剰増殖をきたすことがある。口腔粘膜（鵞口瘡），鼠径部，腋窩，皮膚のたるみの隙間で皮膚カンジダ症をきたす。口角が常に湿っている状況でカンジダ性口角炎を，手を頻繁に濡らし湿っている状況でカンジダ性爪炎を

生じることがある。

診断

　皮膚所見からある程度診断できる。病変部に真菌が存在することを，顕微鏡検査または培養で証明する。皮膚真菌症の99％以上を占める浅在性皮膚真菌症では，真菌は角質もしくは毛や爪に存在するため，顕微鏡検査により培養結果を待たずに診断できる。足白癬で小水疱が存在する場合は，水疱蓋を鋏で切り取り顕微鏡検査を行えば，ほぼ100％菌を確認できる。趾間型足白癬では浸軟部でなく，辺縁部の落屑・鱗屑（皮膚角質のはがれ部分）を検体にする。顕微鏡検査（KOHを使用）での確認は皮膚科に依頼すると確実である。

治療[9]

　白癬症では通常1カ月間外用抗真菌薬を使用する。外用抗真菌薬の及ばない足白癬に対しては，経口抗真菌薬を用いることで，通常1〜2カ月で改善する。爪白癬では病変部を機械的に除去するのがよい。
　皮膚カンジダ症は，皮膚を清潔で乾燥した状態に保ち，外用抗真菌薬を使用することで比較的簡単に治癒する。

【Note】

● 真菌とは

地球上の生物を細胞構造や生活様式で区別すると動物，植物，菌類の3種に分類される（ここでウィルスは含まれない）。この菌類に細菌と真菌（カビ，キノコ，病原性真菌）が含まれる。キノコは植物でなく真菌である。植物と菌類の違いに葉緑素の有無があり，植物は葉緑素を利用し光合成を行うが，菌類に葉緑素はない。菌類には細菌と真菌があるが，両者の違いに細胞核の有無がある。細菌類に細胞核はなく，真菌類には動物細胞，植物細胞と同様に細胞核がある。
この真菌類の中に，カビ，キノコ，病原性真菌がある。カビ（8万種以上あ

る）は菌糸が目立つものである。キノコは地中に菌糸があり，地表の傘状の部分（子実体と呼ばれる）から胞子が散布される。

ちなみに，ウィルスが生物か非生物かについては議論がある。"生物"に共通する性質に細胞から構成されていることがある。ウィルスに細胞はないので非生物とも考えられる。しかし自己増殖があるので，"生物的存在"である。

❺ 昆虫刺症 insect bite

病態

原因となる昆虫の特徴は4通りに分類できる。

吸血による：蚊，ブヨ，アブ，ダニ，ノミ，シラミ，ナンキンムシなど。

咬傷による：クモ，ムカデなど。

刺傷による：蜂，蟻など。

接触による：ケムシなど。

蚊などでは，吸血時に注入される唾液で局所反応（腫脹，かゆみなど）が生じる。ブヨ，アブは皮膚を噛み切って吸血するため疼痛が強い。ダニの中ではイエダニが室内に生息し人の血液を吸う。クモやムカデは捕食のための毒があり，咬傷部から毒が注入される。

蜂では刺傷部から注入される毒の影響がある。ハチ毒にはヒスタミン，セロトニン，カテコールアミン，アセチルコリンなどのアミン類，低分子ペプチド，高分子蛋白（ホスホリパーゼ，ヒアルロニダーゼ，プロテアーゼなど）が含まれる。そしてその直接作用のみでなくアレルゲン（抗原）としての作用がある。初めて刺された場合は通常1日以内に症状は治まるが，2回目以降はハチ毒に対するアレルギー反応があらわれ，アナフィラキシーショックをきたすことがある。短期間に2回刺された場合に生じやすい。

蟻は蜂のように尾端に毒針をもっている種がある。また蟻酸を毒液としてもっている種がある。そして刺すことと噛みつくことがある。ケムシの毛（有毒毛）に触れることでかゆみと蕁麻疹様の皮膚炎が生じる。

診 断

　状況と局所症状で昆虫刺症の診断は一般に容易であるが，原因昆虫の確定が難しい場合はある．

治 療

　毒針が存在する場合は除去する．局所を氷などで冷却し，ステロイド軟膏，抗ヒスタミン軟膏を使用する．鎮痛剤の使用で疼痛は軽減する．刺傷に対して過敏症の既往のある場合はアドレナリン自己注射薬（エピペン®）を携帯する．予防で虫よけを使用するのもよい．

文 献

1） Picardo M et al：Sabaceous gland lipids. Dermatoendocrinol 1：68-71, 2009
2） Fowler J：Understanding the role of natural moisturizing factor in skin hydration. Practical Dermatology 36-40, 2012. http://practicaldermatology.com/pdfs/PD0712_FTR_NMFReview.pdf（2018年1月閲覧）
3） Cui CY et al：Eccrines sweat gland development and sweat secretion. Exp Dermatol 24：644-650, 2015
4） Callewaert C et al：Microbial odor profile of polyester and cotton clothes after a fitness session. AEM 80：6611-6619, 2014
5） Rashid RS et al：Contact dermatitis. BMJ 353：i3299, 2016
6） 日本皮膚科学会接触皮膚炎診療ガイドライン委員会：接触皮膚炎診療ガイドライン．日皮会誌 119：1757-1793, 2009
7） 遠藤博久ほか：エタノール接触皮膚障害症例と交差反応について．医療関連感染 2：13-17, 2009
8） 山口英世：真菌（かび）万華鏡，東京，南山堂，2004
9） 渡辺晋一ほか：皮膚真菌症診断・治療ガイドライン．日皮会誌 119：851-862, 2009

② 疾　患

15　泌尿器

❶ 尿路感染症 urinary tract infection：UTI

病　態

　臨床経過から急性と慢性，尿路基礎疾患の有無から単純性と複雑性，感染の広がりから尿道炎，前立腺炎，精巣上体炎，膀胱炎，腎盂腎炎，敗血症に分類される．複雑性尿路感染の原因となる尿路疾患には尿路結石，膀胱尿管逆流，前立腺肥大，慢性細菌性前立腺炎，神経因性膀胱など多数ある．

　単純性尿路感染症は，尿路に基礎疾患のない特に女性で，細菌が尿道より逆行性に侵入し発症する．起炎菌は大腸菌（70～95％），ブドウ球菌（5～10％），他の腸内細菌（プロテウス，クレブシエラ，緑膿菌など）である．

診　断

　膀胱炎症状として排尿痛，頻尿，残尿感，膀胱部痛がみられる．また尿の混濁，肉眼的血尿がみられることがある．腎盂腎炎に及ぶと悪寒，発熱が生じる．また肋骨脊椎角部（costovertebral angle：CVA）の叩打（こうだ）痛がみられる．

　尿検査では試験紙法，沈渣の顕微鏡検査，細菌培養が行われる．試験紙の種類によっては白血球と亜硝酸塩の検査項目のある製品がある．この両者を組み合わせた場合の感度は91％，特異度67％で，両者が陰性の場合は非細菌尿である確率は極めて高い．尿沈渣で白血球5個/hpf以上，細菌培養で生菌数≧ 10^4 cfu/mL であれば尿路感染は確実に存在すると考えてよい．

　健常者で無症候性の細菌尿がみられることは少なくない．例えば

高齢者では4〜19%にみられる[1]。無症候性の場合は多くの場合で治療の対象にならない。ただし男性の場合は慢性前立腺炎を考慮する。

【Note】

● 尿路感染の尿検査

試験紙による簡易検査には白血球検査と亜硝酸塩検査がある。白血球検査は好中球のエラスターゼに反応するもので，亜硝酸塩検査は細菌尿で尿の亜硝酸塩試験が陽性になることを利用するものである。いずれも尿沈渣顕微鏡検査での5〜10個/hpf相当で陽性になる。

尿沈渣による検査では，健常者で白血球数は1〜2個以下/hpfである。5個/hpf以上では尿路感染が存在すると考えてよい。hpf（high power field）は顕微鏡検査で400倍の拡大を示す。尿細菌培養では，尿中生菌数 $\geq 10^4$ cfu/mLが細菌尿とされる。cfu（colony forming unit）は1mLの尿に何個のコロニーをつくる生菌が含まれているかを示す。

治療

単純性膀胱炎では経験的にβ-ラクタム（セフェム）系（ケフラール®, バナン®）7日間内服，ニューキノロン系（シプロキサン®, クラビット®）3日間内服が行われる。単純性腎盂腎炎ではより長期の抗生剤治療が行われる。複雑性尿路感染の治療は泌尿器科医に依頼する。

❷ 尿路結石 urolithiasis

病態

上部尿路結石（腎結石，尿管結石）と下部尿路結石（膀胱結石，尿道結石）に分けられる。上部尿路結石の90%以上はカルシウム結石（シュウ酸カルシウム，リン酸カルシウム）で，他に感染結石（リン酸マグネシウムアンモニウ）（数%），尿酸結石（数%），シスチン結石（1%）などがある。

2 疾患

診断

　特徴的な疝痛と肉眼的血尿で推測できる。超音波検査で尿路閉塞による水尿管，水腎症をみる。単純CT検査では尿酸結石，シスチン結石などX線陰性結石も，臨床的に問題となるサイズであればCT値は高く同定できる。また無症候性のカルシウム結石は数ミリであってもCT検査で偶然発見される。数ミリの非カルシウム結石でのCT検出率は明らかでない。

治療

　鎮痛剤で第一選択はNSAIDsである。経口，座薬で使用する。NSAIDs注射薬はフルルビプロフェンアキセチル（ロピオン®）の点滴静注またはケトプロフェン（カピステン®）の筋注があり，現在NSAIDsの注射製剤はこの2種類のみである。

　第二選択の鎮痛剤は非麻薬性鎮痛剤ペンタゾシン（ペンタジン®，ソセゴン®）の筋注または静注が行われる。抗不安薬として塩酸ヒドロキシジン（アタラックス®）の筋注または静注を加えるのもよい。また麻薬である塩酸モルヒネの筋注（保険非適用）も効果がある。ただし嘔気・嘔吐の発現率が高い。

　鎮痙目的でブチルスコポラミン臭化物（ブスコパン®）は筋注または静注で補助的に用いられる。結石排石促進薬として，カルシウム拮抗薬のニフェジピン（セパミット®）とニカルジピン（ニカルジピン®）やα1受容体遮断薬のタムスロシン（ハルナール®）が，尿管拡張作用があり海外では用いられている（保険非適用）。この中で降圧作用が少なく前立腺肥大の排尿障害改善薬として使用されているタムスロシンが利用しやすい[2]。

　10mm以上の尿路結石は自然排石の可能性は低く，経尿道的結石破砕術または体外衝撃波結石破砕術（extracorporeal shock wave lithotripsy：ESWL）など，積極的治療の対象になる。

❸ 前立腺肥大症 benign prostatic hyperplasia：BPH

病態

「前立腺の良性過形成による下部尿路機能障害を呈する疾患で，通常は前立腺腫大と下部尿路閉塞を示唆する下部尿路症状を伴う」と定義されている[3]。BPH の症状発現には，前立腺腫大による尿道の機械的狭窄，前立腺間質の平滑筋収縮による機能的狭窄，膀胱平滑筋の収縮障害，尿道の感受性亢進が関わっている。

診断

排尿障害として残尿感，頻尿，尿線途絶，尿意切迫感，尿勢低下，腹圧排尿，夜間頻尿がみられる。急性尿閉では触診で下腹部に拡張した膀胱を触知する。カテーテル導尿または経腹的超音波検査で残尿量を評価できる。残尿が 50mL を超える場合は泌尿器科に紹介するのがよい。超音波検査では前立腺体積も同時に評価できる。

治療

急性尿閉への応急処置として導尿または尿道カテーテル留置を行う。薬物治療では α1 受容体遮断薬（ハルナール®など）は BPH に対する最も一般的な薬剤である。前立腺と膀胱頸部の平滑筋弛緩により尿道抵抗の減少をもたらす。手術では経尿道的前立腺切除術 (transurethral resection of the prostate：TURP) が一般的に行われている。

文献

1) European Association of Urology：Guidelines of urological infection 2015
2) 日本泌尿器科学会, 日本泌尿器内視鏡学会, 日本尿路結石症学会（編）：尿路結石症診療ガイドライン 2013 年版, 金原出版, 2013
3) 日本泌尿器科学会（編）：前立腺肥大症診療ガイドライン, リッチヒルメディカル, 2011

2 疾患

16 整形外科

❶ 急性腰痛 acute low back pain

病態

急性腰痛は発症からの期間が4週未満とされ，3つのカテゴリーに分類される[1]。

① 非特異的腰痛
② 特異的腰痛
③ 重篤な脊椎疾患（悪性腫瘍，感染，外傷など）

原因が特定できる特異的腰痛②を表90に示した。原因が特定できる②，③の場合にそれぞれを病名にすると，「腰痛症」の診断は①の非特異的腰痛を意味することになる。非特異的腰痛は除外診断であり，腰痛の80～90％を占める[2]。非特異的腰痛の大部分は自然軽快する。病態は明らかでないが，疼痛は椎間板，椎間関節，筋・靭帯，仙腸関節などに由来すると考えられる。

いわゆる「ぎっくり腰」は急性の非特異的腰痛で，自然軽快することが多い。腰部のわずかな負荷が引き金になることから，筋・靭帯・関節のわずかな損傷に引き続き，周囲に二次的な変化が生じている機序が推測される。痛い部位には圧痛が見出される。

この中で仙腸関節障害は腰痛の10～25％を占めるとされる[3]。仙腸関節（図14）には上体の荷重負荷がかかり，生理的に2～4ミリの可動性で脊椎のバランスがとれている。この部位の障害で腰痛が生じるもので，仙腸関節の捻挫と理解できる[4]。神経症状はなく圧痛がみられる。その圧痛部位は診断に役立ち，L5下縁レベル以下で左右どちらかの仙腸関節の部分に比較的限局してみられる。病因は明らかでないが加齢による変性，片側への過重負荷，妊娠・出産による靭帯

表 90　特異的腰痛の種類

	疾　患	特　徴
1	椎間板症	椎間板の変性による。前屈で疼痛が強くなり神経症状はまれ。
2	椎間板ヘルニア	椎間板の脱出で下肢の神経痛が生じる。
3	脊柱管狭窄症	特に後縦靭帯，黄色靭帯の骨化で脊柱管が狭くなり，脊髄が圧迫され下肢の神経痛が生じる。
4	変性すべり症	加齢に伴う変化で中年以降の女性に多い。初期は腰痛で，進行すると神経症状が生じる。
5	脊椎分離症・すべり症	学童期に多く腰椎の関節突起と椎体が分離しているもの。腰椎への負荷による疲労骨折と考えられている。
6	脊柱靭帯骨化症	前縦靭帯，後縦靭帯，黄色靭帯，棘間靭帯，棘上靭帯の骨化で腰痛が生じる。
7	変形性脊椎症	上記の腰椎変性疾患（1, 2, 3, 4, 6）以外に，棘骨，椎間孔の狭小化，炎症等で腰痛が生じる。
8	筋・筋膜性腰痛	筋・筋膜由来の腰痛で診断の確定は難しい。
9	側弯症，圧迫骨折，脊椎変形など	脊椎の変形による。
10	代謝性疾患（骨粗鬆症，骨軟化症など）	骨代謝の障害による。

弛緩などが考えられている。疑われた場合は整形外科に依頼するのがよい。仙腸関節への局所麻酔剤（＋ステロイド）注射は診断的治療で行われる。

　同様に椎間関節障害（facet arthrosis, facet syndrome）は関節突起の関節面（facet）由来の腰痛である。圧痛がみられるが確定診断は難しい。疼痛緩和の目的でこの部位へのブロック注射が行われること

2 疾　患

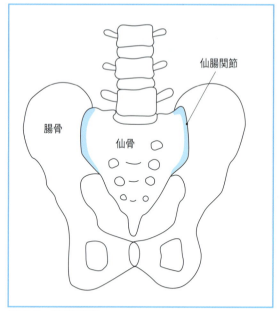

図 14　仙腸関節

がある。

診　断

　「ぎっくり腰」を含め，「腰痛症」の大部分を占める非特異的腰痛では，画像診断（単純 X 線，MRI）を早期に施行する必要はない。画像診断を考慮するのは，神経症状のある腰痛，腫瘍，感染，外傷の鑑別が必要な症例である。

　腰痛診断の問題は③の重篤な脊椎疾患は別として，②の特異的腰痛（表 90）の除外診断が難しいことである。整形外科への依頼を考慮するのは③以外に，初発で持続する腰痛，神経の圧迫症状，長期のステロイド使用・骨粗鬆症，顕著な体重減少，安静で軽減しない，2 週間程度の保存的治療で改善がみられない，などの場合である。

治療

　非特異的急性腰痛では安静臥床の必要はない。痛みに応じて活動性を維持する。鎮痛剤としてアセトアミノフェン，NSAIDsが用いられる。筋弛緩薬（末梢性）の短期併用も行われる。貼付剤，温熱療法は疼痛軽減で利用される。腰痛コルセットは疼痛改善効果はないが，活動性の維持で有効とも考えられる。疼痛が続く場合は，オピオイドで麻薬指定を受けていないトラマドール（トラマール®）の内服を試みるのもよいと思われる。ペインクリニックでのブロック注射は疼痛軽減で有効性が高い。

❷ 神経痛 neuralgia

　①三叉神経痛，②帯状疱疹後神経痛，③肋間神経痛，④座骨神経痛が代表的な神経痛である。

① 三叉神経痛 trigeminal neuralgia [5]

病態

　50歳代以降で女性に多くみられる。一側性（まれに両側性）の顔面の発作性激痛が生じる。特発性と症候性（主に脳腫瘍）がある。三叉神経は頭蓋内小脳橋で脳幹から出て末梢に至り，顔面の感覚は一部を除いて三叉神経支配である。特発性三叉神経痛の多くは血管による三叉神経の圧迫に起因すると考えられている。加齢で動脈の蛇行・屈曲が生じ，神経髄鞘への機械的圧迫で髄鞘欠損をきたし，その部位で三叉神経の活動電位の漏れが生じ，痛覚線維に伝えられる機序が考えられている。

2 疾　患

診　断

　特徴的な三叉神経領域の発作性の激痛という症状で診断する。消炎鎮痛剤が無効でカルバマゼピン（テグレテート®）が有効の場合は，三叉神経痛の可能性が高い。症候性三叉神経痛が疑われる場合はMRIなどの画像検査が必要となる。

治　療

　カルバマゼピンによる内服治療が行われる。特発性三叉神経痛の難治例では，神経ブロックや，手術による血管への圧迫解除も行われる。

② 帯状疱疹後神経痛 postherpetic neuralgia

病　態

　帯状疱疹（331頁）は知覚神経節（脊髄神経節，後根神経節と同義）に潜伏感染していた水痘・帯状疱疹ウィルス（VZV）の再活性化により生じる。神経節のウィルスおよび炎症は，知覚神経の軸索を伝わり，皮膚内の末梢神経に達し皮膚病変が生じる。水疱内ウィルスには伝染性がある。知覚神経節の炎症が高度の場合は脱髄性の変化が生じる。帯状疱疹後の神経痛は，遷延化した炎症により知覚神経が損傷を受けた状態である。また知覚神経路（後根神経）の炎症は運動神経路（前根神経）にも波及する。

診　断

　帯状疱疹の既往から診断する。

治療

　帯状疱疹の発症後は速やかに抗ウィルス剤を投与することが，帯状疱疹後神経痛の予防で重要である．内服治療で NSAIDs，アセトアミノフェン，プレガバリン（リリカ®），抗うつ剤，ワクシニアウィルス接種家兎炎症皮膚抽出液（ノイロトロピン®）（家兎炎症部位の抽出液が有効成分）などが用いられる．神経ブロックも行われる．

③ 肋間神経痛 intercostal neuralgia

病態

　胸痛の原因となり，咳や深呼吸など胸部の動きで疼痛が増強する．原因としては脊髄の病変，神経根・神経線維への圧迫・外傷，ウィルス感染（VZV）など症候性の場合がほとんどであると考えられている．神経炎（neuritis），VZV 以外のウィルス感染，側弯，長時間の不自然な姿勢などで神経が骨や筋肉にはさまれる，なども原因になる．

診断

　肋間神経は脊髄から胸骨側に向かい肋間筋内を走行する（図 15）．その走行に沿うやや広い範囲の疼痛である．胸骨近傍に限局する肋軟骨炎（42 頁）と誤らない注意が必要である．肋軟骨炎は胸痛の原因として多く，片側の第 2 〜 5 肋骨に好発し，同部位の肋軟骨に圧痛が認められる．

治療

　鎮痛剤が使用される．局所の冷却または保温，外用薬（温感タイプまたは冷感タイプ），胸部の固定バンドなどは，疼痛軽減に役立つ場合がある．抗うつ剤が使用されることもある．難治例では麻酔剤，ステロイド剤の局注が行われる．

2 疾　患

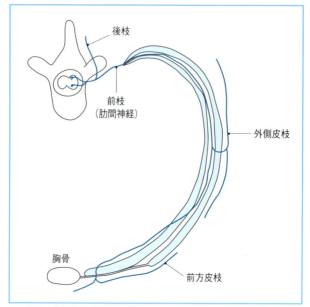

図 15　肋間神経の走行
脊髄神経の胸神経前枝が肋間神経で，肋間筋の中を脊髄から胸骨側に向かって伸びる。外側皮枝と前方皮枝を皮膚に分枝する。

④座骨神経痛 sciatica

病　態

　脊髄は硬膜におおわれたくも膜下腔に存在する。その脊髄から前根と後根（後根神経節も）が硬膜におおわれた状態で脊椎間孔に達し，その部位から神経線維が末梢に伸びている（図 16）。前根は運動神経で後根は知覚神経である。

　第 4，5 腰椎の神経根と第 1，2 仙椎の神経根は，椎体から出て腰仙骨神経叢を形成し，生体で最も太い座骨神経として大腿後面を下行する。その支配領域である殿部から大腿後面の疼痛が座骨神経痛であ

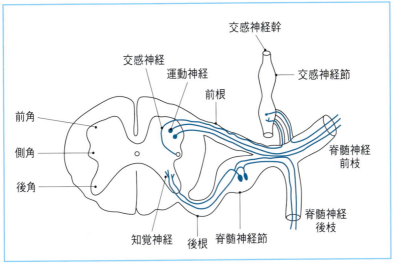

図16　脊髄神経根の解剖

る。特に椎体部での神経根の圧迫が原因の85%を占める[6]。椎間板ヘルニアや変形性関節症による椎間孔の狭小で神経根が圧迫されるものである。脊椎すべり症，脊柱管狭窄症，梨状筋症候群，骨盤内腫瘍でも座骨神経痛を生じることがある。

診断

多くの場合片側性で，下肢伸展挙上テスト（Lasègue's test：ラセーグテスト）が診断に役立つ。30〜70度で疼痛が生じる場合が陽性である。感度は90%と高いが，下肢後面の筋・靱帯の障害でも挙上制限が生じるため特異度が高くない。MRI検査が行われる。

治療

症状を緩和する対症療法が主体で通常は自然に軽快する。歩行できる場合は安静で臥床する必要はない。3分の1の症例は2週間で，

4分の3の症例は3カ月で軽快する。鎮痛剤としてNSAIDs，筋弛緩剤，プレガバリン（リリカ®），抗うつ剤などが使用されるが有効性が証明されたものではない。理学療法も安全に行われるが，治癒期間が短縮するか，再発予防で有効か証明は得られていない。症例によっては神経ブロックや手術治療が行われる。

❸ 骨粗鬆症 osteoporosis

病態

骨組織像は表面の骨膜，皮質骨（緻密骨）と海綿骨からなる骨性部分，内腔の骨髄に分けられる（図12）。骨性部分は細胞（特に骨芽細胞，破骨細胞）と間質からなる。この間質は基質とミネラルからなり，骨基質ではコラーゲン線維（膠原線維）が90％を占める。また骨ミネラルは主としてリン酸カルシウムで，生体内カルシウム（Ca）の99％以上とリン（P）の80％以上が骨に含まれている[7]。

骨量（骨性部分）は20歳前後がピークで加齢とともに減少する。男性では0.3％/年，女性では0.5％/年減少し，閉経後には5〜6％/年に達する時期もある。加齢による骨量減少にはCaの摂取不足，低栄養，活動性の低下，エストロゲンの低下（男女とも）が関与する[8]。骨量減少で問題となるのは，骨粗鬆症による骨折でADL（activities of daily living）が不良になることである（特に腰椎と大腿骨頸部）。

WHO（世界保健機構）の定義によれば「骨粗鬆症は低骨量と骨組織の微細構造の異常を特徴とし，骨の脆弱性が増大し，骨折の危険性が増大する疾患である」となっており，本邦では脆弱性骨折のない例では骨密度が若年成人平均値（young adult mean：YAM）の70％未満，脆弱性骨折のある例では80％未満とされる[9]。骨密度はDXA（デキサと呼称）による測定が標準となっている。骨粗鬆症の有病率は高い。40歳以上で男性3.4％（腰椎骨密度で判定），12.4％（大腿骨頸部），

女性 19.2%（腰椎），26.5%（大腿骨頸部）である。

骨強度（bone strength）＝骨密度（bone density）＋骨質（bone quality）で，骨強度に骨密度は 70%，骨質（骨密度以外の因子の総称）が 30% 寄与するとされる。骨質を規定するのは微細構造，骨代謝，微小損傷，コラーゲンの性状などとされるが詳細は明らかでない[9]。

【Note】

● ミネラル

ミネラルとは金属元素からなる無機質で Na, K, Cl, Ca, P, Mg, Fe, Zn, I, Mn などである。骨ミネラルは主としてリン酸カルシウム $Ca_{10}(PO_4)_6(OH)_2$ で，ハイドロキシアパタイトと称される化学組成である。骨のミネラル含量は Ca ＞ P ＞＞ Mg, Na, K, Zn, Cu である。

● 骨質の構造（265 頁）

緻密骨は強度があり骨格を保持し，海綿骨はスポンジ状で広い表面積で細胞外液に接し血中との Ca 交換の場にもなっている。緻密骨，海綿骨の細胞には骨芽細胞，破骨細胞，骨細胞がある。骨芽細胞は血中 Ca を骨に貯蔵し（骨形成），破骨細胞は骨基質の破壊により骨 Ca を血中に放出する（骨吸収）。骨細胞は骨芽細胞が分泌した基質に埋没し成熟したもので，骨芽細胞由来である。骨構成細胞の 90% 以上を占め，ネットワークを形成し骨代謝，物質輸送，機械的刺激の感知などに関わっているとされる。

骨質の間質は基質とミネラルからなる。骨基質の主成分はコラーゲンであるが，他に粘液様物質（glycosaminoglycans, proteoglycans, glycoproteins）も含まれる。

診 断

骨粗鬆症には加齢もしくは閉経にともなう原発性骨粗鬆症とは別に続発性骨粗鬆症[7]がある。原因には，内分泌疾患（副甲状腺機能亢進症，クッシング症候群，甲状腺機能亢進症），糖尿病（骨質劣化），慢性腎臓病（低 Ca 血症，腎性副甲状腺機能亢進症），関節リウマチ，COPD（骨吸収促進と骨質劣化の可能性），ステロイド性骨粗鬆症（骨

芽細胞抑制，腸 Ca 吸収抑制），消化吸収障害，長期臥床などがある。

骨粗鬆症治療を行う可能性があれば，65歳以上の女性，70歳以上の男性，それと脆弱性骨折のある場合は DXA による骨密度測定は役立つ[9]。リスク因子のある場合は，それ以前の年齢であっても適応になる。

治療

Ca とビタミン D が不足にならないことが基本である。成人の Ca 推奨摂取量は 600mg/日であるが，治療での推奨摂取量は 50〜70歳男性で 1000mg/日，51歳以上の女性と 71歳以上の男性で 1200mg/日である。成人のビタミン D 推奨摂取量は 10μg/日であるが，治療での推奨摂取量は 50歳以上で 20〜25μg/日である。

荷重的な運動は骨密度増加に重要とされる。喫煙者は禁煙する。飲酒（エタノール 24〜30g/日以上）は骨粗鬆症の危険因子で，エタノール量で 24g/日未満が推奨されている[9]。薬物治療は専門医に依頼するのがよい（表91）。

【Note】

● DXA による骨密度測定

以前は単純 X 線写真で海綿骨の骨梁を肉眼評価し，骨脆弱性の評価が行われていた。骨強度を測定する検査の開発が進み，1980年代に DXA 法（二重エネルギー X 線吸収法，dual-energy X-ray absorptiometry）が登場し，現在骨粗鬆症の診断で最も信頼できる測定法として普及している。
計測部位は骨折リスクの高い腰椎と大腿骨近位部が推奨されている。レントゲン画像上で骨ミネラルが g/cm^2 で表示される（g/cm^3 でない）。2種類のエネルギーの X 線で骨密度が計測できる原理を理解するのは難しいが，DXA で測定された骨ミネラル濃度は骨折リスクと相関することが明らかにされている。ただし骨変形，骨折部では評価できず，軟部組織の厚みが一般に比べ大きく異なると（BMI が 15未満，35以上）不正確になる。

表91　骨粗鬆症の治療薬

種類	作用機序など	一般名	商品名
カルシウム製剤	Ca推奨摂取量は成人で600mg/日 骨粗鬆症で1g/日以上	L-アスパラギン酸カルシウムなど	アスパラCAなど
活性型ビタミンD3製剤	腸管からのCa吸収促進 破骨細胞の抑制	アルファカルシドール	アルファロールなど
ビタミンK2製剤	骨密度を高める	メナテトレノン	グラケーなど
カルシトニン製剤	破骨細胞の抑制 骨痛緩和	エルカトニンなど	エルシトニンなど
副甲状腺ホルモン製剤	間歇投与で骨形成促進	テリパラチド	フォルテオなど
ビスホスホネート製剤	骨吸収抑制	アンドロン酸など	フォサマックなど
エストロゲン製剤	閉経後の骨吸収抑制	エストラジオールなど	ジュリナなど
選択的エストロゲン受容体モジュレーター（SERM）	閉経後の骨吸収抑制 乳腺，子宮内膜への作用がない	ラロキシフェンなど	エビスタなど
抗RANKLモノクローナル抗体製剤	破骨細胞の抑制	デノスマブ	プラリアなど

● 骨代謝ホルモン

副甲状腺（上皮小体）ホルモン（parathormone：PTH）は，破骨細胞による骨吸収を促進し，血中Caを上昇させる（ただしPTH製剤の間歇投与では逆に骨形成が促進される）。副甲状腺機能亢進症では高Ca血症となる。反対に，カルシトニン（甲状腺C細胞から分泌）は破骨細胞による骨吸収を抑制し，血中Caは低下する。高Ca血症の治療で用いられている。

文献

1) 日本整形外科学会診療ガイドライン委員会，腰痛診療ガイドライン策定委員会（編）：腰痛診療ガイドライン2012，南江堂，2012
2) Casser HR et al：Acute lumbar back pain. Dtsch Arztebl Int 113：223-234, 2016
3) Zelle BA et al：Sacroiliac joint dysfunction. Evaluation and management. Clin J Pain 21：446-455, 2005
4) 日本仙腸関節研究会ホームページより. http://www.sentyo-kansetsu.com/jp/sacroiliacjoint.php（2018年1月閲覧）
5) 日本神経治療学会治療方針作成委員会：標準的神経治療：三叉神経痛. 神経治療 27：107-132, 2010
6) Ropper AH et al：Sciatica. N Engl J Med 372：1240-1248, 2015
7) Dual energy X ray absorptiometry for bone mineral density and body composition assessment. IAEA Human Health Series No.15, International Atomic Energy Agency, Vienna, 2010
8) Boro CM et al：Overview of osteoporosis：pathophysiology and determinants of bone strength. Eur Spine J 12（Suppl.2）：S90-S96, 2003
9) 骨粗鬆症の予防と治療ガイドライン作成委員会（編）：骨粗鬆症の予防と治療ガイドライン2015年版，ライフサイエンス出版，2015. http://www.josteo.com/ja/guideline/doc/15_1.pdf（2018年1月閲覧）

⓰ 整形外科

 coffee break

怪我の巧妙

正月元旦スキー場1日目にスノーボードに激突され，宙を回っている時"このようにして骨折がおこるのか"との思いが頭をよぎった。なんとか下まで降り，宿泊をキャンセルし自宅に戻った。両膝の痛みが続き，入院・手術にならないか不安な気持ちが続いた。そして休み明け4日に整形外科を受診し，外来受付と看護師が速やかに対応してくれた時，それまでの心配・不安な気持ちの半分がスーッと引くのを感じた。また整外医師が両膝のレントゲン写真をみて，"骨折はないです。脱臼です"と言ってくれた時，ホッとして私よりずっと若いその医師の顔が仏様にみえた。いろんな不安を抱いて受診する患者さんに最初に接する受付，看護師の対応が良いと，患者さんの不安が大きく和らぐのだと知った。

しばらくは両膝の痛みが続き，寒い早朝5時台に足を引きずりながら病院に通勤するため駅に向かった。階段の上り下りは手すりがいった。普段は早足なのだが，その時には多くの人に抜かれながらトボトボ歩いたが，歩くのが遅いことで困ることは全くなかった。ただうつむきで歩きながら，自由にスタスタ歩ければ何と幸せなことかと思った。

3カ月ほどで全快し，不自由なく歩けるようになり，また以前のように早足で歩くようになった。そして気持ちが急く（せく）ようになり，不自由なく歩ける有難さが，日がたつにつれ薄らいできた。普通の生活への感謝の気持ちが風化してはいけないと思い，感謝することをGratitudeとして11項目箇条書きにし，書斎本棚に掲示していつも目に入るようにした。その第1行目が「両膝の自由」です。

2 疾患

17 婦人科

❶ 子宮筋腫 myoma uteri

病態

　子宮平滑筋の良性腫瘍で，30歳以上の女性の20〜30％にみられる[1]。多くは無症状であるが月経困難症，過多・過長月経とそれによる鉄欠乏性貧血，腹部腫瘤，圧迫症状（頻尿など）を生じる。筋腫の成因は明らかにされていないが，筋腫には正常平滑筋に比べエストロゲン（卵胞ホルモン）とプロゲステロン（黄体ホルモン）の受容体濃度が高いことが分かっている。閉経後に両ホルモンの血中濃度は低下するが，一般に筋腫の縮小もみられる。

　顕微鏡的サイズから巨大サイズまでさまざまで多発が多い。95％は体部，5％は頸部から発生する。発育方向により漿膜下筋腫，筋層内筋腫，粘膜下筋腫に分類される。

診断

　診断では内診，超音波検査（経腹法，経腟法），MRI検査が行われる。有症状もしくは腫瘍サイズが大きいなどの理由で手術摘出された筋腫の組織検査で，平滑筋肉腫が0.25％未満に認められている[2]。筋腫と肉腫を確実に鑑別できる検査はない。閉経後に新しくでき増大する筋腫と，数カ月で倍増する筋腫については肉腫も考慮する必要がある。筋腫自体が肉腫になることはない。子宮肉腫の頻度は乳癌の100分の1以下と極めて低い。

治療

　筋腫の症状に乏しい場合は経過観察が，貧血，月経困難症に対しては対症療法（鉄剤，止血剤，消炎鎮痛剤）が行われる。筋腫自体に対する治療には一時的薬物治療，保存的治療としての筋腫核出術（腹式，腟式，子宮鏡下），子宮動脈塞栓術，それと根治的治療としての子宮全摘術（腹式，腟式，腹腔鏡下）がある。

【Note】
● 月経困難症 dysmenorrhea
月経痛（menorrhagia）の原因は，子宮内膜で産生されるプロスタグランジンで子宮平滑筋の収縮，血管攣縮，子宮の虚血が生じるためと考えられている。月経困難症とは「日常生活に支障のある月経痛」である。主な原因疾患には筋腫，子宮内膜症，腺筋症，骨盤内炎症がある。

❷ 子宮内膜症 endometriosis[3]

　子宮内膜類似組織の異所性発育（子宮外）による。特に卵巣，骨盤内腹膜（ダグラス窩など），骨盤内臓器（大腸，膀胱など）にみられる。有病率は生殖年齢女性の約 7 〜 10% と推定されている。エストロゲン依存性の慢性炎症で，主症状は月経困難症，周期的な慢性骨盤痛，排便痛，性交痛，妊孕性（にんようせい：妊娠する力）の低下である。成因は明らかでない。

　卵巣の病変では古い血液がたまりチョコレート囊胞になる（卵巣子宮内膜症性囊胞）。破裂，感染をきたしやすく，また卵巣癌の合併頻度が低率でないため，摘出術が考慮される。年齢と囊胞サイズに応じて卵巣癌の合併率が上昇し，50 歳代以降で 22%，8 cm 以上では 1.1% 以上となる。

　子宮内膜症の確定診断は病変の直接視認によるとされるが，一般的

2 疾　患

には婦人科診察と超音波検査で臨床診断される。

> **【Note】**
>
> ● 子宮腺筋症 adenomyomatosis
> 子宮筋層内に子宮内類似膜組織の発育がみられるもので，筋層との境界は不明瞭であるが，時に筋腫に類似した限局性腫瘤を形成する（結節性腺筋症）。月経困難症や，貧血を生じる程度の過多月経の原因になる。典型的な症状（月経痛，過多月経）があり子宮が腫大している場合は，子宮腺筋症が強く疑われる。MRI 検査で特徴的な所見がみられる。

❸ 骨盤内炎症性疾患 pelvic inflammatory disease：PID

　腟，子宮頸部の感染が上行性に進展し子宮内膜炎，付属器炎，卵管卵巣膿瘍，骨盤腹膜炎をきたした状態である。腟内には常在菌があり，その中で乳酸菌が腟内容を酸性に保ち，多くの病原微生物の発育を抑制している。しかし他の菌が増殖すると，自浄作用が障害され細菌性腟症を生じる。その起炎菌の上行性進展には性交と月経血の逆流がかかわる。原因はクラミジア，淋菌の性交感染が多いが，大腸菌などのグラム陰性桿菌，バクテロイデスなどの嫌気性菌の場合もある。腟・子宮頸部のクラミジア感染があると約 15% は PID に進展し，淋菌ではその頻度はさらに高い[4]。

　典型的には，下腹部痛があり反跳痛は強いが筋性防御は弱い。内診で骨盤内に激痛が生じるが（シャンデリアサイン：激痛で天井まで飛び上がるとの意味），直腸指診で子宮頸部を動かすと同様の所見がみられる。PID が疑われる場合は婦人科に依頼する。

　ガイドライン[3]で診断基準が以下の通り示されている。必須診断基準：1. 下腹痛，下腹部圧痛，2. 子宮／付属器圧痛（内診），付加診断基準：1. 体温 ≧ 38℃，2. 白血球増加，3. CRP の上昇，特異的診断

基準：1. 経腟超音波やMRIによる膿瘍像確認，2. ダグラス窩穿刺による膿汁の確認，3. 腹腔鏡による炎症の確認。

【Note】

● クラミジア　*Chlamydia*
クラミジア属には3種ある。*C. trachomatis* は性行為感染症（sexually transmitted disease：STD）の原因菌で，尿路感染（男性），性器感染（女性）を生じる。また不衛生な環境では小児結膜炎（トラコーマと呼ばれ極めてまれ）の原因になる。*C. psittaci* はオウム病（肺炎の一種で日本国内での年間届出数は数十例），*C. pneumonia* は非定型性肺炎の原因になる。STDの原因菌として *C. trachomatis* は最も頻度が高い。

● 淋菌　*Neisseria gonorrhoeae*
人に生息するナイセリア属は10数種あり，病原性をもつのが淋菌と髄膜炎菌（*N. meningitides*）である。淋菌はSTDとして淋病，角結膜炎，咽頭炎の原因になる。

❹ 更年期障害 menopausal disorder

病態

　更年期とは閉経前後5年の計10年間で，閉経の診断は12カ月以上の無月経が続いた場合に確定できる。そして更年期障害は「更年期に現れる多種多様な症状の中で，器質的変化に起因しない症状を更年期症状と呼び，これらの症状の中で日常生活に支障をきたす病態が更年期障害」とされる[3]。

　正常月経周期では，視床下部からのゴナドトロピン放出ホルモン（gonadotropin-releasing hormone）の影響を受け，脳下垂体から卵胞刺激ホルモン（follicular stimulating hormone：FSH）と黄体形成ホルモン（luteinizing hormone：LH）の周期的分泌がみられる。

　FSHの作用で卵巣内の卵胞（の1つ）が成熟し，卵胞ホルモン（エ

2 疾　患

ストロゲン）が分泌される。エストロゲンにより子宮内膜は増殖する。そしてFSHとLHの作用で，卵巣内の成熟卵胞から卵子が排出される（排卵）。排卵で卵子のなくなった卵胞には黄体が形成される。そして黄体からエストロゲンと黄体ホルモン（プロゲステロン）が分泌され，FSH，LHの分泌が抑制される（negative feedback）。プロゲステロンにより子宮内膜に受精卵着床のための分泌性変化が生じ，妊娠が成立した場合に黄体は維持されていく。妊娠が成立しないと，黄体は瘢痕的組織（白体）に変性し，プロゲステロンの分泌低下で内膜が脱落・出血し月経となる。月経時には卵胞ホルモンも黄体ホルモンも低値で，negative feedbackがなくなりFSHが再び高値となり卵胞の成熟が繰り返されることになる。

　更年期後は卵胞ホルモンと黄体ホルモンは分泌されなくなり，FSH，LHは高値のまま周期的変動はなくなる。そして卵巣は主としてテストステロン分泌臓器となる[5]。血中エストロゲンは主として副腎由来のエストロン（E1）である。

　エストロゲンの低下で骨量が減少し，骨粗鬆症の原因になることが分かっている（閉経後骨粗鬆症）。エストロゲンは骨内の破骨細胞に抑制的に作用し，骨吸収（骨Caを血中に放出すること）を抑制するが（350頁），エストロゲンの減少で骨吸収が進み骨量が減少することになる。

診　断

更年期症状は多彩であるがa～cに分類される。

a) 血管運動神経症状：顔のほてり・のぼせ（ホットフラシュ），異常発汗，動悸，めまい。
b) 精神神経症状：情緒不安，イライラ，抑うつ気分，不安感，不眠，頭重感。
c) その他：腰痛，関節痛などの運動器症状，吐き気，食欲不振な

🔴 婦人科

どの消化器症状，乾燥感，かゆみなどの皮膚粘膜症状，排尿障害，頻尿，腟乾燥・性交痛，外陰部違和感などの泌尿生殖器症状，乳腺痛．

ホットフラッシュ，腟乾燥，乳腺痛の3者は更年期との関連が特に強いとされる[5]．ホットフラッシュは上半身・首・顔の熱感，発汗，頻脈，末梢の血流増加，皮膚温上昇が数分間生じるもので，20％近くにみられる．エストロゲン低下単独で生じるものではなく，中枢性機序が関与しているが詳細は解明されていない．

外来スクリーニングでは症状確認のための「日本人女性の更年期症状評価表」（表92）がある[6]．診断では器質的疾患（特にうつ病，悪性腫瘍，甲状腺疾患）を否定する．このため一般内科的なスクリーニング検査（血算生化学検査）と甲状腺機能検査（FT3，FT4，TSH）が行われる．

治療

ホルモン補充療法（エストロゲン，プロゲスチン併用など）や漢方治療などが行われる．治療は婦人科に依頼する．

【Note】

● 女性ホルモンと男性ホルモン

1）エストロゲン　estrogen
卵巣内の卵胞から分泌されるため卵胞ホルモンとも呼ばれるが，黄体からも分泌される．また副腎皮質，精巣からも少量分泌される．エストロン（E1），エストラジオール（E2），エストリオール（E3）の3種類が知られているが，E2の活性が最も高い．子宮内膜増殖，子宮平滑筋活動性亢進，乳腺発育，骨吸収抑制作用がある．

2）プロゲステロン　progesterone
黄体から分泌されるため黄体ホルモンと呼ばれる．プロゲスチンは合成のプロゲステロン類似物質である．エストロゲンとプロゲステロンは天然の女性ホルモンである．

2 疾 患

表92 日本人女性の更年期症状評価表*

	症　状	症状の程度		
		強	弱	無
1	顔や上半身がほてる（熱くなる）			
2	汗をかきやすい			
3	夜なかなか寝付かれない			
4	夜眠っても目をさましやすい			
5	興奮しやすく，イライラすることが多い			
6	いつも不安感がある			
7	ささいなことが気になる			
8	くよくよし，ゆううつなことが多い			
9	無気力で，疲れやすい			
10	目が疲れる			
11	ものごとが覚えにくかったり，物忘れが多い			
12	めまいがある			
13	胸がどきどきする			
14	胸がしめつけられる			
15	頭が重かったり，頭痛がよくする			
16	肩や首がこる			
17	背中や腰が痛む			
18	手足の節々（関節）の痛みがある			
19	腰や手足が冷える			
20	手足（指）がしびれる			
21	最近音に敏感である			

＊文献6の表5を引用

3) アンドロゲン androgen

アンドロゲンは天然,合成を含め男性ホルモンの総称である。生体で最も重要なのはテストステロン(testosterone)で,他にデヒドロエピアンドロステロン(dehydroepiandrosterone:DHEA),ジヒドロテストステロン(dihydrotestosterone:DHT),アンドロステロン(androsterone),アンドロステジオン(androstenedienone)などがある。テストステロンは男性では睾丸で産生されるが,一部は副腎での産生もある。女性では卵巣と副腎から少量分泌される。

文 献

1) 鈴木彩子ほか:婦人科疾患の診断・治療・管理 腫瘍と類腫瘍. 日産婦誌 61:N145-N150, 2009
2) Singh SS et al:Contemporary management of uterine fibroids:focus on emerging treatments. CMRO 31:1-12, 2015
3) 日本産科婦人科学会,日本産婦人科学医会(編):産婦人科診療ガイドライン―婦人科外来編 2014. http://www.jsog.or.jp/activity/pdf/gl_fujinka_2014.pdf(2018年1月閲覧)
4) Brunham RC et al:Pelvic inflammatory disease. N Engl J Med 372:2039-2048, 2015
5) Burger HG:Physiology and endocrinology of the menopause. Medicine 34:27-30, 2006
6) 生殖・内分泌委員会:「日本人用更年期・老年期スコアの確立とHRT副作用調査小委員会」報告―日本人女性の更年期症状評価表の作成―(平成11年〜平成12年度検討結果報告. 日産婦誌 53:883-888, 2001

② 疾　患

18 中毒・その他

❶ 一酸化炭素中毒 carbon monoxide poisoning [1]

病態

　火災やガス器具の不完全燃焼による事故が多いが，自動車の排気ガスや密室内での練炭・木炭などの燃焼による自殺企図もある。無色，無臭の気体で比重は0.97（空気は1.0）である。一酸化炭素（CO）はヘモグロビンをはじめとするヘム蛋白への親和性が酸素より極めて強い。ヘモグロビンと結合すると，カルボキシヘモグロビン（carboxyhemoglobin：CO-Hb）を形成し，結果的にヘモグロビンの酸素運搬能が低下し，組織の低酸素が生じる。大気中の平均濃度は0.09ppm*である。300ppm以下では軽度の頭痛程度であるが，1,000ppmを超えると重篤な症状が出現する。

　＊　1ppm=0.0001%

診断

　一酸化炭素への暴露の可能性と，組織低酸素の症状を確認する。急性期には頭痛，倦怠感，悪心・嘔吐，息切れ，めまい，視力障害が生じる。採血検体が通常より赤くなる。動脈血CO-Hb濃度の正常範囲は0.5〜1.5%であるが，CO-Hb濃度が10〜25%になると強い頭痛，皮膚紅潮，軽度の意識障害が出現する。ただし，CO-Hb濃度は重症度と相関しないことがあり，一酸化炭素に暴露された時間を考慮する。またヘビースモーカーではCo-Hb濃度が9〜10%になることがある。タバコの一部不完全燃焼での一酸化炭素による。

　CO-Hbの形成で動脈血酸素飽和度は低下するが，パルスオキシメーターではCO-HbとO_2-Hb（オキシヘモグロビン）を区別できないため，

SpO_2 の数値が過大表示されることに注意が必要である。動脈血ガス分析では正確な動脈血酸素分圧（PaO_2）の情報が得られる。

治療

治療の基本は酸素マスクによる 100% 酸素投与である。これは組織低酸素の治療のみでなく，純酸素の吸入は一酸化炭素の洗い出しを促進させるためである（半減期 1 ～ 2 時間）。そして高濃度酸素を投与しながら適切な医療機関に搬送する。すぐに実施できる状況であれば，発症後 24 時間以内の高圧酸素治療も推奨されている。ただし有効性は確立されていない。

❷ フグ中毒 pufferfish poisoning

病態

フグに含まれるテトロドトキシン（tetrodotoxin）による。神経，筋肉細胞の活動電位を抑制する薬理作用があり，神経麻痺，筋肉麻痺をきたす。肝臓，卵巣，皮の毒力が強く，熱に安定で一般の調理法では分解されない。フグの種類，部位，季節，個体差で毒力は大きく異なる。食用可能な部位はフグの種類によって異なり，フグの調理については都道府県で管理，規制がある（東京都ふぐの取り扱い規制条例，大阪府ふぐ販売営業などの規制に関する条例など）。毎年 30 件程度のフグ中毒が発生しているとされるが，素人料理が原因であることが多いとされる。

診断

テトロドトキシンは消化管からの吸収が早く，中毒症状は食後 10 ～ 45 分の短時間で発現する。ただし 3 時間後に発生したとの報告もある。口唇および舌，指先のしびれ感が初期症状である。麻痺症状は

四肢，全身に広がり，呼吸困難にいたる。完全麻痺の状態でも意識は正常に保たれる。

治療

食後早期であれば摂取したものを吐かせる。ただし咽頭・喉頭や呼吸筋に麻痺が及んでいる場合は，誤嚥の危険があるので避ける。胃洗浄，吸着剤，下剤の投与も行われる。重症例では呼吸器管理が必要になるが，テトロドトキシンは8～9時間で分解排泄される。

❸ 熱中症 heat illness

病態

熱中症は「暑熱環境における身体適応の障害によって起こる状態の総称」とされるが，高気温，高湿度，風が弱い，日射が強い環境で，脱水，発汗減少，体温上昇などが生じるものである。屋外でのスポーツや労働時に生じる労作性熱中症に比べ，基礎疾患のある高齢者で発生する屋内での非労作性熱中症に重症例が多いとされる。

診断

重症度の判定では日本救急医学会の「熱中症診療ガイドライン2015」（表93）を参考にする。

治療

ナトリウム欠乏性脱水が主な病態であり，経口の水分補給では塩分（0.1～0.2%）と水分の両者を適切に含んだものが推奨される。ちなみに生理食塩水は0.9%の塩分（NaCl）を含む。これは1Lの水に9gの塩を混ぜ作成できる。0.1～0.2%の塩分を含む水を作成するには，1Lの水に1～2gの塩を混ぜるとよい。これは1つまみの塩の量である。

表 93　熱中症の分類*

	症　状	治　療	臨床分類
I度（応急処置と見守り）	めまい，立ちくらみ，生あくび，大量の発汗，筋肉痛，筋肉の硬直（こむら返り）。意識障害を認めない。	現場で対応。冷所での安静，体表冷却。経口的に水分と塩分補給。	熱けいれん 熱失神
II度（医療機関へ）	頭痛，嘔吐，倦怠感，虚脱感，集中力・判断力の低下。	医療機関での診察が必要。体温管理，安静，十分な水分と塩分補給。	熱疲労
III度（入院加療）	下記の①〜③の一つを含む：①中枢神経症状（意識障害，小脳症状，けいれん発作），②肝・腎障害（入院を要す），③血液凝固異常。	入院加療	熱射病

＊日本救急医学会：熱中症診療ガイドライン 2015. より

　スポーツドリンクには塩分が 0.1 〜 0.2% 含まれているが，糖分が多いので注意する。ポカリスウェット®は糖分が 6.7%（100mL にスティックシュガー 3g が約 2 本）で，多めに摂取する場合は，水や氷で薄め塩分を追加摂取するとよい。ミネラルウォーターには塩分が含まれるが，100mL あたり数 mg 程度なので，塩分補給にならないため塩分を追加するとよい。梅昆布茶，味噌汁などにはミネラル，塩分が豊富に含まれているので利用できる。市販の経口補水液（オーエスワン®，大塚製薬）には塩分が 0.3% 含まれるので，塩分と水分の両者を同時に補給できる。

❹ 乗り物酔い motion sickness

病態

　車，バス，船，遊園地の乗り物，飛行機，宇宙環境，シュミレーターを使用する仮想環境で「酔い」が発生する。盲人でも起こるが，前庭障害のある人では発生しないとされ，発生には内耳前庭の耳石器（加速を感受する装置）が関わっているとされる。ただし詳細な機序は解明されていない。動揺病とも呼ばれる。

診断

　上腹部の不快感で始まり，悪心，不快感，顔面蒼白，冷汗，唾液分泌，嘔吐が生じるのが一般的な経過である。

治療

　予防では遠くの水平線に目をとめておく，視野が変わることを避ける，頭部をあまり動かさない，振動の少ない場所を選ぶなどをする。
　薬物療法として現状ではスコポラミンが最も有効とされるが，その成分を臭化水素酸スコポラミンとして含む配合剤が数多く市販されている。主成分は副交感神経遮断薬と抗ヒスタミン薬である。例えばトラベルミンR®は，副交感神経遮断作用のある臭化水素酸スコポラミン，鎮暈（ちんうん）作用と鎮静作用のある抗ヒスタミン薬（塩酸ジフェニドール），中枢神経興奮作用のある無水カフェインを配合している。
　ちなみに臭化ブチルスコポラミン（ブスコパン®）はスコポラミンの中枢作用がないため，乗り物酔い治療には使用されない。

❺ 航空機内急病 in-flight medical emergency

　機内でドクターコールがかる頻度は国内線で3000便に1回，国際線で300便に1回程度で頻度は低い．具体的にはJALおよびANAの統計によれば，国内線で1000便あたり0.5～1.1人，国際線で3.4～5.5人の急病が発生し，このうちドクターコールがかかったのは国内線で25.0～51.4％，国際線で60.7～66.7％であった[2]．飛行中の機内は湿度が20％以下，気圧は約0.8気圧（標高約2000m，富士山5合目程度）である．空気中の酸素は地上と同じ21％であるが，酸素分圧は地上の80％に低下した環境である．

　機内で常備されている緊急セットは限定的である（表94）．JALの機内には心肺蘇生キット，ドクターズキットとして，パルスオキシメーター，血糖測定器，液体吸引セット，ネラトンカテーテル，酸素ボンベも常備されている（ただし便にもよる）．機内急病の種類と頻度（表95），その対応（表96）は理解しておくのがよい．心臓，脳神経の緊急例では航路変更が必要になる可能性があるが，最終判断は最高責任者のパイロットが決定する．

　呼びかけに応じる法的義務について，米国では義務でないが多くの欧州の国とオーストラリアでは義務になっている[3]．日本では呼びかけに応じる法的責任を明記した法律はない．また善意で行った医療行為での結果責任は免除されると考えられる．応じる場合は飲酒で酔っていないことである．そして通訳を頼み，地上の医療スタッフと相談しながら対応できる．診療の記録は残し事後に患者の個人情報は守秘する．

表 94　航空機内で常備されている緊急セットの例*

診察用具	血圧計 聴診器 手袋
気道確保 呼吸補助	口咽頭エアウェイ バックバルブマスク CPR マスク（心肺蘇生用マスク）
静脈路確保	点滴セット 生食 500mL 静脈留置針 注射器
薬剤	鎮痛剤（経口） 抗ヒスタミン薬（経口，注射） アスピリン アトロピン 気管支拡張薬（吸入） ブドウ糖液 50% エピネフリン 1/1,000, 1/10,000 溶液 [1)] リドカイン（注射）[2)] ニトログリセリン錠
除細動装置	AED

* 文献 3 を参考に作成
1) エピネフリン（アドレナリン）1/1,000 溶液はボスミン（1mg/1mL）と同じ。
2) 期外収縮，発作性頻拍に対し 1 回 50 ～ 100mg を 1 ～ 2 分かけて緩徐に静注。

表 95　機内急病の種類と頻度*

分　類	頻度(%)
失神	37.4
呼吸器症状	12.1
嘔気・嘔吐	9.5
心臓症状	7.7
てんかん	5.8
腹痛	4.1
感染症	2.8
精神変調（興奮，不安）	2.4
アレルギー	2.2
脳血管障害	2.0
他の外傷	1.8
糖尿病の合併症	1.6
頭痛	1.0
上下肢の痛み，外傷	1.0
産婦人科症状	0.5
耳痛	0.4
心停止	0.3
裂傷	0.3
他	6.9
不明	0.1

＊ Peterson DC et al：Outcomes of medical emergencies on commercial airline flights. N Eng J Med 368：2075-2083, 2013 の Table 1 より

2 疾 患

表96 機内急病者への対応

失神	乾燥，気圧低下，疲労，ストレスは誘因となる。血管迷走神経反射によることが多く，通常は仰臥位・下肢挙上で軽快する。念のため血糖値を調べる。経口水分補給をする。血圧低下があり経口摂取できなければ点滴する。重篤な心疾患のある高齢者では注意が必要。
呼吸器	酸素分圧の低下で既往疾患（COPDなど）の悪化がみられる。酸素投与，気管支拡張剤の吸入。重症の喘息ではエピネフリン1/1,000液0.1〜0.3mL筋注。
心臓・循環器	胸痛：心原性ではアスピリン（解熱鎮痛と抗血小板作用）とニトログリセリン（血圧低下に注意）。AED装置の心電図モニターでST下降がないかチェックできる。重篤な不整脈では航路変更。
	狭心症，心筋梗塞：多くは病歴がある。アスピリン（消化管出血とアレルギーに注意）とニトログリセリン。安定していれば着陸後に救急病院に搬送。心筋梗塞は航路変更。
	心不全：酸素，ニトログリセリン，利尿薬（あれば）。重症では航路変更。
	心停止：心マッサージ，人工呼吸，点滴，AED。蘇生しても航路変更。20〜30分で蘇生できない場合CPR断念も検討。医師のみが死を宣告できる。
てんかん	側臥位で誤嚥防止し負傷しないよう周囲にスペースをつくる。重積発作では航路変更。
精神の変調	薬物中毒症状ではないか注意する。本人をなだめる。向精神薬の常備はない。
アレルギー	抗ヒスタミン薬。アナフィラキシーではエピネフリン1/1,000液0.3〜0.5mL筋注。
脳血管障害	脳卒中類似疾患を極力除外する。機内に脳卒中の治療器具はないため航路変更。
外傷	抗血栓薬の使用有無を確認する。
低血糖	機内に血糖測定器具がない場合は乗客が持っていないか聞く。
産婦人科症状	持続する強い腹痛，または膣出血があれば航路変更。

文献

1) 日本中毒学会（編）：急性中毒標準診療ガイド，じほう，2008
2) 大塚祐司：航空機内での救急医療援助に関する医師の意識調査〜よきサマリア人の法は必要か〜．宇宙航空環境医学 41：57-78, 2004
3) Nable JV et al：In-flight medical emergencies during commercial travel. N Engl J Med 373：939-945, 2015

② 疾　患

NSAIDs と鎮痛剤

❶ 鎮痛剤

　鎮痛剤は①非ステロイド性抗炎症薬（nonsteroidal anti-inflammatory drugs：NSAIDs）とアセトアミノフェン，ピリン系薬剤，②非麻薬性オピオイド，③麻薬性オピオイド，および④他の特異的薬剤に分類できる。NSAIDs には鎮痛，解熱，抗炎症作用がある（解熱鎮痛消炎剤）。アセトアミノフェンとピリン系薬剤（解熱鎮痛剤）に抗炎症作用はほとんどないため，厳密には NSAIDs に分類されない。また作用機序も異なる（表97）。

　オピオイド＝麻薬ではない。オピオイドは薬理学用語でオピオイド受容体に作用する合成アヘン剤（opiate）である。一方，麻薬は法律用語である（麻薬および向精神薬取締り法）。麻薬指定のないオピオイド（非麻薬性オピオイド）は麻薬処方箋は不要で，ペンタゾシン（ソセゴン®，ペンタジン®），トラマドール（トラマール®），コデイン（リン酸コデイン®），ブプレノルフィン（レペタン®）がある。

　④の特異的薬剤には，神経細胞の Ca チャネルに作用する神経障害性疼痛治療薬プレガバリン（リリカ®），三叉神経痛治療薬カルバマゼピン（テグレテート®），セロトニン作動薬の片頭痛薬トリプタン（イミグラン®），帯状疱疹後神経痛や整形外科疾患で適用されるワクシニアウィルス接種家兎炎症皮膚抽出液（ノイロトロピン®）などがある。

❷ NSAIDs の作用機序

　COX（cyclooxygenase）はアラキドン酸から各種プロスタグラ

表 97　NSAIDs と鎮痛剤

分類	一般名	商品例				
		内服	座薬	注射	貼付	外用
NSAIDs	アセチルサリチル酸（またはアスピリン）	アスピリン, バファリン配合錠 A330mg				
	ロキソプロフェンナトリウム	ロキソニン			ロキソニン	ロキソニン
	ジクロフェナックナトリウム	ボルタレン	ボルタレン		ボルタレン	ボルタレン
	インドメタシン	インドメタシン	インドメタシン		インサイドパップ	インテバン
	メフェナム酸	ポンタール				
	イブプロフェン	ブルフェン				
	ナプロキセン	ナエキサン				
	メロキシカム	モービック				
	セレコキシブ	セレコックス				
	チアラミド塩酸塩	ソランタール				
	フルルビプロフェン	フロベン		ロピオン	アドフィードパップ	
	ケトプロフェン		ケトプロフェン	カピステン筋注	モーラス, ミルタックス	エパテック
アセトアミノフェン*	アセトアミノフェン	カロナール	カロナール	アセリオ		
ピリン系薬剤*	スルピリン水加物	スルピリン		メチロンスルピリン		
	ミグレニン	ミグレニン				

＊ 抗炎症作用がないので厳密には NSAIDs に分類されない

2 疾 患

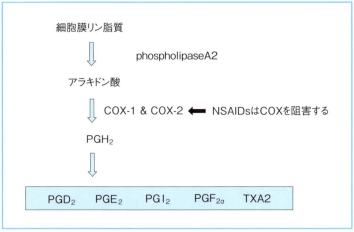

図 17　NSAIDs の作用機序
炎症による組織損傷で細胞膜リン脂質からホスホリパーゼ A2 の作用でアラキドン酸（脂肪酸の一種）が遊離する。そして COX の作用で各種プロスタグランジン（PG）とトロンボキサン A2（TXA2）が生成される。

ンジン（prostaglandin：PG）を生成するが（図 17），NSAIDs は COX 阻害剤として作用する。

　COX には COX-1 と COX-2 があり，NSAIDs は両者に作用する非選択的 COX 阻害剤（ほとんどが相当する）と，COX-2 選択的阻害剤（セレコキシブ）に分類される。COX-1 は生理的条件下でも多くの組織（特に胃，血小板，腎，血管内皮）に発現がみられ，COX-1 の作用で生成される PG は胃粘液分泌による胃粘膜保護作用や腎血流の調整に関わっている。血小板中では COX-1 により血栓形成作用（血小板凝集促進）のあるトロンボキサン A2（TXA2）が生成される。COX-1 にこのような生理機能があるため，COX-1 の選択性が強い NSAIDs で胃粘膜障害，腎障害，抗血栓作用（血小板凝集抑制）が生じる。

　一方 COX-2 は特に炎症などで劇的な発現がみられる。そして COX-2 の作用で生成される PG には炎症の発生・進展，疼痛増強，発熱，抗血栓作用（血小板凝集抑制）がある。血小板凝集を COX-1 は促進

し，COX-2 は抑制する。低用量アスピリン（COX-1 阻害作用が強い）は血小板凝集を抑制し（抗血栓作用），COX-2 阻害剤は血小板凝集を促進する（血栓形成作用）。そして COX-2 の作用が強ければ心臓血管系での血栓リスクを高める。NSAIDs は化学構造，半減期，COX-1・COX-2 選択性の程度で臨床効果と有害事象が異なる。また個人差がある。

【Note】

● プロスタグランジン prostaglandin：PG

生理的に重要な PG は PGD_2，PGE_2，PGI_2，$PGF_{2\alpha}$ の 4 種である[1]。PG には生理的作用と炎症メディエーターとしての作用がある。そして炎症の促進のみでなく消退にも関わっている。その産生は COX で促進され NSAIDs で抑制される。PGD_2 はマスト細胞（肥満細胞）からの産生が多く，免疫に関わっている。また睡眠調整，中枢神経活動・疼痛知覚，動脈硬化の進展に関わっている。PGE_2 は生体内で量が多く免疫，血圧，消化機能，生殖の調整に関わっている。PGI_2 には強力な血管拡張作用，血小板凝集抑制作用，疼痛増強作用がある。$PGF_{2\alpha}$ は排卵，子宮平滑筋の収縮など生殖活動に関わっている。$PGF_{2\alpha}$ 製剤は緑内障治療で使用されている。

❸ NSAIDs の副作用

a）消化管障害

胃部不快感，消化管出血（びらんによる），消化性潰瘍などで，用量依存性で内服期間が長くなるとリスクが高まる。COX-1 阻害で胃粘膜保護作用のある PG 産生が抑制されることと，薬剤の胃粘膜への直接刺激による。COX-2 阻害剤ではリスクが下がる。長期に NSAIDs を使用する場合はプロトンポンプ阻害薬（proton pump inhibitor：PPI）を内服するのがよい。一種類の NSAIDs で胃腸障害が生じた場合は他の NSAIDs に変更するのもよい。消化管障害が少

ないのはイブプロフェン，ジクロフェナック，ナプロキセンである。COX-2選択的阻害剤単独と他のNSAIDs＋PPIでの消化管障害はほぼ同等とされる。

　b）心血管系の障害

　心血管系への影響はCOX-2阻害による血栓形成促進が主たる原因で，冠動脈疾患，脳卒中，心不全のリスクを高める。心血管血栓リスクが少ないのはナプロキセン（≦1,000mg/日），低用量イブプロフェン（≦1,200mg/日）で，ジクロフェナック（150mg/日）はリスクを高めるとされる。またNSAIDsにより収縮期血圧が平均2〜3mmHg高まるとされるが，高血圧患者ではより影響が強い。血圧上昇のメカニズムは腎臓への影響による（腎血流低下，Na貯留）。

　c）腎障害

　NSAIDsには腎毒性がある。生理的状態で何種類かのPGが腎血流の維持，Na・水分の調整に関わっている。そしてNSAIDsにより腎血流量が低下し，Na・水分が体内に貯留される。高血圧，心不全，腎機能障害の患者では増悪のリスクがある。特にレニン-アンギオテンシン系に作用する降圧剤（ACE阻害剤とARB）（220頁）との併用はリスクを高めるので腎機能を定期的にチェックする。

❹ 低用量アスピリン

　アスピリンはCOX-1阻害により抗血栓作用がある。NSAIDとしてのアスピリン使用量は1回500〜1,500mgと高用量で出血のリスクを高める。抗血栓作用は低用量で得られ，抗血栓薬（抗血小板薬）としての使用量は100mg/日程度である（バイアスピリン®，バッファリン®）。ちなみにバファリン配合錠A330®は解熱鎮痛抗炎症薬（NSAID），バファリン配合錠A81mg®は抗血小板薬として使用される。

(付) NSAIDs と鎮痛剤

❺ NSAIDs による喘息発作

　成人気管支喘息患者の 5 〜 10% が NSAIDs で喘息発作が誘発される（アスピリン喘息とも呼ばれる）。特に気管支喘息，慢性副鼻腔炎の患者が COX-1 阻害作用のある NSAIDs 内服後 20 分〜 3 時間して，急性の気道症状（鼻閉，気管支喘息）を生じるもので用量依存性である。アスピリン喘息をきたす患者ではロイコトリエン（気管支収縮作用のある炎症メディエーター）産生がもともと亢進しており，COX-1 阻害で更に増加することが関わっているとされる。非アレルギー性の過敏反応である。

　比較的安全に使用できるのは塩基性 NSAIDs（ソランタール®），アセトアミノフェン（カロナール®），COX-2 選択的阻害剤（セレコックス®）とされる。カロナール®（1 錠が 200mg，300mg，500mg）は 650mg まで安全で 1000mg では 20% に反応がみられたとされる [2)] [3)]。ただしいずれも添付文書では「アスピリン喘息に禁忌」となっている。使用前にアスピリン喘息の有無は分からないので，比較的安全な薬剤で使用量を少なくし，内服後 3 時間は症状の発現がないか注意することになる。症状が発現した場合は基本的には喘息発作の対応と同じである。

❻ 妊娠，授乳と NSAIDs

　NSAIDs の催奇性は不明であるが，受精期間中の内服は避けるのがよいとされる。PG 産生抑制，出血傾向，腎機能への影響が生じる恐れがあるため，出産の 6 〜 8 週前には中止が良い。授乳中では乳児への血液凝固，腎機能への影響が考えられるがイブプロフェン，インドメタシン，ナプロキセンは安全とされる。

❼ アセトアミノフェン（別名パラセタモール）

　NSAIDs と異なり胃粘膜障害，血液凝固・腎機能への影響がほとんどない。消化性潰瘍，気管支喘息，妊娠・授乳中でも比較的安全に使用できる。長期の使用も行われる。実地臨床で半世紀以上にわたって使用されてきているが，その作用機序は明らかにされてない。COX 阻害作用は弱く痛覚にかかわる中枢（脊髄，視床，大脳皮質）の関与が考えられている[4]。

　高齢者，心血管リスクの高い患者，腎機能障害，2 型糖尿病では NSAIDs 関連合併症のリスクが上昇する。鎮痛剤選択の順位としてはまず非薬物用法，そして非炎症性疼痛の場合はアセトアミノフェン，NSAIDs 局所使用（貼付，外用），最後に NSAIDs 経口となる。NSAIDs を控えるにはアセトアミノフェン＋非麻薬性オピオイド，アセトアミノフェン＋NSAIDs を試みるのも良い。

　アセトアミノフェン製剤にはアセトアミノフェン®，カロナール®，アセリオ®（静注）などがある。主たる副作用は高用量での肝障害で，肝障害の患者には使用を避けるのがよい。

❽ ピリン系薬剤

　ピリン系薬剤による過敏症で薬疹（ピリン疹）が生じる。ピラゾロン骨格をもつ薬剤がピリン系（ピラゾロン系）で，スルピリン，アンチピリン，イソプロピルアンチピリンの 3 種が代表である。スルピリンには注射でメチロン®とスルピリン®，粉末でスルピリン®がある。アンチピリンはミグレニン（ミグレニン®）の主成分である。イソプロピルアンチピリンは副作用の頻度が低く最も多く使用されており，市販薬で唯一使われているピリン系成分である。ピリン系か否かの確認では，この 3 種の中で特にイソプロピルアンチピリンをチェッ

クするのがよい。ちなみにセデス®製剤にはピリン製剤と非ピリン製剤がある。

アスピリンはサリチル酸系でピリンではない。一般名はアセチルサリチル酸またはアスピリンで，商品名はアスピリン®，バイアスピリン®である。

ピリン系薬剤の作用機序は十分解明されてないが，視床下部の体温調節中枢に作用して解熱効果があり（添付文書），COX-2阻害作用で鎮痛効果があるともされる[5]。

文献

1) Ricciotti E et al：Prostaglandins and inflammation. Arterioscler Thromb Vasc Biol 31：986-1000, 2001
2) Settipane RA et al：Prevalence of cross-sensitivity with acetaminophen in aspirin-sensitive asthmatic subjects. J Allergy Clin Immunol 96：480-485, 1995
3) Morales DR et al：Safety risks for patients with aspirin-exacerbated respiratory disease after acute exposure to selective nonsteroidal anti-inflammatory drugs and COX-2 inhibitors：Meta-analysis of controlled clinical trials. J Allergy Clin Immunol 134：40-45, 2014
4) Jóźwiak-Bebenista M et al：Paracetamol：mechanism of action, applications and safety concern. Acta Pol Pharm 71：11-23, 2014
5) Pierre SC et al：Inhibition of cyclooxygenases by dipyrone. Br J Pharmacol 151：494-503, 2007

図タイトル一覧

❶ 症　状

	No.	表タイトル	頁
2. めまい	1	内耳の構造	11
10. 悪心，嘔吐	2	脳の正中断面図	61

❷ 疾　患

	No.	表タイトル	頁
2. 呼吸器	3	単核球	146
	4	頸部リンパ節の名称	147
3. 循環器	5	Renin-Angiotensin-Aldosterone 系	172
	6	心臓の刺激伝導系	176
	7	心電図波形	176
4. 脳神経	8	脳の動脈	200
5. 内分泌	9	ステロイドの基本骨格	217
6. 血　液	10	凝固と線溶の概要	234
7. 脂質・代謝・電解質・ビタミン	11	プリン環からなるプリン体	249
	12	骨の基本構造	265
11. 眼　科	13	眼の構造	305
16. 整形外科	14	仙腸関節	344
	15	肋間神経の走行	348
	16	脊髄神経根の解剖	349
付 NSAIDs と鎮痛剤	17	NSAIDs の作用機序	376

表タイトル一覧

❶ 症　状

	No.	表タイトル	頁
1. 発　熱	1	発熱の原因	5
2. めまい	2	中枢性めまいと末梢性めまいの鑑別	9
	3	救急科受診"めまい"患者（16歳以上）の割合（米国）	10
	4	患者が訴える"めまい"の症状分類	10
3. 咽喉頭異常感	5	咽喉頭異常感の一般的原因	16
	6	咽喉頭異常感88症例での精査の結果	17
4. 失　神	7	失神の原因	21
	8	失神様症状をきたす疾患の特徴	26
5. 痙　攣	9	けいれん，けいれん様症状をきたす疾患（成人）	28
6. 頭　痛	10	頭痛の国際分類（3版）	32
	11	低リスク，高リスクの頭痛	34
7. 胸　痛	12	一般外来での胸痛の原因	43
	13	一般初期診療での胸痛の原因（米国）	44
	14	心筋のバイオマーカー	44
8. 咳	15	咳の原因（成人）	49
	16	成人の咳嗽治療薬	50
9. 腹　痛	17	腹痛の鑑別疾患	55
	18	急性腹痛で緊急対応を要する代表的疾患	56
10. 悪心，嘔吐	19	悪心，嘔吐の原因・起源	60
	20	制吐薬の一覧	63
11. 吐血，下血	21	吐血の原因疾患	66
	22	下血の原因	67
12. 便　秘	23	便秘の分類	73
	24	便秘のリスク	74
	25	食品中の食物線維	75
	26	緩下剤	76

	No.	表タイトル	頁
13. 下痢	27	下痢の主たる原因	81
	28	止痢剤	84
14. 血尿	29	血尿での尿路悪性腫瘍の頻度	86
	30	無症候性肉眼的血尿の原因疾患	88
15. 手指・足趾のしびれ	31	絞扼性末梢神経障害	91

❷ 疾　患

	No.	表タイトル	頁
1. 消化器	32	逆流性食道炎の Los Angeles 分類	96
	33	腸閉塞の原因（成人）	103
	34	肝生化学検査の項目	107
	35	代表的な肝炎，肝障害	109
	36	アルコール飲料のエタノール含有量	113
	37	薬物性肝障害のタイプ	115
	38	肝生化学検査値異常への対応	116
	39	膵臓の消化酵素	119
	40	急性膵炎の重症度判定基準	120
	41	食中毒の原因となる微生物	124
2. 呼吸器	42	感冒の原因ウィルス	130
	43	感冒，インフルエンザの症状	132
	44	炎症の化学伝達物質（炎症メディエーター）	133
	45	主要サイトカイン（31 種）	134
	46	感冒，インフルエンザの対症療法薬剤	135
	47	その他の薬剤	136
	48	感冒の処方例	136
	49	抗インフルエンザ薬	141
	50	市中肺炎の原因菌（入院が必要となった例）	152
	51	抗酸菌塗抹検査での検出菌数	155
	52	喘息治療薬	159

分類	No.	項目	頁
3. 循環器	53	利尿薬の分類	173
	54	ノルアドレナリン受容体と生理作用	174
	55	不整脈の分類	177
	56	不整脈の緊急度	178
	57	心室期外収縮の重症度（Lown 分類）	182
	58	狭心症の分類	189
	59	安定狭心症の症状レベル	190
	60	NYHA（New York Heart Association）分類	195
4. 脳神経	61	意識レベルの表記法	204
	62	てんかん発作型の分類	207
5. 内分泌	63	日本糖尿病学会の血糖基準値	211
	64	甲状腺の血液検査（ホルモンと自己抗体）	214
	65	副腎のホルモン	217
	66	Catecholamine 3 分画とその代謝産物	222
6. 血液	67	貧血の程度（ヘモグロビン g/dL），WHO の基準	226
	68	貧血の分類	228
	69	凝固因子 12 種類	235
	70	ヘパリン製剤	237
	71	出血傾向をきたす病態と疾患	240
7. 脂質・代謝・電解質・ビタミン	72	食餌摂取での脂肪と脂肪酸の推奨量	243
	73	リポ蛋白の組成	244
	74	脂質異常症の診断基準	246
	75	ビタミンの種類	260
8. アレルギー	76	蕁麻疹の病型	272
	77	抗ヒスタミン薬	273
	78	農林水産省が定める食物アレルギー 27 表示品目	278
9. 感染症	79	創の分類と免疫治療の適用	283
	80	予防接種ワクチン	285

図表一覧

10. 精神・神経	81	抗うつ薬	292
	82	脳波	295
	83	不眠症の診断基準	296
	84	睡眠衛生のための指導内容	297
	85	不眠治療に用いられる主たる睡眠薬	299
	86	認知機能スクリーニング検査	301
13. 耳鼻咽喉	87	アレルギー性鼻炎の治療薬	324
	88	非アレルギー性鼻炎の分類	325
14. 皮膚	89	人のヘルペスウィルス感染症	334
16. 整形外科	90	特異的腰痛の種類	343
	91	骨粗鬆症の治療薬	353
17. 婦人科	92	日本人女性の更年期症状評価表	362
18. 中毒・その他	93	熱中症の分類	367
	94	航空機内で常備されている緊急セットの例	370
	95	機内急病の種類と頻度	371
	96	機内急病者への対応	372
付 NSAIDsと鎮痛剤	97	NSAIDsと鎮痛薬	375

索引

欧文索引

A
ACE 阻害薬　171
Adams-Stokes 症候群　186
ADH　255, 256
ADH 不適合分泌症候群　255
AED　185
AIDS　287
air fluid levels　103
androgen　363
APTT　238
ARB　171, 197
arm drop test　26
Auerbach 神経叢　70, 71
A 型肝炎　109, 116, 125
A 群 β 溶血性連鎖球菌　143, 147, 149, 321

B
β 受容体遮断薬　171, 179, 190, 191, 198
β - ラクタマーゼ阻害剤　148
BNP　196
BPH　341
bradykinin　173
Brugada 症候群　183
B 型肝炎　110, 116

C
Cardioversion　184
Ca 拮抗薬　171, 190
CD トキシン　82
Chvostek 徴候　258
Clostridium difficile　82
COPD　160
COX-1　376
COX-2　376, 381
CPAP　165
CRP　4, 151, 163
cyclooxygenase　374
C 型肝炎　112, 116

D
D-dimer　238
dopamine　64
DVT　239
DXA　350, 352

E
EBV　145, 321
eGFR　212
ejection fraction　195
Epstein-Barr virus　145, 321
ERCP　105, 117, 120
estrogen　361

F
FDP　236, 238
5-HT　35

G
G-CSF　4, 7
GERD　16, 48, 95
Glasgow Coma Scale　205

H
H2 ブロッカー　96

387

索引

HbA1c 211
HDL コレステロール 246
Helicobacter pylori 97
hematochezia 66
heparin 236
H-FABP 44, 45
HIV 感染症 287
HIV 検査 288
HMG-CoA 還元酵素阻害薬 247
HOT 162

I
IBS 73, 74, 78, 81, 100
ICD 184
IgE 抗体 268, 270, 277
intact PTH 258
ITP 239

J
Japan Coma Scale 204

K
Koplic 斑 280, 281

L
LDL コレステロール 245, 246
Los Angeles 分類 95

M
MAC 156
MDS 230
Meissner 神経叢 70, 71
melena 66
metabolic syndrome 250
MRCP 105, 116
MRSA 腸炎 83
Mycobacterium avium complex 156
Mycoplasma pneumoniae 144, 152

N
NASH 112
NERD 96
NET 221, 222
NOMI 104
Non-HDL コレステロール 246
Non-REM 睡眠 294
NSAIDs 132, 134, 135, 157, 374
NSAIDs 潰瘍 97
NT-proBNP 196
numbness 90
NYHA 分類 195

O
OGTT 211
osteoporosis 350

P
paraganglioma 221
paralysis 90
paresthesia 90
PCR 検査 155
pheochromcytoma 221
polycythemia vera 233
PPI 95, 96, 98, 99, 377
progesterone 361
prostaglandin 376, 377
PSG 165
PTGBD 106
PTH 257, 258, 265, 353

Q
QT 延長症候群 183

R
REM 睡眠 294
Restless legs syndrome 37, 296

索引

Rhinovirus 130
rt-PA 204
Rumpel-Leede 試験 237

S
SAH 38, 202
SAS 164
serotonin 35
SIADH 255, 256
Sick sinus syndrome 179, 186
SMAO 104
SSS 179, 186
STD 284
Steavens-Johnson 症候群 276
steroid 217

T
tarry stool 66
TIA 26, 201, 208
Torsade de pointes 183
Trousseau 徴候 258
TTP 239, 240

U
UBT 98
UTI 338

V
VF 175, 184
von Willebrand 病 241
VT 183, 184

W
warfarin 236
WPW 症候群 177, 178, 180, 184, 185

和文索引

あ
悪性貧血 260, 262
アスピリン喘息 379
アセチルコリン 174
アセトアミノフェン 374, 375, 379, 380
アセトアルデヒド 113, 114
圧受容器反射 20, 22, 25
アディポネクチン 210, 211
アドレナリン 174
アドレナリン自己注射薬 270, 279, 337
アナフィラキシー 268
アナフィラキシーショック 268, 336
アニサキス 121, 123, 126
アフタ性口内炎 126
アミラーゼ 57, 118, 119
アルコール 96, 106, 107, 109, 112, 113, 116, 117, 118
アルコール性肝障害 106, 109, 112, 113, 116
アルツハイマー病 290, 300, 302
アルドステロン 169, 171, 172, 173, 197, 219, 220, 223, 252, 253, 255
アルブミン 107, 108
アレルギー性結膜炎 306
アレルギー性鼻炎 314, 319, 320, 322, 324
アンギオテンシン 168, 169, 171, 172, 220
アンギオテンシン変換酵素 172
アンドロゲン 363

い
胃潰瘍 97

389

索引

異型狭心症　188, 189, 190, 191
異型リンパ球　145
胃結腸反射　71
意識レベル　204
胃食道逆流症　16, 17, 42, 48, 95
一過性脳虚血発作　26, 200
一酸化炭素中毒　364
イレウス　102, 104
咽喉頭異常感　16
インスリン　210, 212, 213
インターフェロンγ遊離試験　155
咽頭結膜炎　150, 308
咽頭痛　132, 136, 143, 145, 149, 150
咽頭ぬぐい液　143, 145, 322
インフルエンザ　130, 132, 133, 135, 136, 137, 147, 151, 162
インフルエンザ菌　147, 148, 149, 151
インフルエンザワクチン　139

う

ウィルス性肝炎　109
ウェルシュ菌　121, 122, 124
右心不全　194, 196
うつ病　290, 296

え

エストロゲン　350, 353, 356, 357, 359, 360, 361
エタノール　112, 113, 114, 116, 330
エピネフリン　158, 159, 270
エラスターゼⅠ　118
エリスロポイエチン　226, 229, 230, 232
炎症メディエーター　3, 4, 131, 132, 133
塩分　168, 171, 196, 198, 366, 367

お

黄体ホルモン　356, 360, 361
嘔吐　60
悪心　60
オピオイド　374, 380

か

概日リズム　292, 294, 296
解離性脳動脈瘤　39
カイロミクロン　244, 247
化学受容器引金帯　60
過換気症候群　90
顎関節症　311
角質層　328
かぜ症候群　130
家族性高コレステロール血症　246, 248
褐色細胞腫　221
カテコールアミン　216, 221, 222
化膿性連鎖球菌　143
カハールの介在細胞　71
過敏性腸症候群　74, 81, 100
ガフキー　154, 155
下部消化管　66
カリウム　252, 253, 254
顆粒球コロニー刺激因子　4
カルシウム　256, 257, 258, 264, 265, 350, 351, 353
カルシウムイオン　257
カルシトニン　257, 258, 353
カロリックテスト　12
眼圧　304
簡易無呼吸検査　165
肝炎　106
眼瞼けいれん　28, 30

索引

カンジダ症 94, 95, 128, 333
間質性肺炎 160, 162
肝障害 106, 115, 116
眼振 9, 11, 12, 14
汗腺 328
感染性結膜炎 307
感染性心内膜炎 5
冠動脈 174, 186, 188, 189, 191, 192, 193, 194
カンピロバクター 121, 122, 124
感冒 130

き

奇異性脳血栓症 203
期外収縮 177, 178, 179, 180, 181, 182, 184
気管支喘息 157
偽失神 26
キス病 145
ぎっくり腰 342, 344
機能性ディスペプシア 99
偽膜性大腸炎 82
脚ブロック 177, 182
急性冠症候群 45, 191, 193, 194
急性気管支炎 48, 49, 51
急性喉頭炎 136, 147
急性膵炎 117
急性胆嚢炎 105, 106
急性中耳炎 314
急性腸管虚血 56, 57, 104
急性腹症 54, 58, 102, 103, 104
凝固因子 234, 235, 236, 238, 240
狭心症 42, 43, 45, 188
胸痛 42
鏡面像 103

虚血性心疾患 190, 193, 194, 195
巨赤芽球性貧血 228, 229, 260, 262
起立性低血圧 20, 23, 25, 26, 27
筋性防御 57
緊張型頭痛 32, 33, 36, 39, 40

く

駆出率 195
クッシング症候群 219, 223
くも膜下出血 33, 38, 200, 202
クラミジア 358, 359
グルコース・インスリン療法 253
グルテン不耐症 81, 84
クロム親和性細胞 221, 222
群発頭痛 33, 36, 39, 40

け

頸動脈洞症候群 21, 24
経皮経肝胆嚢ドレナージ 106
経鼻的持続陽圧呼吸療法 165
頸部リンパ節 143, 146, 147
けいれん 28, 203, 206, 207, 208, 209
下血 66
血圧 168, 170, 172, 174, 183, 196, 197
血液凝固 234, 235, 236, 238, 240, 241
血液浸透圧 254, 255
結核 154, 160
血管運動性鼻炎 323, 325
血管性浮腫 271, 272, 274
血管迷走神経反射 23, 270
月経困難症 357
血栓性血小板性紫斑病 239
血糖値 211
血尿 86
血便 67

391

索引

結膜下出血 309
血友病 235, 240, 241
解熱剤 6, 7, 137
解熱鎮痛剤 134, 137, 374
解熱鎮痛消炎剤 374
下痢 80
健康補助食品 259, 263, 264
原発性アルドステロン症 169, 219, 220
原発性硬化性胆管炎 109, 115, 117
原発性胆汁性胆管炎 109, 115, 117
顕微鏡的血尿 86, 87

こ

降圧薬 171
抗アレルギー薬 273
抗うつ薬 292
口角炎 95, 126
高カリウム血症 187, 252
高カルシウム血症 256
航空機内急病 369
口腔内アフタ 126
高血圧 168, 189, 190, 193, 195, 196, 197
高血圧性脳出血 200, 201
抗酸化物質 263, 266
抗酸菌 154, 155, 156
口臭 310
甲状腺機能異常症 213
甲状腺機能亢進症 214, 246, 257, 258, 263
甲状腺機能低下症 215, 246, 258
甲状腺の血液検査 213, 214, 215
口唇炎 126
高浸透圧高血糖症候群 213
好中球 2, 3, 4, 6

喉頭炎 136, 147
喉頭蓋炎 149
後頭神経痛 33, 40
口内炎 126
高ナトリウム血症 254
高尿酸血症 249, 261
更年期障害 359
抗ヒスタミン薬 270, 271, 273, 274
後鼻漏 319, 320
後鼻漏症候群 49
抗ヘルペス薬 332
抗ミトコンドリア抗体 115, 117
絞扼性腸閉塞 103
絞扼性末梢神経障害 90, 91
抗利尿ホルモン 255
コーヒー残渣様 67
骨芽細胞 265, 350, 351
骨質 265, 351
骨髄異形成症候群 228, 230
骨粗鬆症 266, 343, 344, 350, 360
骨盤内炎症性疾患 358
骨密度測定 352
こむら返り 28, 30
コリンエステラーゼ 108
コレステロール 242, 243, 244, 245, 246, 247, 248
昆虫刺症 336

さ

サーカディアンリズム 291, 292
細菌性結膜炎 308
再生不良性貧血 228, 230
在宅酸素療法 162
サイトカイン 2, 3, 4, 131, 132, 134, 154

索　引

座骨神経痛　348
左心不全　194, 196
サプリメント　259, 263, 264, 266
左方移動　3
サラセミア　228, 231
サルモネラ　110, 121, 122, 124
三叉神経痛　345
残尿　338, 341

し

子宮筋腫　356
子宮腺筋症　358
子宮内膜症　357
自己免疫性肝炎　109, 114, 117
時差症候群　294, 303
脂質異常症　242, 246
市中肺炎　151
失神　20, 203, 208
しびれ　90
脂肪酸　242, 243, 244, 247, 248, 261, 265, 266
十二指腸潰瘍　97
手根管症候群　91
出血傾向　230, 234, 239, 240
出血時間　237
消化性潰瘍　97
状況失神　21, 23
硝酸薬　189, 190, 191, 192, 193, 197
上室性頻拍　177, 178, 180
上腸間膜動脈閉塞症　104
上部消化管　66, 69
食中毒　80, 81, 83, 110, 121, 124, 126
食道カンジダ症　94
食物アレルギー　271, 276
食物線維　72, 74, 75, 78, 101

徐細動　183, 184
女性ホルモン　361
自律神経　20, 21, 22, 23, 25
自律神経障害　20, 21, 22, 25
真菌　333, 334, 335
心筋梗塞　42, 43, 45
心筋トロポニン　44, 45, 194
神経痛　343, 345, 346, 347, 348, 349
神経内分泌細胞　64, 221, 222
神経内分泌腫瘍　221, 222
腎結石　339
心原性失神　21, 24
心室細動　177, 178, 182, 183, 184, 185, 186, 188, 191
心室頻拍　177, 178, 182, 183, 184, 185, 191
腎性高血圧　169
心静止　184
真性多血症　232, 233
腎性貧血　228, 230
心臓神経症　43, 47
心停止　184
心電図　175, 176, 183, 184, 185
心不全　194
深部静脈血栓症　239
心房細動　177, 178, 180
心房性頻拍　180
心房粗動　177, 178, 181
心膜炎　43, 45
蕁麻疹　270

す

膵β細胞　210
水痘　6, 331, 334
髄膜刺激症状　202, 203

393

索 引

睡眠時無呼吸症候群　164, 296
睡眠障害　294, 296
睡眠ポリグラフ検査　165
睡眠薬　296, 298, 299
水溶性線維　100, 101, 248
スタチン系薬　247, 248
頭痛　32
ステロイド　216, 217, 218, 219
スパイロメトリー　160, 161

せ

性感染症　284
咳　34, 38, 46, 48
赤血球増多症　232, 233
赤血球破砕症候群　232
接触性皮膚炎　328
セリアック病　81, 82, 84
セロトニン　35, 60, 61, 62, 63, 64
前失神　8, 10, 13, 14
センター基準　143, 322
仙腸関節障害　342
前庭神経炎　9, 12
蠕動運動　70, 71, 76, 77
線溶系　236
前立腺肥大症　87, 88, 341

そ

造影剤　269, 272, 275
総コレステロール　246, 248
総胆管結石　105
側頭葉てんかん　208

た

体温　2, 3, 5
体脂肪　242
帯状疱疹　42, 43, 331, 334
帯状疱疹後神経痛　346
単核球　146
単純ヘルペス　127, 150, 333, 334
単純疱疹　331, 333
男性ホルモン　361, 363
胆石　103, 104, 118, 120
ダンピング症候群　82

ち

中性脂肪　113, 118, 242, 243, 244, 245, 246, 247, 250
腸炎ビブリオ　110, 121, 122, 124
腸クロム親和性細胞　64, 222
腸閉塞　102
聴力検査　315, 316
直腸診　57
チョコレート嚢胞　357
鎮咳剤　134, 135, 162, 163
鎮痛剤　374

つ

痛風　249, 260
ツベルクリン反応　155

て

手足口病　149
低カリウム血症　80, 169, 187, 252
低カルシウム血症　256
低血糖　212
低ナトリウム血症　254
低用量アスピリン　378
デキサメサゾン抑制試験　219, 223
テストステロン　360, 363
テタニー　28, 29, 30
テタヌス　29, 30
鉄欠乏性貧血　228, 231

索 引

てんかん 25, 26, 206
伝染性単核球症 136, 145

と
糖尿病 210, 219
糖尿病性ケトアシドーシス 212, 213
糖尿病性神経障害 90, 92
洞不全症候群 177, 178, 179, 186
動脈硬化 245, 246, 247
吐血 66
特発性間質性肺炎 162
特発性血小板減少性紫斑病 239
突発性難聴 315, 318
ドパミン 60, 62, 63, 64
トリグリセリド 242, 246
トリプターゼ 269
トルサード・ド・ポアント 183

な
内因子 229, 262, 263
内因子抗体 262
内耳 9, 11
夏かぜ 150, 308
納豆菌 101
ナトリウム 254, 255
生牡蠣 109, 110

に
2型糖尿病 210, 213
肉眼的血尿 86, 87, 88
ニトログリセリン 191, 192
乳酸菌 100, 101, 122
乳酸菌製剤 83, 84
乳糖不耐症 81, 82
尿細菌培養 339
尿酸 249, 250, 251, 252, 261, 266

尿潜血試験紙 89
尿素呼気試験 98
尿沈渣 87, 89, 338, 339
尿閉 341
尿路感染症 338
尿管結石 339
尿路結石 87, 88, 338, 339
妊娠子癇 28, 30
認知機能スクリーニング検査 300, 301
認知症 300

ね
熱射病 367
熱中症 366

の
脳血管障害 200, 206
脳梗塞 200, 201, 203
脳出血 200, 201, 203
脳卒中 200, 201, 203, 204, 208
脳腸相関 72
脳動静脈奇形 201, 202, 203
脳動脈瘤 203
脳内アデノシン 293, 294
脳内グリコーゲン 294, 295
脳波 295, 298
乗り物酔い 368
ノルアドレナリン 174
ノロウィルス 110, 121, 125

は
パーキンソニズム 302, 303
パーキンソン病 300, 302, 303
肺炎 144, 149, 151, 162
肺炎球菌 149, 151, 152, 153

索引

肺炎球菌ワクチン 152, 162
肺炎連鎖球菌 151
肺結核 154, 160
敗血症 2
肺動脈血栓塞栓症 42, 43, 45, 46
梅毒 284
白癬症 334
破骨細胞 257, 265, 350, 351, 353
はしか 281
橋本病 215
破傷風 282, 285
バセドウ病 213
白血球 3
発熱 2
発熱性好中球減少症 6
ハプトグロビン 230, 231
反跳痛 57

ひ

非アルコール性脂肪性肝疾患 109, 112
ピークフローメーター 158
鼻炎 314, 322, 323
非結核性抗酸菌症 156
ヒスタミン 269, 270, 271, 273, 274
ヒスタミン受容体 274
ビタミン 259
ビタミンA 263
ビタミンB12 228, 229, 260, 262, 263
ビタミンC 251, 260, 263, 266
ビタミンD 257, 258, 260, 264, 265, 352, 353
ビタミンE 260, 265, 266
ビタミンK 235, 236, 240, 260, 266
非定型性肺炎 144, 151, 152

皮内テスト 275, 279
皮膚 328
非閉塞性腸管虚血症 104
肥満細胞 268, 322
百日咳 48, 49, 51
病原性大腸菌 121, 122, 124
ピリン系薬剤 374, 375, 380
貧血 226

ふ

不安定狭心症 189, 193
フィブリノゲン 234, 238, 239
風疹 280
プール熱 150, 308
副甲状腺機能亢進症 257, 258
副甲状腺機能低下症 258
副甲状腺ホルモン 257
副腎偶発腫瘍 221
副腎クリーゼ 218
副腎腫瘍 219
副腎髄質 217, 221, 222
副腎のホルモン 217
副腎皮質 216, 217, 218, 220
副腎不全 218
フグ中毒 365
腹痛 54
副鼻腔炎 318, 320
腹膜刺激徴候 57
不整脈 175
ブドウ球菌 121, 122, 124, 127, 128
不飽和脂肪酸 242, 243, 265, 266
不眠症 291
不明熱 5
プラーク 188, 189, 191, 194
ブラジキニン 172, 173, 190

索引

ブリックテスト　270, 279
プリン体　249, 251
プレバイオティックス　101
プロカルシトニン　4, 151
プロゲステロン　356, 360, 361
プロスタグランジン　374, 376, 377
プロタミン　236
プロトロンビン時間　238
プロトンポンプ阻害薬　95, 377
プロバイオティックス　100, 101

へ
閉塞性睡眠時無呼吸　164, 165
ペニシリンアレルギー　274
ヘパリン　236, 237
ヘモグロビン　226, 227, 230, 231, 232
ヘルパンギーナ　150
ヘルペスウィルス　334
片頭痛　32, 33
片側顔面けいれん　28, 30
ベンゾジアゼピン　298, 299
扁桃炎　321
便秘　70

ほ
膀胱炎　338, 339
房室ブロック　177, 178, 179, 180, 186, 191
傍神経節腫　221
飽和脂肪酸　242, 243, 247, 248
保湿剤　330, 331
ホットフラッシュ　361
骨　256, 257, 258, 260, 263, 264, 265, 266
ホルモン　217, 218
本態性鼻炎　323, 325

ま
マイコプラズマ　136, 144, 151
マイコプラズマ感染症　136, 144
麻疹　6, 281
マスク　140, 142
マスト細胞　268, 269, 270, 271, 273, 277, 322
麻痺　90, 92
麻薬　374, 380
慢性胃炎　99
慢性閉塞性肺疾患　160, 166

み
ミオクロニー発作　209
みずぼうそう　331
ミネラル　351, 352
未破裂脳動脈瘤　203

む
無症候性脳梗塞　203
むずむず脚症候群　37

め
迷路炎　9, 12
メタボリックシンドローム　250
メニエール病　9, 12, 315, 316
めまい　8, 314, 316, 317, 318
メラトニン　293, 298, 299

も
網状赤血球　226, 227, 228, 229, 230, 232
モヤモヤ病　203

や
薬剤アレルギー　274, 275
薬疹　276
薬物性肝障害　109, 114

索 引

ゆ
遊離脂肪酸 243

よ
溶血性貧血 228, 230, 239
溶血性連鎖球菌 136, 143, 147, 148, 149
葉酸 228, 229, 260, 262, 266
腰痛症 342, 344
溶連菌 143, 144, 147, 148, 149, 321, 322
予防接種ワクチン 284, 285

ら
ライノウィルス 130, 131, 137
雷鳴頭痛 38, 39
ラセーグテスト 349
卵胞ホルモン 356, 359, 360, 361

り
リパーゼ 57, 118
リポ蛋白 244
リポ蛋白（a） 245, 246
流行性角結膜炎 307
良性発作性頭位めまい症 9, 11, 14
緑内障 304
リンパ球刺激試験 115, 275
淋菌 358, 359

れ
レニン 172, 220, 223
レニン-アンギオテンシン-アルドステロン系 171, 220

ろ
肋軟骨炎 42, 43, 347
肋間神経痛 42, 43, 345, 347

わ
ワーファリン 236, 238

著者略歴

安田聖栄(やすだせいえい)

1977年	大阪大学医学部卒業
1980年	東海大学医学部消化器外科
1993年	医学博士,東海大学医学部消化器外科講師
1993年	米国 The University of Tennessee Medical Center (PET Center) 客員研究員,山中湖クリニック腫瘍部長
1999年	東海大学医学部消化器外科講師
2001年	東海大学医学部消化器外科准教授
2005年	四谷メディカルキューブ副院長(非常勤)
2008年	東海大学医学部消化器外科教授,同付属病院副院長
2016年	四谷メディカルキューブ理事長

初期診療 Review　　定価(本体3,800円+税)

2018年3月30日　第1版第1刷発行

著　者　安田　聖栄

発行者　福村　直樹

発行所　金原出版株式会社
　　　〒113-0034 東京都文京区湯島2-31-14
　　　電話　編集(03)3811-7162
　　　　　　営業(03)3811-7184
　　　FAX　　(03)3813-0288
　　　振替口座　00120-4-151494
　　　http://www.kanehara-shuppan.co.jp/

©2018

検印省略

Printed in Japan

ISBN 978-4-307-10189-9　　印刷:教文堂／製本:永瀬製本所

JCOPY <出版者著作権管理機構 委託出版物>
本書の無断複写は著作権法上での例外を除き禁じられています。複写される場合は,そのつど事前に,出版者著作権管理機構(電話 03-3513-6969, FAX 03-3513-6979, e-mail: info@jcopy.or.jp)の許諾を得てください。

小社は捺印または貼付紙をもって定価を変更致しません。
乱丁,落丁のものはお買上げ書店または小社にてお取り替え致します。

2017・4

理論を実践につなげる血糖管理本の決定版、外来に進出!

外来血糖管理マニュアル
―理論と実践―

埼玉医大総合医療センター
内分泌・糖尿病内科 教授　松田 昌文 著

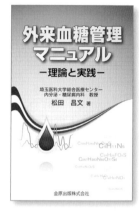

外来で血糖管理を行う全ての医師を対象に、血糖管理の理論と実践をコンパクトに学ぶための1冊です。理論編で血糖管理の考え方を身につけ、実践編では臨床症例の検討を通じて、よりよい血糖管理について述べています。資料編では診療ツールや治療アルゴリズム、外来で使用する経口薬について詳述しています。トレンドを追うだけでは決して身につかない、知識と経験に裏打ちされた診療ができるようになる、確かな臨床力を養います。

主な内容

I 理論編
1. 高血糖状態の理解
2. 血糖値の体内での調節
3. カロリー計算と主食設定
4. 糖質制限とカーボカウント
5. インスリン分泌能とインスリン抵抗性、Matsuda index
6. 治療のパラダイムシフトとは?
7. 薬物介入とdurabilityの考え方
8. 皮下注射インスリン作用のdynamics　ほか

II 実践編
1. 診療と記録
2. 低血糖による事故を避けるために
3. 栄養指導と在宅指導
4. 検診での異常値や高血糖での紹介
5. 肥満
6. 足潰瘍
7. 糖尿病性腎症
8. 肝機能異常の症例
9. インスリン使用1型糖尿病　ほか

III 資料編
1. 外来の診療ツール
2. 電子カルテの書き方と統一化
3. インスリン自己注射の説明
4. インスリンの剤型について
5. 血糖管理アルゴリズムの解説
6. 筆者推奨血糖管理アルゴリズム
7. 患者向けテキストについて
8. 糖尿病教室
9. 保険診療での配慮　ほか

読者対象　糖尿病内科医、内分泌内科医、一般内科医

◆B6変判　204頁　　◆定価(本体2,800円+税)　ISBN978-4-307-10185-1

金原出版　〒113-0034 東京都文京区湯島2-31-14　TEL03-3811-7184(営業部直通)　FAX03-3813-0288
本の詳細、ご注文等はこちらから　http://www.kanehara-shuppan.co.jp/

2015・4

一般診療医とPETに関わる医療スタッフ向けに，
基礎的なことをクイズ形式でまとめた一冊!!

一般診療医のための PET画像の見かた

[著者] **安田 聖栄**
東海大学医学部消化器外科教授

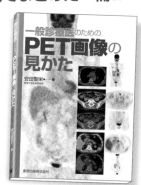

PET検査は広く普及しているが，一般診療医とPETに関わる医療スタッフ向けに，基礎的なことをまとめた書籍は少ない。本書はPET画像の見方およびピットフォールをクイズ形式で分かりやすくまとめた入門書である。一般診療医とPETに関わる医療スタッフには是非とも一読していただきたい。

主な内容

生理的集積
① 典型的な正常像だが高集積の部位は？
② 生理的高集積がみられるこの部位は？
③ この部位の生理的集積には個人差がみられる
④ 健常者でまれにみられる所見だが高集積の部位はどこか？
⑤ 通常みられない部位の生理的集積　ほか

悪性腫瘍
⑮ 考えられる診断は？　⑯ わずかな変化だが異常はどこか？
⑰ 最も考えられる疾患は？　⑱ 異常集積はどこにみられるか？
⑲ 異常はどこか？　⑳ 異常集積の部位は？　㉑ 異常の部位はどこか？
㉒ 最も考えられる疾患は？　㉓ 異常の部位はどこか？
㉔ 最も考えられるのは？　㉕ 最も考えられる疾患は？　ほか

良性疾患
㊱ よくみられる所見だがその部位は？
㊲ 異常の部位と疾患名は？
㊳ 異常所見はどこか？
㊴ 所見のある部位は？
㊵ 点状集積がみえる部位は？
㊶ 考えられる診断は？
㊷ 高集積の部位はどこか？　ほか

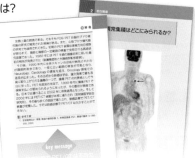

読者対象　一般診療医
（内科，外科，耳鼻科，泌尿器科），
放射線技師，看護師

◆A5判　120頁　◆定価（本体2,500円+税）　ISBN978-4-307-07100-0

金原出版　〒113-0034 東京都文京区湯島2-31-14　TEL03-3811-7184（営業部直通）FAX03-3813-0288
本の詳細，ご注文等はこちらから　http://www.kanehara-shuppan.co.jp/

2015・11

病院内でのさまざまなインシデントやアクシデントに対応するための実践的な教科書

エッセンシャル医療安全

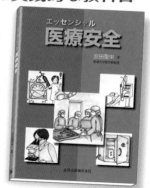

安田 聖栄 著
東海大学医学部教授

本書により必要な医療安全知識の全体像を概観でき、医療安全の基本を理解できる。また、各論を重視し、医療安全の考え方や取り組み、医療事故発生時の対応など、現場で役立つ実践的な内容となっている。

1. 総論
①歴史的経緯 ②医療事故とは ③医療事故の頻度 ④病院での医療安全対策
⑤日本医療機能評価機構 ⑥PMDA

2. 医療安全対策
①医薬品 ②医療機器 ③検査 ④気道関係 ⑤中心静脈カテーテル ⑥チューブ・ドレーン
⑦転倒・転落 ⑧手術室 ⑨小児 ⑩予期せぬ急変 ⑪患者情報の確認
⑫その他の医療行為 ⑬Never Event

3. 医療事故への対応
①有害事象発生時の初期対応
②重大医療事故発生時の初期対応
③公表基準 ④外部機関への報告 ⑤立入検査
⑥私立医科大学医療安全相互ラウンド
⑦医療安全支援センター
⑧医療訴訟 ⑨医療ADR ⑩死亡診断書
⑪異状死の届け出 ⑫医療事故調査制度

4. 医療と社会
①医療はサービスか ②医療の恩恵とリスク ③医療での失敗責任

読者対象 看護師、医師、薬剤師、放射線技師など含む医療従事者

◆A5判 110頁 ◆定価（本体2,000円+税） ISBN978-4-307-00477-0

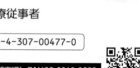

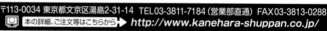

金原出版 〒113-0034 東京都文京区湯島2-31-14 TEL03-3811-7184（営業部直通）FAX03-3813-0288
本の詳細、ご注文等はこちらから http://www.kanehara-shuppan.co.jp/